社区护理

顾　问　彭　靖

主　编　施　榕

副主编　刘红炜　张　勘　杨云衣　蒋　颖　杨颖华

编　委(以姓氏笔画为序)

　　　　刘红炜　许　淼　杨云衣　杨佩君　杨颖华

　　　　张　莹　张　勘　施　榕　顾宝柯　蒋　颖

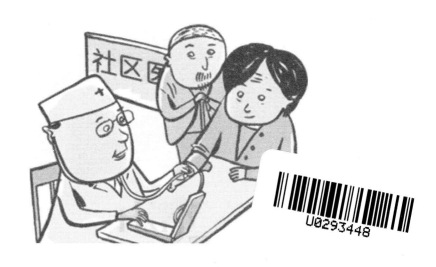

复旦大學出版社

前 言

· 社 区 护 理 ·

随着社会的进步、医学的发展、城市化的进展，人民生活水平的不断提高、生活节奏加快，以及压力的增长，影响健康的因素和传统的疾病谱也发生了巨大变化；同时，人们的健康观念和对健康的需求也发生了很大变化。社区护理是社区卫生服务工作有序、高效开展的重要支柱，已成为社区医疗保健系统中不可或缺的一部分，以及21世纪社区服务的重点内容和中国护理事业发展规划纲要(2011—2015)的重大工程项目。为顺应时代要求，培养一批符合现代社会要求的社区护理人员已势在必行。以机构为支撑、居家为基础、社区为依托的护理工作的开展将有利于我国全民健康水平的提高，护理人员的服务角色从一个被动的助手转变并扩展为一个主动的合作伙伴，有利于卫生资源的合理利用和护理学科的进一步发展，从而使按这要求的相应教育培训能有进一步的探索和实践。

基于历史赋予21世纪护理人员的重要任务，本教材从医学、护理学、预防医学、流行病学、心理学、社会学等多学科教学需要，立足社区改革和功能转化，对现有的社区护理教材内容进行整合、扩充、更新，并有序编排。教材内容分概论、相关基础理论、社区护理工作模式、社区护理技能四个篇章，详细阐述社区护理的实质内涵以及实践要求。本教材注重整体性、全面性以及实用性，充分体现作为社区护理人员需掌握的基本理论、基本知识、基本技能，并恰当运用护理程序指导护理实践，既强调理论性，又突出可操作性。

上海市预防医学会邀请了多位具有公共卫生、护理、康复等领域教学与实践经验的专家编写了本教材，期望将社区护理的本质、信念与要求以浅显易懂的文字传达给有志于为社区卫生事业献力的护理人员。由于社区护理的实践尚处于初级发展阶段，本教材难免有不妥之处，恳请同仁和读者不吝匡正，一同完善，为提高全民健康水平，促进护理事业的发展而不懈努力。

本教材在编写出版过程中，得到上海市预防医学会、上海康恩贝医药有限公司的大力支持，在此一并表示衷心感谢！

编　者

2015年6月

目 录

· 社 区 护 理 ·

第一篇 概 论

第二篇 相关基础理论

第三篇　社区护理工作模式

第四篇　社区护理技能

第一篇

概　　论

第一章 社区护理学

第一节 社区与社区卫生服务

一、社区

1. 社区(community)的定义 有很多,且各种各样。护理文献中社区的定义举例如下。

(1)世界卫生组织(WHO)对社区的定义是由地域的界限、共同的价值观或共同的利益而组成的社会群体。

(2)Green & Anderson 认为社区是人们处理共同生活的社会单位。

(3)社会学家费孝通于 20 世纪 30 年代将"社区"一词引入国内,他将社区定义为:"社区是若干社会群体(家族、氏族)或社会组织(机关、团体)聚集在某一个地域里所形成的在生活上相互关联的集体"。

自 20 世纪 90 年代后,社区定义中地域概念变得次要。现在社区的定义为在社会单元内人们相互联系,分享共同利益。

2. 社区的基本要素

(1)人群:人是社区的核心,是构成社区最重要、最基本的要素。社区人群包括人口的数量、构成和分布。同一社区的人群有相似的风俗习惯、生活方式和行为模式。

(2)地域:每个社区都具有一定的地理位置、自然环境和居住环境,它同时还包含一种人文空间。

(3)共同的目标、需要和问题:社区中人群具有共同的利益、面临共同的问题,具有共同解决问题的趋向。

(4)特定的文化特征:社区具有特有的民俗民风聚会方式等,具有特有的组织、行为、法律规章、道德规范和价值取向等。人们在社区活动中相互联系、相互影响,产生各种互动关系。

(5)特有的服务资源:社区有咨询、健康服务、生活服务和娱乐场所等社会服务机构,以满足社区居民的需要。

二、社区健康

Winslow 给公共卫生下了经典的定义,即公共卫生是科学和艺术的结合。主要的作用是预防疾病、延长寿命和促进健康,通过社区服务有效地提高环境卫生、控制传染病、进行个体的健康教育、组织医疗机构进行早期诊断、早期治疗,以及形成维持健康标准的社会机制。

而社区健康将公共卫生的领域扩大了,它包括在社区中通过政府、团体和个体的努力达到健康的状态。影响社区健康状态的因素包括医疗保健可及性、经济状况、社会和环境问题和文化行为等。测量社区健康的指标有疾病、死亡率和发病率等。社区卫生服务提供的直接服务包括两方面：第一，防止公共伤害，如水和空气污染，食品卫生和住房安全；第二，提供计划免疫、计划生育、婴幼儿保健和性传播疾病等个体医疗服务。

三、社区卫生服务

社区卫生服务（community health care）是指以社区为基础，以居民需求为导向的综合、经济、方便和连续的卫生服务。服务内容包括预防、保健、医疗、康复、健康教育和计划生育技术指导。

社区卫生服务原则是以个人健康为中心，以家庭为单位，以社区为范围，以需要为导向，以妇女、儿童、老年人、慢性病患者和残疾人为重点，以解决社区主要的卫生问题、满足基本卫生服务需求为目的的基层卫生服务。

（一）社区卫生服务内容

1. 预防服务　包括传染病、常见病和突发事件的预防。预防分 3 级：一级预防是指病因预防，如计划免疫等；二级预防是指早期发现、早期干预，如乳房癌的筛查；三级预防是指疾病后的康复和预防再复发，如教育糖尿病患者自己注射胰岛素。

2. 医疗服务　社区内医疗服务面向社区内各种患者，尤其是慢性病患者、癌症患者和终末期患者等。

3. 康复服务　社区内康复服务面向社区内伤、病、残者，并提供有效的、经济的、及时的康复服务，从而恢复或减轻患者身心和社会功能障碍。

4. 保健服务　社区保健服务是依据人类生命周期各个阶段的特点以及特殊群体，对社区居民定期提供相应的保健服务。

5. 健康教育　健康教育是实施预防传染病、常见病和突发事件的重要手段，提高社区居民预防疾病和突发事件的意识。

6. 计划生育技术指导　社区计划生育技术服务是指根据国家计划生育政策，向社区居民提供生育咨询和适宜技术服务。

（二）社区卫生服务的特点

1. 广泛性　社区卫生服务的对象为社区内全体居民，包括患病群体、高危群体、亚健康群体和健康群体等。重点人群是老年人、妇女、儿童、慢性病患者及残疾人等。

2. 综合性　社区卫生服务内容包含预防、医疗、康复、保健、健康教育和计划生育。它覆盖了人的生理、心理和社会的各个层面。

3. 连续性　社区卫生服务包含从生命孕育阶段到生命结束的整个过程，而且它也提供患者出院后的继续治疗、康复和居家护理。

4. 可及性　社区卫生服务在时间、地点、内容和价格等各方面都符合社区居民的健康服务的需要。

5. 协调性　社区卫生服务是在政府领导、社区各部门参与、合理使用社区资源的基础上解决社区的主要卫生问题，因此，协调社区内外各部门之间、各类人员之间的相互关系，密切合作，才能保证社区各种卫生服务得以实施。

第二节　社 区 护 理

一、社区护理概念

美国护士学会(American Nurses Association，ANA)1980 年提出了社区护理(community health nursing)的概念并给出了定义：社区护理综合公共卫生学和护理学理论，促进和维护人群的健康。社区护理不限于某特殊群体的护理，而是提供连续的服务，其主要职责是将人群视为一个整体，直接向个体、家庭或团体提供服务，使全民达到健康。常用的方法有健康促进、健康教育、健康管理、协调和持续护理等。

社区护理定义的核心思想是将社区或人群作为一个整体提供护理服务。依据我国国情作出社区护理的定义为：社区护理在社区范围内，以维护人的健康为中心，以家庭为单位，以社区人群为服务对象，以妇女、儿童、老年人、慢性病患者和残疾人为重点，在开展预防、医疗、保健、健康教育、计划生育和常见病、多发病、诊断明确的慢性病的治疗和康复工作中，提供相关护理服务。

二、社区护理工作对象

社区护理以社区人群为服务对象，具体来说为儿童和青少年健康、妇女健康、男性健康、家庭健康和老年人健康。除此之外，社区护理还顾及残疾人、无家可归群体、移民群体的健康。另外，社区护理还关注精神病患者、家庭暴力、吸毒等问题。同时，社区护士还与学校护士和职业场所的医务人员紧密合作，提供相关人员的医疗保健服务。

三、社区护理的工作内容和特点

（一）社区护理工作内容

1. 医疗护理服务　在社区卫生服务中心、社区卫生服务站及居民家里开展基础护理和专科护理服务，如输液、注射、换药和导尿等。

2. 社区人群的健康服务　社区中儿童、妇女、老人、残疾人是社区护士所要关注的重点人群，因为他们年龄和生理特点的原因，容易出现健康问题，所以社区护士需在健康评估的基础上，通过一、二、三级预防，对他们进行健康护理，达到预防疾病、增进健康、维护健康和促进康复的功能。

3. 传染病防治　开展预防传染病的健康教育，负责传染病疫点或疫区的消毒，管理传染源，做好传染病的家庭访视和预防接种等。

4. 心理卫生服务　社区护士运用心理学的理论和技巧，指导社区健康人群、慢性病患者、癌症患者、精神病患者和患者家属等放松心情、减轻压力和维持心理健康。

5. 健康教育　计划并实施有关个体或家庭的健康教育，从而改变社区居民不良的生活行为方式，强化居民健康意识，消除或减轻影响健康的不良因素，提高生活质量，促进人群健康的生活。

6. 家庭护理 社区护士依据每一家庭的具体要求,进入家庭进行评估、提供相关护理服务和给予心理支持并评价。另外,社区护士还要依据家庭评估的结果,对家庭的生活方式、饮食营养和卫生习惯等给予指导。

7. 慢性病的防治和护理管理 给予已明确诊断的慢性病患者持续的护理服务,包括提供咨询、转诊服务、康复服务、社会工作服务、居家护理和长期照顾的服务。

8. 职业卫生服务 社区护士运用流行病学和社区护理学的知识与方法,评估职业场所的危险因素,监测员工的健康状况,计划并实施提高员工职业卫生和防护知识,从而提高员工的健康状况,同时对职业病患者进行护理。

9. 学校卫生服务 社区护士通过对学校的评估,确定学校的健康问题和环境问题,结合学校自身资源和学校医务人员的配合,为学校的学生和教职员工提供健康服务、健康教育和学校环境卫生等。健康服务包括体检、健康监测、康复矫治、紧急伤病处理、教职员工保健、学校传染病管制等,目的是维护学生和教职员工的身心健康。

10. 院前急救护理 对社区内突发急诊患者,如溺水、触电、中毒等,社区护士应及时进行就地抢救,减少后遗症。除此之外,还需对社区居民进行必要的急救知识和技能的讲授,提高居民自救和互救的能力,降低致死率和致残率。

11. 临终关怀护理 社区护士为终末期患者及其家属提供生理心理护理服务,并依据人生不同年龄阶段,开展合适的死亡教育。

12. 社区评估 参与社区评估工作,发现社区中危险因素或潜在的环境问题,并依据评估结果提出社区诊断并干预相关健康问题。社区中不良的生活环境因素包括空气、水、土壤、噪声、放射性物质及垃圾等的污染。社区护士应监测环境,积极开展宣传,培养居民的环保意识,也可利用社区内外的资源有效地控制环境中危害健康因素。

13. 社区健康档案的建立与管理 为社区居民包括个人、家庭和社区建立健康档案,确保资料记录的准确性和完整性;同时,还可与服务对象签订健康协议,为他们提供持续性护理服务。

14. 参与社区护理研究 收集相关健康问题的社区资料,运用调查工具发现影响社区健康的因素、运用和实施护理措施的效果。

15. 参与政策制定 积极参与社区服务政策决策过程,确保社区人群能够获得安全有效的服务。

(二)社区护理工作的特点

1. 服务于社区群体 社区护士将社区群体看成一个整体,而不是只照顾一个患者或一个家庭。社区护士要收集和分析社区人群的健康状况,了解他们的生活方式、工作环境和文化程度等,以解决这个群体的健康问题。

2. 服务以健康为重心 社区护理的中心任务是提高社区人群的健康水平,而不是仅仅护理患者。社区护士运用公共卫生学和护理学的知识、技术和方法,运用一级预防方法如卫生防疫、传染病控制、意外事故防范和健康教育等,维护和促进人群健康。

3. 高度自主性与独立性 社区护士在对个体或家庭的护理中,经常需要单独面临问题和作出决策,因此他们需要很好的认识问题、分析问题和处理突发事件的能力。社区工作要求社区护士运用流行病学方法发现人群中健康问题,实施预防保健措施,促进人群健康。

4. 综合性服务 社区工作是团队工作,需要与医疗、康复、营养、心理、防疫、环保等专业人员合作,共同提供服务;另外,还需与社区的行政、福利、教育、厂矿、政府机关、各种组织等机构的人员合作,才能更好地完成工作。

5. 长期性、连续性和可及性　社区护理为社区人群提供从出生到死亡连续的、动态的全程服务。另外,为社区慢性病患者、残疾人、老年人等特定群体提供连续性服务,尤其是他们出院后的延续护理。社区卫生服务站就设在居民区内,因此护理服务在地域、时间、心理及经济上都能让社区居民随时随地获得。

6. 护理程序是基本方法　社区护士首先对社区进行评估,包括社区人口学特征、社区地理环境、社区健康资源和社区经济状况等,然后分析这些社区资料,确认社区现存或潜在的主要健康问题,作出社区诊断。根据社区资源,制定并实施护理干预措施,评价干预的效果,不断反馈循环,达到促进社区健康的目的。

四、社区护士的角色和素质要求

社区护士是指在社区卫生服务机构及其相关医疗机构从事社区护理的专业人员。社区护士必须具有国家护士执业资格证书并注册,同时,必须通过市以上卫生行政部门规定的社区护士岗位培训,能在医疗机构从事临床护理工作且能独立进行家庭访视护理工作的专业护理人员。

社区护士在不同场合、不同时间和不同情形下扮演不同的角色。社区护士需要灵活地运用不同角色去处理和解决服务对象的健康问题。

（一）社区护士的角色

1. 照顾者的角色　直接照顾者角色是社区护士最基本的角色。社区护理服务以健康需求为导向,不仅要为个人提供护理服务,而且还要为家庭、团体和人群提供专业服务。护理实践的范围也从患者扩展到社区中的人群,服务内容包括人群的整体健康状况及其影响因素。既然,健康人也是社区护理的服务对象,因此,健康促进和疾病预防是社区护理的重点服务内容。例如,在社区中找出高危人群,提供预防和健康促进服务,以提高社区人群的整体健康水平。

2. 教育者的角色　教育者是护士的重要角色,而且在许多国家已被立法,它也是社区护士的一个重要角色之一。社区护士经过社区健康评估,发现社区存在的主要健康问题,找到影响健康问题的相关因素,通过合适的教育方式来改变社区居民的不健康行为,达到预防疾病和促进健康的目的。例如,开展高血压、糖尿病的自我管理教育等。

3. 代言人的角色　社区护士是社区居民的倡导者,她承担为社区居民谋福利、为争取他们的利益而辩解的责任。社区护士应为服务对象解释他们需要什么服务、应该接受什么服务和服务的形式等,更重要的是,社区护士需重视社区中有缺陷的人群或弱势群体,为他们争取所需的健康服务,促成相关的健康政策与立法。

4. 管理者的角色　社区护士运用护理程序,通过社区评估,发现社区的健康问题和资源,制定社区干预的计划,协调和组织各方面的力量,对人员、物资及各种活动进行安排,为社区居民提供最合适的健康维护方案,并提供连续性的服务。

5. 协调与合作者的角色　社区由家庭、卫生机构(社区医院和社区服务站),以及社会机构(学校和公司)与行政机构组成。社区中的卫生工作需要这些部门参与,并相互配合才能完成。因此,社区护士必须协调不同专业间的要求,与许多人合作来发挥最大的功能。合作对象主要包括全科医生、其他护理人员、防保人员、营养师、心理医生、健康教育者、流行病学研究人员、教师、律师、城建计划者、行政部门领导和服务对象等。合作对象对社区工作都有其独特的贡献,都很重要,只有相互合作,才能顺利地开展工作,做好社区护理工作。

6. 领导者的角色 社区护士需主动引导社区居民发现潜在的危险,启动变革。社区护士要成为变革的领导者,使变革有明确的目的,有长期和短期的目标,分析影响居民健康的各种因素。在社区护理项目实施过程中,社区护士参与项目的决策、指导项目的计划、协调项目的实施、监督项目的进程、评价项目的结果和影响卫生政策等。

7. 观察者和研究者的角色 社区护士在平时的工作中,仔细地观察、及时发现新病例或疾病的早期症状。同时,社区护士也主动参与或进行有关研究。他们配合流行病学研究者进行资料收集和干预实施工作,以了解各种健康问题及其相关因素,为更好地预防和治疗疾病提供依据。

(二)社区护士的素质要求

随着医学模式的转变,社区护理工作范围不断扩大,社区工作内容繁杂,为了适应社区护士的各种角色,他们除了具有健康的身心以外,还应具备良好的品德、职业道德、丰富的知识、较强的工作能力和以身作则的态度。

1. 身心健康 社区护士除了承担社区卫生服务中心和社区卫生服务站的常规住院和门诊医疗服务外,还从事家庭访视、居家护理和健康教育等工作,没有健康的身心,难以担任如此繁重的社区工作。另外,社区护理工作以预防保健为主,因此,社区护士本身也起着树立健康身心的榜样作用。

2. 品德良好 优良的品德是社区护士应具备的基本条件。因为社区护士要面对的服务对象,具有不同的年龄、性别、社会经济地位、教育水平和种族的背景,这就要求社区护士公正平等地对待他们,不分老幼病残,热情周到地为他们服务。

3. 高度的自主性和独立性 社区护士与医院的临床护士在工作范围和性质上有很大区别。医院护士常在医嘱指导下,与其他医务人员共同协作进行工作,而社区护士常常独自进行家庭访视。若遇紧急健康问题要做出及时处理或依据服务对象的具体情况提供咨询服务等。另外,他们也收集健康问题的资料,预测和发现社区人群中高危群体,并对他们做出相应的处理。因此,社区护士具有高度的自主性和独立性。

4. 丰富的知识 由于社区护理工作范围广泛、工作性质独立,因此社区护士要具有丰富的医学知识、熟练的护理技能、公共卫生的知识和康复护理等为社区居民提供服务。同时,他们还要熟悉流行病学知识、护理研究、统计学和护理程序在社区中的应用等,以便监测人群的健康,了解各种疾病的发生、发展和预防。另外,他们还需要具有心理学、行为学、教育学知识,以便对社区居民进行健康教育和行为干预。社区护士开展日常工作除需要与服务对象交流外,还需要得到社区中各种组织机构的配合,因此他们也需要掌握人际交流和管理学的知识。

5. 社区护理的工作能力 社区护理的工作特征之一,就是具有独立性。要依据丰富的临床护理的知识、经验和应急能力,正确地判断服务对象的情况,善于沟通及组织协调,将健康的知识和理念传达给社区居民,从而改善他们的健康态度和行为。

第三节 社区护士基本知识

一、沟通技巧

1. 护患关系的意义

(1)护患关系影响患者的疾病感受:良好的护患关系能够使患者感到被尊重、被理解和被关怀,是帮助患者重建信息、保持良好的心理状态、积极面对疾病的过程。

(2)良好的护患关系是准确评估患者的前提:在互尊、互信的护患关系中,护理人员能够收集到较全面的健康资料,并依据资料分析的结果,得出正确的护理诊断。

(3)良好的护患关系是护理质量的重要保证:良好的护患关系有助于帮助患者和护理人员建立适合医疗护理的最佳心理状态,充分发挥各自的主观能动性,积极参与医疗护理活动,保证医疗护理活动有效地完成。

2. 护患沟通的定义 是指护理人员与患者之间通过信息传递而在心理和行为上发生相互影响的过程。此过程包含下列5个要素。

(1)发出者:发出信息的人,是沟通过程中的主动因素。信息发出者应考虑信息内存、传递方式和预期效果。

(2)信息:发出者所表达的思想、情感、愿望和观点,是沟通的基本要素。信息可以是语言、表情、动作或文字。

(3)媒介:信息传递的方式和途径。信息可以面对面直接传递或通过电话、短信和书信等间接传递。

(4)接受者:接受信息的人,理解信息的意义。

(5)反馈:接收信息的人在接受信息后所做出的反应,是沟通能否继续进行的重要因素。当发出者发出的信息和接收者接收的信息相同时,称为沟通有效。

3. 护患沟通的原则

(1)保密性和尊重性原则:保密性是指护理人员对患者的所有资料都予以保密,保密性原则是护患双方建立信赖关系的基础。而尊重性是指护理人员尊重患者的思想、观念、人生观和信仰等精神世界。

(2)关爱性和支持性原则:给予患者充分的关爱,才能创造出和谐、平等、轻松、安全的医疗护理氛围。患者因为疾病的关系往往带有负面情绪,因此护理人员在进行护理工作的同时也要给予患者支持。

(3)整体性和社会性原则:护理人员应全面评估患者的健康问题,包括心理问题,应以整体的观念来看待患者,并在医疗护理的过程中考虑到患者的社会性。

(4)指导和非指导性原则:指导性原则是指护理人员对患者的健康观念、疾病管理、生活状态等进行指导和教育,使之向积极的方向发展;非指导性原则是指提供合适的环境和氛围,让患者自己理解,改变对健康和生活方式的态度,从而改变行为,达到健康。

(5)治疗性和预防性原则:指护理人员在医疗护理的过程中对患者进行健康教育和心理

支持,增强其对疾病的认识和防病的能力。另外,护理人员向社区人群大力宣传常见病、传染病等有关知识,做好预防工作,防患于未然。

4. 护患沟通技巧

(1) 语言沟通技巧:语言沟通是指使用语言并诱发语言的艺术和技术,包括口头沟通和书面沟通两种形式。

1) 口头沟通是指借助发音器官,通过口头语言表达来实现的沟通方式,包括交谈、讨论、开会、广播、看电视等。护理工作中,最常用的口头沟通方式是交谈。

交谈的基本技巧如下:①礼貌的交谈态度,文雅的举止,可亲的笑容,友善的语气等,这不仅是自身素养的体现,也是尊重患者的表现;②善于引导话题,先微笑,然后询问病史等,随情境找话题安慰患者,引导患者说话;③"开放式"提问,能够让患者给出较为详细的描述,有利于获得全面的健康信息;④释意,是指护理人员将患者叙述的主要内容用自己的语言重新组织后反馈给患者,其作用是核对谈话内容的准确性并鼓励其继续说话;⑤倾听,护理人员除要接收患者发出的语言信息,还要了解患者说话声调、频率、表情和体态等非语言信息,而且倾听时要完整获取信息,摒弃偏见;⑥理解交谈中沉默的意义。

2) 书面沟通是指通过书面文字形式进行的信息传递,其媒介包括文字、符号和图画等,可以书面保存或电脑保存。书面沟通包括写作和阅读。护理人员的写作包含健康评估、护理诊断、护理计划、护理措施和效果评价,反映了护理质量。因此,写作必须遵循科学、规范、及时、完整的原则。护理人员的阅读包括阅读医疗文件与文献等。

(2) 非语言沟通是指运用除语言以外的其他信号进行的人际沟通,即通过仪表、面部表情、体态表情、人际距离和人体接触等方式进行信息沟通。

1) 仪表:护理人员宜端庄稳重,态度和蔼可亲,训练有素,装扮得体,给人以安全感、亲切感和专业感,从而增加护患双方的信任感。

2) 面部表情:护理人员在护理工作中应细心观察患者面部表情,也善于运用面部表情与患者交流。

3) 体态表情:护理人员在工作中应姿态优雅,举止大方,正确使用手势,并仔细观察患者的体态表情,以了解患者的心理动态,实现良好的沟通。

4) 人际距离:护理人员在工作中宜采用个人距离,即双方距离保持在 50～120 cm,这样比较适宜护理人员与患者交谈,了解病情。

5) 人体接触:护理人员对患儿触摸,可使其获得安全感,减少啼哭,促进睡眠,而对成年患者适当抚触,可减轻其疼痛,给予支持,安慰患者。

二、伦理学原则在社区护理中的应用

护理伦理内容包括护理道德理论、护理道德规范和护理道德基本实践。伦理的基本原则如下。

1. 尊重的原则 指对人的尊重。狭义的尊重原则是指对人的人格尊重,而广义的原则包括尊重人的权利,即尊重个人的自主权和生命价值等。

2. 自主的原则 指患者在医疗护理活动中有独立的自愿的决定权利。因此,医疗护理活动的决策应由最相关的个体、家庭、群体和社区来做出。

3. 有利的原则 指不伤害人,要求医疗护理人员应维护和促进人类的健康、利益和福利。因此,护理人员应帮助患者进行治疗或治愈疾病,恢复健康,解除或缓解症状。

4. 不伤害的原则 指不给患者带来完全可以避免的肉体和精神上的痛苦、损害、疾病甚至死亡。因此,护理人员在实施护理操作要评估风险和受益。

5. 公平的原则 指护理人员在护理工作中应公平地对待每一位患者,无论性别、年龄、种族、肤色、身体状况、经济状况或社会地位等,决不能进行歧视。另一方面,医疗资源分配应公正优先,兼顾效率,合理配置卫生资源。

6. 真实的原则 指告知患者真相。护理人员应在社区护理工作中诚实地介绍自己和社区护理工作内容。

7. 忠诚的原则 指护理人员不要轻易承诺,一旦承诺就要实现。

三、护理程序在社区和家庭中的应用

社区护理程序是以社区为服务对象,通过各种方法,对社区人群、社区环境、社区教育和社区服务资源等进行评估,做出社区诊断,确定社区存在的主要健康问题和优先解决顺序,结合社区实际情况,制订社区护理干预计划并实施,评价护理效果,将效果评价信息纳入程序循环中,不断重复,最终促进社区健康。

社区护理程序的特征是以社区为服务对象的动态的工作过程,强调社区参与,解决问题有先后。

1. 社区评估

(1)社区评估内容包括社区基本状况、社区健康状况、社区疾病状况和社区卫生服务情况。

(2)社区评估的方法包括观察、社区调查和对二手资料的分析等。

2. 社区诊断

(1)社区资料分析步骤包括复核资料、归纳总结和作出判断。

(2)社区诊断可以是现存的或是潜在的健康问题,并依据社区可利用资源的情况、社区关心程度和问题的严重性来确定社区诊断的排序。

3. 社区护理计划

(1)确定社区护理干预目标,包括长期目标和短期目标。

(2)制订社区护理干预措施与实施计划。

4. 社区护理干预

(1)社区干预是以社区为基础,充分发挥社区政府、社区服务站、三级医疗预防保健网和群众组织的作用,针对疾病主要危险因素开展健康促进活动,促进环境改变,进行生活方式的干预。

(2)社区干预策略包含政策支持、环境支持、公共信息、社区参与和发展、个人行为改变等。

(3)社区干预内容包括控制吸烟、维持平衡膳食、管理和控制慢性病、体育锻炼和意外事故防范等。

5. 社区护理评价

(1)社区护理评价贯穿于干预的始终,目的是评价干预后的进展情况和效果,并进行信息反馈。

（2）评价包括干预过程评价和干预结果评价。干预过程评价是将干预开展后进展状况与护理计划相比较并提出反馈信息。干预效果评价包括目标人群知识、态度和行为的改变情况，环境改变，疾病及其危险因素的变化和成本效益等。

（上海交通大学护理学院　　张　莹）

第二章　护理社会学

第一节　概　述

社会学是一门研究人类社会组织形态、社会结构方式和群体活动规律的综合性科学。护理社会学是社会学与护理学相互渗透、相互交叉而形成的一门边缘学科,主要研究护理中的社会学问题和社会中的护理学问题。

一、护理社会学的由来

护理社会学是社会学的分支学科,属于微观社会学理论。它是随着现代医学、护理学的发展,在社会学和医学社会学深入研究的基础上逐渐形成的。

（一）社会学的创立和发展

社会学始于 19 世纪 30～40 年代,最早提出"社会学"的概念是法国的实证主义哲学家奥古斯特·孔德,他还提出要建立以实证方法研究社会现象的独立学科。英国的社会学家赫伯特·斯宾塞用生物有机体与生物进化的观点解释社会结构和社会发展,把社会发展规律简单地归结为生物规律。法国的埃米尔·涂尔干继承、发展了孔德的实证主义理论,他强调社会学的研究对象是社会事实,主张继续采用实证的方法把社会学变为可以用科学方法测度的经验科学。德国的马克斯·韦伯提出了"理解社会学",对现代社会学的发展具有重大的影响。第二次世界大战后,社会学的研究中心从欧洲转移到了美国,社会学得到了快速发展,出现了多个社会学理论和流派。与此同时,社会学在西方获得了广泛应用,社会学进入了快速发展时期,并形成了多元化的格局。

（二）医学社会学产生和研究的深入

随着社会学研究的深入和医学科学的发展,以及生物、心理、社会医学模式的转变,人们逐渐认识到医学的社会性质。因为医学服务的对象是社会中的人,医学领域是整个社会的组成部分。因此,对医学领域中社会现象的关注,既是社会学的任务,也是医学发展的客观需要。

社会因素与人类的健康有着密切的关系。从 19 世纪末开始,一些医学家就注意到社会因素与健康的关系,认识到人类的保健行为受一定社会、文化的影响,医疗组织机构、角色行为、价值观念等对维护、增进人类健康具有重要的意义。到 20 世纪 30～40 年代,医学社会学有了较大的发展,人们对医学的社会性质有了进一步的认识。随着医学社会学研究的不断深入,大量医学社会学的著作和论文不断问世,研究者不断增加,传播的范围也越来越广泛,从美国、英国,逐步扩展到东欧、日本乃至全世界,并将其纳入了教育体系之中。

在我国,医学社会学的兴起,始于 20 世纪 80 年代初,虽然起步较晚,但发展十分迅速,不仅成立了医学社会学组织,而且发表了大量医学社会学方面的专著、论文、译文,在一些高等医学院校还开设了医学社会学的选修课。

（三）护理社会学的形成

护理社会学是在护理学和医学社会学深入研究的基础上形成的。应该说,它是从医学社会学中分离出来的,因为医学社会学的基本内容之中已涉及护理领域的社会问题,并将它独立成为一门学科,更是因为现代护理学中所蕴含的社会属性日益突显。

总之,从社会学到医学社会学,再到护理社会学,一方面体现了社会学的发展和深化,从宏观逐渐向微观深入;另一方面,也体现了医学、护理学的发展以及与社会科学相互渗透、结合的性质和趋势。

二、护理社会学的研究对象、内容

护理社会学作为社会学的分支学科,是以护理领域中的社会现象为研究对象的科学。一般认为护理社会学研究的主要对象是护理人员和组织与医生、患者、医疗保健机构、社会人群、社会机构及其他社会现象之间的相互关系。

护理社会学研究的具体内容既取决于学科自身的性质,又与一定社会的经济、政治制度密切相关。针对我国当前护理领域中出现的社会实际问题,可将护理社会学研究的内容归结为以下几个方面:①关于护理学发展的社会学规律的研究;②关于护理工作领域的社会学研究;③关于护理学本身的社会学研究。

第二节　护理实践中的社会学方法

一、护理实践中社会学分析的基本方法

（一）分析社会因素与生物、心理因素的关系

1. 社会因素与生物因素的关系　这种关系主要表现为社会因素对生物因素的正性与负性的影响作用。所谓正性的影响作用是指良好的社会生活环境、生活方式、风俗习惯等社会因素,对人的躯体健康、生理过程起着积极的促进作用,即促健康。而负性的影响作用则是指不良的社会因素,包括恶劣的生活环境、不健康的生活方式、风俗习惯等,对人的躯体健康、生理过程起着消极的促进作用,即促致病。

2. 社会因素与心理因素的关系　这种关系与前者相比,较为复杂。人是具有意识、思维和丰富而复杂的主观内心世界的生命有机体。但人又处在社会中,人的精神活动只有在社会关系中才能形成和表现。因此,社会因素与心理因素处于不可分割的相互影响、相互作用之中,具体表现为两方面:①社会因素通过刺激人的心理因素而影响躯体健康。诸如身心疾病、神经症等都是由对个体具有重大影响的社会生活事件的强烈刺激或持续作用下,通过心理冲突而引致的心因性疾病。社会生活事件包括生活、事业的挫败,亲人的亡故,职位的下降,经济的困难,以及受辱、被盗、车祸等。在医疗护理过程中,医院环境,医护人员的表情、

语言、行为等,也是影响人们心理的重要社会因素。②心理因素反过来可加强或削弱社会因素对人躯体的影响。例如,社会生活事件可能造成人们心理的怨恨、忧郁,如果就此一蹶不振,一旦超越限度可产生各种器质性疾病,这是心理因素对不良社会因素的强化作用;也可使人在逆境中崛起,始终保持健康、平和的心态,从而削弱不良社会因素对人的影响。

(二)分析社会、生物、心理诸因素间的不平衡性

在现代社会中,虽然社会因素总体对人的健康起主导作用,但在医疗护理的不同阶段,由于疾病轻重缓急的不同,社会、生物、心理诸因素在疾病的发展、转归中的作用有主次之分。

在医疗护理实践中,分析人体生物、心理、社会三因素及社会各因素之间作用的不平衡性,目的在于根据病情的变化,具体问题具体对待,从中抓住主要因素,避免不加分析、不分主次的一刀切。

(三)分析社会因素致病的环节

社会因素对人体的致病方式大致分为以下几种类型。

1. 强烈的或持续发生作用的社会因素可以成为致病的直接原因　例如,严重的环境污染造成的"公害病";不健康的生活方式和环境造成的"生活方式病"。

2. 社会因素通过生物或心理因素这些中间环节间接致病　有资料表明,癌症患者发病前有 81.2% 经历过社会因素的刺激,其中 66.9% 为负性生活事件,而忧郁者又占 70.7%,焦虑者占 92.3%,负性生活事件以亲人亡故居多。

3. 社会因素是生物因素致病的中间环节和必要条件　现代医学研究成果证明,许多致病的生物因素只有在恶劣的社会环境中才能引起发病,社会因素是生物因素致病的必要条件,例如,结核、性病等。其致病因素固然是与致病菌有关,但如果没有居住生活条件的恶化、营养状况的不良,以及社会中嫖娼、卖淫现象的存在,这些疾病是不会发生的,更不可能传播、蔓延。

二、医疗护理中社会学分析的整体性原则

(一)着眼于社会的整体性

1. 社会学分析立足于社会整体　是指根据整个社会疾病谱、死因谱的新变化,及时调整卫生工作的重点,着眼于主要由社会因素促成的脑血管病、心血管病、恶性肿瘤和意外死亡等疾病的社会综合防治。

2. 针对社会整体的社会学措施

(1)着眼于整个社会的长远利益,把治疗和预防结合起来,并将预防、保健工作放在首位。

(2)动员一切社会力量,加强社会整体的综合防治。

(二)着眼于群体的整体性

1. 社会学分析着眼于群体整体　是指适应现代护理学的要求,把社区作为整体,着眼于对特定社会人群的疾病防治和健康保健工作,以有效地控制特定地区的疾病传播、发病率,维护、提高社区群体的健康水平。

2. 针对群体整体的社会学措施

(1)对社区人群从出生到成长的整个过程进行系统、连续的健康监测,提供医疗、预防、康复、保健的全面服务。这种服务需要深入社区家庭,调查了解社会人群的健康状况及需

求,研究致病的生物、社会、心理因素,分析发病和死亡的动态,加强对疾病的预测,有针对性地制定和实施有效的综合防治措施,定期开展三级预防等工作。

（2）分别对待社会的特殊群体,包括酗酒、吸烟、吸毒者,慢性病患者、精神病患者、残疾者,妇幼人群、老年人尤其是鳏寡老人等,应根据不同的情况,分别从不同的社会角度采取有效措施。

（三）着眼于个体的整体性

1. 社会学方法着眼于个体整体　即是把个人视为生物、心理、社会因素的综合整体,并以此当作分析、解决问题的出发点和基础。

2. 针对个体整体的社会学措施

（1）注意个体的差异、特点,进行具体问题具体分析。只有抓住个体的特征,才能取得良好的社会学护理的效果。

（2）美化医疗环境,改善住院患者的生活条件,满足不同类型患者的社会、心理需求,会使患者产生良好的社会效应和心理效应,具有社会学治疗的意义。

（3）阻断产生消极效应的信息,避免不良社会因素对患者心理的影响。不良的信息常引起患者心理的猜疑、紧张、抑郁或愤怒,造成心理上的压力,甚至引起医源性疾病。不良信息的来源,有医护人员不恰当的语言、不自然的表情、动作和生硬的态度等。

（四）着眼于护理工作的整体性

护理工作内部的各个环节,以及护理与医疗、医院其他部门等工作之间都是相互联系、相互影响、相互制约的有机整体,其中任何一个环节出现问题,都对护理工作产生不利影响。

1. 把握护理工作内部各环节之间的整体性　护理内部的护理人员、对象、任务、程序、管理等环节自身及环节之间具有联系的整体性。①护理人员是护理工作的主体,也是具有生物、心理、社会因素相互作用的综合体。诸因素的状况、变化会影响护士的素质和角色作用的发挥,进而影响整个护理工作的质量。②护理对象是以整体人（包括患者和健康人）的健康为中心,也是涉及生物、心理、社会因素的动态综合体。随时收集、掌握三因素的动态资料,及时调整治疗护理方案,对保证护理质量极为重要。③护理任务是由护理对象决定的,包括从个体到群体,从出生到死亡,从健康到疾病的全过程的身心整体护理。对身体状况良好的人,促进健康;对有健康问题的人,预防疾病;对已患病的人,协助康复;对生命垂危的人,减轻痛苦。由此构成护理工作任务相互联系的统一整体。④护理程序是护理工作不可缺少的基本方法,其中的各个步骤包括收集资料作出护理诊断、制订实施护理计划、评价护理结果等,也都是环环相扣、紧密相连的。⑤护理管理是护理工作诸要素的结合方式,它关系着护理人际关系的协调,护理人员的合理使用、培养和积极性的发挥,对护理过程的优化、有序,护理工作质量的保证,具有重要的作用。

因此,在护理工作中,要注意各个要素、环节的相互配合,使之达到有机的统一。

2. 把握护理与医疗工作的整体性　护理与医疗工作的内涵、侧重点与技术手段不同,相互并列、相对独立。医生的职责是做出正确的诊断和制订恰当的治疗方案;护士的责任是能动地执行医嘱并针对健康问题的反应,做出护理诊断,进行身心护理。但两者又是相互制约、互为补充的整体。

3. 把握护理与医院其他部门工作的整体性　护理与医院其他各业务、行政、后勤等部门的工作也是不可分割的整体。

总之,护理工作要立足于整体,树立全局观念,注意各方面工作、环节的相互衔接、合作,不能各自为政。那种只重视疾病、轻视人;只重视生物因素,忽视心理、社会因素;或者只顾护理,看不到医疗,以及重治疗、轻预防,重个体、轻群体的状况,都是片面、有害的。

第三节 预防保健的社会性与社会学措施

一、疾病谱的变化与卫生工作的社会目标

（一）社会疾病谱、死因谱的新变化

1. 传染性疾病 结核、肝炎、霍乱、伤寒等各种传染病、寄生虫病和营养不良症等疾病基本得到控制。

2. 慢性、非传染性疾病 心脑血管疾病,包括高血压、冠心病、脑卒中等,以及糖尿病、恶性肿瘤、精神疾患等的发病率日益上升,成为危害人类健康的主要疾病。

其中心脑血管疾病、恶性肿瘤、呼吸系统疾病、消化系统疾病等慢性非传染性疾病位居死因谱的前列。

（二）造成疾病谱变化的社会因素

1. 不良生活方式和行为对人健康的影响 危害人类健康的许多疾病,如心脑血管病、恶性肿瘤、肥胖症等,与人的不良生活方式和行为习惯有着密切的联系,甚至是致病的首要因素。如长期食用含高胆固醇、高动物脂肪、高饱和脂肪酸及高热量的食物,容易患冠心病;经常食用腌制或熏制的食物,如咸菜、酸菜、熏鱼、腊肉等,可诱发胃癌、食管癌等。嗜烟、嗜酒易导致肺癌、口腔癌、食管癌、胃癌等;缺乏运动的人易发生肥胖,也是导致心脑血管疾病的诱因。

2. 环境问题对人身心健康的危害 在当今社会,环境问题也是困扰人类、诱发各种疾病的重要因素。如大气的污染、水源污染、噪声的污染等对人的健康会产生不同程度的伤害。而社会环境问题如社会竞争、生活的快节奏给人们造成的紧张和压力,可损害人的健康,心理问题及精神疾患的发病率呈上升趋势。此外,嫖娼、卖淫、吸毒等现象也是现代社会的严重问题,它带来了各种性病、艾滋病等,对人健康的危害同样不可低估。

3. 人口结构老龄化带来的身心变化的困扰 人均寿命不断延长,这虽然是社会进步的表现,但也由此带来了社会人口结构的老龄化。老年人的生理功能自然衰退,使身心患病的因素不断增加,越来越多的老年人被各种心脑血管疾病、恶性肿瘤、呼吸系统疾病、老年抑郁症、痴呆症等慢性退行性疾病所困扰。

二、卫生工作的社会目标

1. 世界卫生工作的社会目标 "2000 年人人享有卫生保健"是 1981 年第 34 届世界卫生大会上通过的人人健康的全球战略,也是世界卫生工作的社会目标。其具体要求是:每个国家的全体居民都至少能获得基本卫生保健和第一线转诊措施;所有的人在其可能的范围内,开展自我保健和家庭保健,并积极参与社会卫生活动;全世界的居民团体都能同政府共

同承担对其成员的卫生保健责任;所有政府对人民的健康都能担负起全部责任;人民都有安全的饮水和环境设备;人民都能够得到足够的营养;所有儿童都能得到主要传染病的免疫接种;通过一切可能的方法,通过影响生活的方式和控制自然、社会、心理环境来预防和控制非传染性疾病和促进精神卫生。

2. 我国卫生工作的社会目标 国务院 1994 年在《中国 21 世纪议程》和 1997 年《关于卫生改革与发展的决定》中,以世界卫生工作战略目标为指导,并结合具体国情,制定了我国卫生工作和卫生事业发展的总目标。即"到 2000 年,初步建立起具有中国特色的包括卫生服务、医疗保障、卫生执法监督的卫生体系,基本实现人人享有初级卫生保健","总体上达到与小康水平相适应的健康水平。""到 2010 年,在全国建立起适应社会主义市场经济体制和人民健康需求的、比较完善的卫生体系,国民健康的主要指标在经济较发达地区达到或接近世界中等发达国家的平均水平,在欠发达地区达到发展中国家的先进水平。"

三、疾病预防的社会措施

(一)加强社会人群疾病的预测

1. 建立、完善社区卫生保健服务网络 社区卫生服务中心(站)通过建立居民个人、家庭和社区的健康档案对社区人群疾病进行监测,是社区卫生服务中心(站)的基本任务之一。

2. 掌握社区疾病的新动态及发展趋势 社区人群的健康问题,既是对整个社会疾病谱变化的反映,也因特定人群素质的不同有其自身的特殊性。具体可从以下 3 个方面进行:

(1)综合社区特定人群(如老年、妇幼人群等)的健康状况及其疾病结构、类型、患病率、死亡率等方面的有关数据,并从中分析与这些健康问题相关的因素。

(2)从现有资料出发,预测社会人群疾病的发展可能对社会发展带来的影响和危害。

(3)根据疾病预测结果制订、提出有效、可行的解决方案和手段。

(二)注重环境的综合治理

1. 个人与家庭环境的综合治理 预防疾病,纠正不良行为和不科学的生活方式,不仅个人应自觉重视自我保健,而且也需要将个人置于家庭之中,进行综合治理,使家庭也担负起预防保健的责任。

2. 社区环境的综合治理 包括对自然环境和社会环境的治理。社区自然环境、社会环境的治理是综合的、密切相连的。其中,最主要的应是对人的治理,使每位居民都具有一定的卫生保健意识、保健科普知识和社会公德,自觉促进自身的健康,保护自然环境的生态平衡。

(三)提倡健康的生活方式

预防保健工作要从根本上改变人们不科学的生活方式和习惯。

1. 使人们认识现代医学对健康的新定义 世界卫生组织(WHO)提出,健康是身体上、精神上和社会适应能力上的完好状态。也就是说,积极的健康观应从人的生理性、精神性和社会性 3 个方面去把握健康的内涵。

2. 使人们了解不健康生活方式和习惯的具体表现及其危害 通过认识不健康生活方式和习惯的具体表现及其危害,以引起人们的高度重视。

3. 加强对社区人群健康与生活方式的调查　了解人们生活方式、习惯方面存在的问题，有针对性地采取措施，帮助人们进行纠正和克服。

四、自我护理、家庭护理与社区护理

（一）自我护理

1. 自我护理的概念　自我护理即指自我生存、自我料理的能力。具体而言，就是个人为了维持自身生命和健康的需要而主动进行的各种护理行为活动。

2. 自我护理的社会意义　首先，自我护理可以使人们增进健康、预防疾病，不断提高社会的健康水平，保护劳动力，更好地促进社会的发展。其次，自我护理有利于节省医药卫生资源，促进卫生资源的合理使用。再次，自我护理还有利于减轻家庭和社会的负担，避免人力资源的浪费。

3. 护理人员在自我护理中的作用　护理人员在自我护理中的主要职责是通过一定的指导和帮助，补偿人们自护能力的缺陷，不断增强他们的自我护理意识和能力。具体应掌握如下原则：首先，护士的指导和帮助仅仅是手段，而目的在于提高自我护理者的能动性，使他们由被动的护理接受者逐步转变为主动的自我护理者。其次，注意自我护理指导的个体性差异。再次，注意自我护理指导的循序渐进性。

（二）家庭护理与社区护理

1. 家庭护理的概念　家庭护理是指护士走入人们的家庭，以家庭为基本护理单位，以解决、满足家庭社会成员不同的生理、心理、社会问题和需求为目的的护理保健活动。

在家庭护理中，护士的工作特点主要是对家庭成员起到指导和帮助的作用，而更多的事情还需各家庭成员承担。

2. 社区护理的概念　社区护理是指以社区为单位，以特定人群为对象，以促进社区居民健康为目标的有计划、有步骤的卫生保健活动。因此，社区护理与家庭护理相比，更具有社会化的特点。

3. 家庭、社区护理的意义　包括：①适应医学模式转变的需要；②适应社会人口老龄化的客观需要；③符合人类周期性的特点；④是医疗保健最经济、实用的形式之一；⑤是提高医疗市场占有率的战略需要；⑥适应社会对医疗、健康要求不断提高的需要。

4. 家庭、社区护理的基本原则

（1）社区护理应着眼于人的需要，以社区人群的需求作为护理服务的方向和内容，并在护理工作中注意调动护理对象的积极、能动性。

（2）着眼于护理的整体性。一方面，要看到护理对象是生理、心理、社会因素的整体；另一方面，要看到护理工作的整体性。

（3）以家庭、社区为基本服务单位。

（4）服务重点应以预防（特别是一级预防）为主，努力消除致病的因素。

第四节　妇幼保健的社会性与社会护理

妇幼保健既是医学、护理学的重要组成部分，也是一项社会性、政策性很强的工作，它涉

及社会关系、社会行为、计划生育政策和母婴保健法等多方面。做好这项工作,认识、解决与之相关的问题,对树立新的道德观念、完善家庭功能、推动妇幼卫生事业的改革与发展,以及社会的稳定都具有十分重要的现实意义。

一、影响妇幼健康的社会因素

妇幼的健康涉及生物、心理、社会多种因素。仅就社会因素而言,可归纳为以下几个方面。

(一) 社会制度与经济状况

妇幼的健康水平与社会制度和社会经济发展状况密切相关。

首先,不同社会制度下妇幼人群的健康水平有很大的差异。旧中国,广大妇女、儿童有病得不到及时的医疗,孕产妇死亡率高达150/万,农村的婴儿死亡率则高达300‰。

新中国成立后,妇女的社会地位发生了根本的改变,妇幼健康的水平也有了较大提高。建国50多年来,在社会主义制度下,党和政府十分重视和关怀妇女、儿童的健康,并使我国妇女、儿童的健康状况得到了极大的改善。根据2014年全国妇幼卫生工作会议通报,2013年全国孕产妇死亡率为23.2/10万,全国婴儿死亡率为9.5‰,女性人均期望寿命为77.37岁。

其次,社会经济状况也制约着妇幼人群的健康水平。相比之下,发达国家中的妇女儿童的健康状况和综合水平较高;而在发展中国家,妇幼健康水平则较低,问题较为严重。此外,还有传染病和寄生虫病的因素。而这些疾病都与经济水平低造成的社会生活条件差,包括营养不足、环境卫生差、居住拥挤、缺乏洁净用水等因素有关。当然,经济发展与健康状况并不完全呈正比。随着经济水平的提高,对因感染性、传染性、营养不良等疾病造成的健康问题会逐步得到改善或解决,但也会产生一些新的危害妇幼人群的疾病,如肥胖症、心脑血管疾病等。因此,对制约妇幼健康的经济因素应做具体的分析。

(二) 婚姻家庭与风俗习惯

首先,婚姻家庭中的情感与生物遗传结构是引起许多疾病的根源和影响妇幼健康的重要因素。在婚姻家庭因素中,丧偶给妇女带来了心理上的严重创伤,对妇女健康的影响巨大。

其次,社会的风俗习惯对妇幼健康也有重要影响。在一些贫困的边远山区或少数民族地区,旧风俗观念根深蒂固,如因近亲结婚带来的遗传性疾病、婴儿死亡率比非近亲结婚者高十几倍甚至几十倍。

另外,一些地区特别是较贫困的农村,由于"男尊女卑"、"夫为妻纲"、"重男轻女"以及封建迷信等旧观念、旧习俗的影响,早婚、包办买卖婚姻、家庭暴力等现象较为严重。

(三) 职业状况与文化状况

妇女从事的职业及自身的文化水平、修养是影响妇幼健康的又一个因素。

1. **职业状况对妇幼健康的影响** 有些职业或工作是不适合妇女从事的,比如,装卸、搬运等过重的体力劳动会加重骶骨负担,使发育期的妇女发育受阻,造成骨盆狭窄或扁平以及内分泌失调;长期采取坐、立、蹲等劳动体位的工作,容易引起骨骼韧带、生殖器官、脊柱等方面的变化,出现子宫变位、子宫脱垂、卵巢功能障碍、月经失调、脊柱弯曲、痔疮等问题;噪声、震动较大的工种可通过影响妇女的中枢神经系统危害卵巢的功能,使女性出现月经失调、痛经,使孕妇腹中胎儿的胎心加快、胎动增加,甚至出现早产的情况;从事有毒有害物品的生产,各种有毒物质如铅、汞、砷、磷、苯等可通过皮肤进入体内,引起妇女生殖系统功能的障碍,如月经减少、闭经、流产、早产、难产等,还可通过母体进入胎盘影响胎儿的生长发育,造成胎儿发育迟缓、畸形、死胎以及化学物质导致基因突变经胎盘致癌的问题等。

2. 妇女科学文化水平对妇幼健康的影响　一般说来,科学文化水平较高的妇女比较重视自身的健康保健和优生优育,注意学习相应的医疗卫生保健知识,讲究妇幼保健的科学性,这对妇女、儿童的身体健康必然具有促进作用。相反,在我国边远贫困地区的一些妇女,由于文化程度很低,甚至没有文化,她们观念陈旧,受封建迷信思想的毒害很深,缺乏基本的卫生知识和科学的卫生习惯;不了解自身健康对后代的影响,不懂得优生优育的重要性;不注意经期、孕期、产期的卫生保健甚至有病不求医,而是求仙问巫等。极大地影响了妇女、儿童的健康,降低了人口的质量。根据大量的调查研究发现,吸烟孕妇的死胎和自然流产率比非吸烟孕妇高 1 倍,早产儿高 1～2 倍,婴儿畸形率也很高。

二、对妇幼人群的社会护理

(一) 对妇幼人群社会护理的意义

保护妇女和儿童的身体健康是党和国家的基本方针,也是妇幼卫生事业的崇高宗旨。因此,加强妇幼保健工作,做好妇幼人群的护理,不仅仅是护理学的问题,而且还具有重要的社会学意义。

1. 妇幼保健工作关系到人类繁衍和民族兴旺　妇女儿童的生存、保护和发展是人类社会发展的先决条件。

首先,儿童是一个民族、国家的希望,儿童的健康成长关系到一个民族的命运、国家的前途和社会的未来。

其次,儿童的健康水平与其母亲的身体状况又有着密切的联系。妇女为人类的生存、繁衍做出了特殊的贡献。社会中妇女的数量、质量对人类的繁衍、民族的兴旺和社会的进步,具有十分重要的作用。

2. 妇幼保健有利于优生优育以及提高人口素质　人类的繁衍、民族的兴旺,与其妇幼保健工作的高水平密切相关。所谓妇幼保健的高水平是指通过各种保健措施使社会人口的繁衍达到优生优育,从而提高社会人口的质量水平。

目前全世界已经发现的遗传疾病有 4 000 余种,包括各种畸形、耳聋、痴呆、先天愚型、血友病、苯丙酮尿症、先天性心脏病、无脑儿、脊柱裂等。根据国家统计局的资料,我国目前有残疾人 5 100 多万,占人口总数的 4.9%,其中以聋哑、痴呆、综合残疾和精神病患者占绝大多数。这些残疾人不仅自身终生痛苦,而且给社会和家庭带来沉重的负担,并严重影响着我国人口素质的提高、经济的发展和生活水平的改善。因此,在我国妇幼保健工作中开展优生优育、提高全民族素质的任务还十分艰巨。

优生优育、提高人口素质的关键是以预防为主。为此,积极开展妇幼保健工作,做好以婚前卫生指导、咨询、检查为内容的婚前保健和以母婴保健、孕妇保健、幼儿保健、新生儿保健为内容的孕期保健指导,认真贯彻《中华人民共和国母婴保健法》,用法律手段保证优生,尽早发现异常,控制、减少劣生,才能确保和提高我国社会人口的质量。

3. 妇幼保健是实现世界卫生战略目标的重要措施　随着全球经济的迅速发展和社会的进步,妇幼保健工作已经发展到了一个新的历史时期。"2000 年人人享有卫生保健"这是WHO 在 20 世纪提出的世界卫生工作的战略目标。由于妇女、儿童占世界人口基数的 2/3,

世界卫生战略目标的 11 项卫生状况指标中,就有 7 项与妇幼保健有关。因此,妇幼卫生工作的成效,妇女、儿童的健康状况,直接影响着世界卫生工作战略目标的实现。

为实现这一战略目标,我国政府相继制定了《中国妇女发展纲要》(1995～2000)、《九十年代中国儿童发展规划纲要》(1992.2)、《中华人民共和国母婴保健法》(1995.6)、《中国计划生育工作纲要》等一系列法律、法规和规章。通过对各种法律法规的贯彻、实施,使包括婚前保健、孕产期保健、新生儿疾病筛查、出生缺陷监测与干预等一系列保健服务在内的妇幼卫生工作逐步纳入法制的轨道。

随着妇幼保健工作的逐步深入和扩展,妇幼保健服务的网络已遍布城市和相当数量的农村,服务内容随着群众的保健需求不断增加和延伸,医疗技术日新月异,重点学科不断加强,新的科研成果不断得到应用和普及,严重危害妇女、儿童健康的常见病和多发病,如儿童破伤风和重度营养不良症等基本上得到控制,使妇幼的健康状况进一步得到改善和提高。

与此同时,为更好地贯彻上述法律法规,在妇幼保健中重点加强了机构评审工作,使妇幼保健机构从内涵建设、人员素质、技术水平、服务质量等方面的提高得到了保证。爱婴医院的创建和努力,使孕产妇、婴儿死亡率逐年下降,爱婴意识已深入人心,成为妇幼工作者的职业道德准则。目前,我国特别是北京、上海等大城市的妇幼保健工作已取得了历史上的最好成绩,达到了《九十年代中国儿童发展规划纲要》和《中国妇女发展纲要》的指标要求。所有这些努力,为实现我国政府的国际承诺奠定了良好的基础,为世界卫生工作战略目标的实现,做出了应有的贡献。

(二)对妇幼人群社会护理的基本措施

1. 建立健全各级妇幼保健机构 妇幼保健机构组织是根据妇幼人群的特点,按照党和国家保护妇女儿童的法律法规及有关方针政策,并适应开展妇幼保健工作的需要而设立的。特别是我国在落实《中国妇女发展纲要》和《九十年代中国儿童发展规划纲要》过程中,根据不同地区的实际情况,使预防与医疗相结合,保健与临床相结合,形成了与妇幼保健工作相适应的、具有妇幼保健工作特色的专门机构,促进了妇幼保健组织的完善。

(1)国家卫计委设基层卫生和妇幼卫生司;地方妇幼保健机构按行政区划设置各级妇幼保健院(所)。

按照机构编制标准,各级妇幼保健机构均本着精简和提高工作效率的原则,按照院(所)科(室、组)两级管理体制,设置与其功能和任务规模相适应的内部机构。这些机构均是防治结合的卫生事业单位,受同级卫生行政部门的领导,其业务受上一级妇幼保健专业机构的指导。

(2)为保证妇幼保健机构功能和任务的落实,各级妇幼保健机构还按标准设置一定数量的床位。省级妇幼保健院一般设床位 200～300 张;市级设床位 50～100 张,县级设床位 30～50 张。

(3)各级妇幼保健机构可根据地区的人口数量、工作任务的多少确定相应的人员编制,并注意卫生技术人员的结构配比。此外,还要注意在职人员的继续教育,以不断提高专业技术水平。

(4)各级妇幼保健机构的任务应以保健为中心,面向基层、面向群体。护理人员应与医生共同负担保健、临床、科研、教学、健康教育等任务。护理人员要在婚前检查、围产保健、计划生育、助产工作、母乳喂养、儿童保健、健康教育等方面充分发挥自己的作用。

2. 注重对妇幼人群的健康教育和保健指导　妇女的健康教育和保健指导可分为月经期保健、婚前期保健、孕前期保健、孕期保健、围产期保健和更年期保健等。

（1）月经期的社会保健：月经是女性身体发育趋于成熟的一种生理现象。月经的初潮年龄受气候、营养状况等因素的影响，我国女性一般为12～18岁，多数在13～15岁。月经期的保健主要包括：

1）注意经期卫生教育；

2）完善经期的社会保健。

（2）婚前期的社会保健：婚前期，由于女性生理、心理已趋成熟、完善，出于对自身发育的好奇和对异性的追求，使得这一阶段出现许多复杂的社会保健问题。

1）妇幼工作有责任普及性知识，破除对人体、异性的神秘感。

2）婚前孕的问题。婚前性行为产生的婚前孕是在新形势下妇幼保健工作中的一大社会问题，需要综合治理，包括对婚前妇女加强正确恋爱观的教育和有效保护自身的卫生知识，以及配合有关部门加大对无照行医的打击、制止私自堕胎等等。

（3）孕前期的社会保健：优生优育是我国的一项基本国策，它关系到家庭幸福与人类的未来。因此，孕前期的社会保健也十分重要。

1）大力加强对近亲结婚危害性及我国《婚姻法》关于禁止近亲结婚法规的宣传教育。使广大社会人群充分认识近亲结婚的危害性，从根本上杜绝或减少此现象的发生。

2）作好婚前准备必要性的宣传及婚前的检查、指导。使人们认识到婚前检查对家庭和睦以及夫妻、后代健康的重要性。它可以及时发现男女双方生殖器官的疾病和缺陷，还可得到婚前性卫生知识及计划生育的指导。

3）作好孕前准备的社会保健，使人们了解和掌握生育的最佳年龄和时机。

（4）孕期的社会保健

1）严格遵守并加强对《母婴保健法》的宣传教育，杜绝因重男轻女导致的人工流产、堕胎等现象，以保证我国人口男女比例的协调发展。

2）根据围产医学的要求，系统地做好孕期保健工作。其具体内容分为3期：第一孕期，主要注意优生保健，预防流产和先天性缺陷儿的产生，并使孕妇按时接受产前检查；第二孕期，指导孕妇加强营养膳食管理，促进母乳分泌，指导乳房护理及婴儿物品的准备；第三孕期，主要是预防早产。在孕期保健中，要特别注意对高危孕妇的观察和护理。

3）在产期保健中，应以提高产科质量为中心，严格执行消毒无菌制度，密切观察产程，积极防治产时并发症与合并症，保护产妇和新生儿的健康，降低母婴死亡率。首先，提倡和宣传住院分娩。其次，加强产科和产房的建设与管理。再次，严格执行《家庭接生常规》，认真观察产程，正确处理分娩，防产时并发症。最后，重点抓好"五防"、"一加强"。防滞产、防感染、防产伤、防出血、防窒息和加强对高危产妇的分娩监护。

（5）围产期的社会保健

1）注意产后的家庭访视。访视内容除各种产褥检查、护理外，还应进行产褥期的卫生及计划生育的指导。

2）注意对新生儿期低体重儿、早产儿及多胎儿的健康指导，包括喂养、保温和各项护理的指导。

3）注意对新生儿期产伤窒息儿及生理、病理性黄疸的鉴别、护理的保健指导。

(6)更年期的社会保健:处于更年期的妇女由于体内雌激素水平的降低和神经功能的改变,出现更年期综合征。如月经紊乱、面部潮红、盗汗、心慌、骨质疏松、心血管疾病、生殖系统癌症发病率增加等。不少妇女缺少更年期的卫生指导,对出现的症状焦虑不安,影响了工作和家庭生活。对此,应加强对更年期妇女保健知识的宣传、指导,帮助并使她们顺利渡过这一时期。

(7)儿童保健:包括对儿童生理、心理健康发育的教育和指导。具体包括以下几点。

1)宣传提倡母乳喂养,指导无奶、缺奶的母亲人工、混合喂养及及时添加辅食的方法。

2)宣传儿童生长发育各阶段的特点,对他们生长发育中出现的问题及时加以指导。

3)教育父母培养儿童良好的卫生习惯和科学、规律的生活方式,包括饭前便后洗手、按时作息、饮食定时定量、适当的身体锻炼等。

4)使父母了解儿童生病的特征、表现,以便及时发现、早期治疗,避免延误病情。

5)与幼儿园和学校及防疫部门密切配合,建立儿童卫生防疫档案,定期为儿童进行预防接种和其他预防保健措施。

6)重视儿童的心理教育和智力开发。对正常、超常、低常等不同层次的儿童采取相应的心理指导和帮助,促进一般儿童身心的更健康发展;促进超常儿童的早期教育和智力开发;通过各种医疗性心理措施,促进、鼓励低常儿童克服心理上的障碍。同时,注意针对儿童不同生长期的生理特征和相应的心理特点进行教育,促进儿童个性心理品质的正常发展。

3. 加强对妇幼人群常见病、多发病的社会防治 做好妇幼人群常见病和多发病的社会防治,是妇幼社会保健的重要内容。

(1)妇女常见病、多发病的社会防治:危害妇女健康的常见病(如月经紊乱、生殖器官各种炎症、损伤、肿瘤等),与旧传统习俗、不良卫生习惯、缺少劳动保护等各种社会因素密切相关。因此,妇幼保健工作以预防为主,应重视社会学措施对妇女常见、多发病防治的作用。

1)在妇女常见病、多发病的普查中,不仅要了解各种疾病的发病率,而且也应了解、掌握发病的社会性病因,以提示人们疾病预防的社会学措施的重点和方向。

2)对妇女常见病的治疗应考虑社会效果。如分娩过程处理不当,产道撕裂未及时、较好地缝合,可能会影响今后的夫妻生活,甚至因此而导致家庭的破裂;对子宫、卵巢的摘除也应权衡利弊,既考虑对患者健康的影响,也要考虑对其今后生活的影响。

3)对妇女常见病的社会防治应采取多种多样的手段。如保健咨询、妇女健康热线、电视讲座、定期定点普查、社区保健人员的入户健康指导等。通过这些方式,使妇女认识卫生习惯与健康的密切关系,自觉改变产生妇女疾病的不良生活、行为习惯,提高其自身的保健能力。

(2)婴幼儿常见病、多发病的社会防治:婴幼儿常见病包括婴儿腹泻、肺炎、急性哮喘、弱视、营养性贫血、佝偻病、龋病,以及各种流行性传染性疾病,如白喉、麻疹、脊髓灰质炎等。其社会防治措施具体如下:

1)从新生儿疾病筛查入手,加强对婴幼儿保健的系统管理。可建立新生儿疾病筛查中心,规范各种管理办法,确保疾病的筛查质量,并对查出的患儿进行及时、有效的治疗,最大限度地减少先天性残疾儿的发生。

2)在儿童保健内容方面,实施包括常见病防治、营养评价与指导、智力发育与监测、心理咨询、听力检测、弱视矫治、口腔保健等综合性保健服务。

3）建立健全各种儿童保健组织及规章制度,使儿童的健康保健规范化。

当今人类已进入21世纪,前瞻社会时代发展及人民群众的需要,我国政府已将妇幼作为重点保护人群列入中国21世纪卫生工作发展规划之中,这将促使全国多层次的妇幼卫生服务体系不断完善,也会使妇女儿童的健康和生活质量得到进一步的提高。

第五节　老年保健的社会性与社会护理

随着社会的发展和进步,中国已于2000年进入老龄社会,是较早进入老龄社会的发展中国家之一。如何提高老年人的生活质量和健康的预期寿命,以及怎样解决由于人口老化所带来的各种社会医学问题已日益受到人们的关注。

一、中国人口老龄化的趋势

（一）老年期的界定

1. 老年期界定的含义　老年期的界定可分为主体界定和社会界定。主体界定是指个人通过感觉和体验对自己是不是老年人的界定。然而,年龄的本质是社会年龄,因此老年期的界定应以社会界定为标准,主体界定只能用作一定的参考。

社会界定主要是指群体的社会界定,这种界定主要出于对社会经济发展、人口发展和预期寿命等方面的考虑。

2. 老年期社会界定的标准　目前,国际上老年人社会界定的标准主要有两个:一个是在1956年联合国推荐的65岁;另一个是1982年世界老龄问题大会上推荐的60岁。前者一般被发达国家所采纳,后者则被大多数发展中国家所接受。

（二）中国人口结构老龄化的现状和趋势

我国老龄化速度之快,是以往经历过老龄化过程的世界各国所罕见的。发达国家老龄化进程长达几十年至100多年,如法国用了115年,瑞士用了85年,英国用了80年,美国用了60年,而我国只用了18年(1981～1999年)就进入了老龄化社会,而且老龄化的速度还在加快。2000年我国与全球同步进入老龄化社会。2000年11月底第五次人口普查,65岁以上老年人口已达8811万人,占全国总人口6.96%,60岁以上人口达1.3亿人。与1953年第一次人口普查65岁以上老年人口为2620万人相比较,47年中增长了2.36倍。近十年老龄化速度加快,每年递增3.4%。截至2013年底,我国老年人口总数是世界之冠,达2.0243亿人,占全国总人口的14.9%,其中,65岁及以上人口1.3161亿人,占总人口的全国9.7%。预计2025年,老年人口总数将超过3亿,2033年超过4亿,平均每年增加1000万老年人口。中国的老龄问题将面临极为严重的挑战。

（三）中国老年人的健康状况和疾病特征

1. 中国老年人的健康状况　据国家有关卫生部门公布的资料表明,我国老年人目前患病最高的是:高血压、冠心病、脑血管疾病、恶性肿瘤、糖尿病。我国老年人的死亡原因依次为恶性肿瘤、脑血管病、心血管疾病、感染(肺部感染)。除此之外,老年痴呆、骨质疏松、前列腺增生等疾病也有较高的发病率、病死率和致残率。

2.老年疾病的基本特征

（1）多种疾病共存：老年人患病不同于年轻人，病情比较复杂，且往往是两种以上疾病同时共存。例如，高血压患者往往同时患有冠心病、糖尿病等。

（2）症状不典型：由于老年人多种疾病共存，这就容易造成症状不典型。另外，由于老年人敏感性降低，对疼痛的反应较差，体温调节能力差，因此对疾病的自我感觉症状比较轻微，如心肌梗死、肠穿孔等，可能仅有轻微不适，没有明确的主诉。

（3）发病快、病程短：由于老年人的脏器功能低下，机体的代偿能力和应激能力弱，因此，一旦发病，病情容易迅速恶化，使原本功能低下的脏器迅速衰竭。

（4）容易出现意识障碍：由于老年人普遍存在着脑血管硬化的问题，因此无论他们患什么疾病包括血压的改变、感染、毒血症，以及水、电解质紊乱等，都易发生意识障碍。意识障碍的出现，给老年患者的诊断和治疗带来了困难。

（5）易引起水、电解质紊乱：老年人的口渴中枢敏感性降低，饮水量少，脏器、组织均呈萎缩状态。当发生出汗多、进食少或腹泻等情况时，比青年人或成年人更容易引起水和电解质的平衡失调。

（6）易发生多器官功能衰竭：老年人活动减少，卧床较多，消耗降低，食欲减退，新陈代谢失调，身体内环境失衡，抵抗力明显下降，一旦患病，就容易出现恶性循环，引起多器官功能衰竭。

（7）易发生后遗症和并发症：老年人本身体质虚弱，加上病后恢复慢，多坐卧休息，缺乏活动，很容易引起肌肉萎缩或挛缩。如果局部组织长期受压，还可以引起压疮、静脉血栓、肺栓塞和坠积性肺炎。另外，很多老年病的并发症也严重威胁着老年患者，如糖尿病患者可并发肾脏病、眼部疾病、心脏病、高血压、脑血管意外、皮肤感染、神经系统疾病等多种并发症。

（8）用药的特殊性：老年人一人多病，用多种药物，治疗矛盾多，且需长期用药。由于增龄失能加病理性损害，从而使药物的不良反应发生率增高。

二、影响老年人健康的社会因素

（一）社会角色地位变化对老年人健康的影响

人们步入老年，都将面临离休、退休，这是人的社会角色的重大变化，也是人生中的重大变动。能否正确对待和适应这一改变，对老年人的健康具有重要的影响。

（二）社会交往对老年人健康的影响

在影响老年人心理的若干因素中，社会交往是对老年人心理影响最大的因素。因为社会互动对不同年龄的人来说都具有同等的价值、意义，只不过参与社会活动的形式和内容不同而已。事实证明，在社会活动中越活跃，社会交往越广泛的老年人，生活、精神上越容易得到满足。而很少参与社会活动，缺乏社会交往，终日局限在家庭小天地中的老人，容易产生被社会遗弃、冷落、悲观、孤独的心态。久而久之，对老年人的身心健康会带来严重的危害。

（三）婚姻家庭对老年人健康的影响

老年人离退休后，生活环境和范围主要是家庭。因此，老年人的婚姻和家庭的状况对其健康产生很大的影响。

1.夫妻矛盾是影响老年人健康的重要因素　夫妻矛盾对老年人造成的心理创伤是严重的。据老年人精神疾病患病率的调查发现，无配偶者的发病率比有配偶者高，其中以离婚者为最高。

2. 丧偶是给老年人造成严重精神创伤的应激源 很多老年夫妻,几十年甘苦与共,相依为命,相互关怀,相互照顾。一旦一方突然不幸去世,必然使活着的另一方陷入极度的悲伤,甚至终日呆坐,不思饮食。

3. 家庭环境是影响老年人安度晚年的重要客观条件 家庭环境包括家庭成员关系、经济状况等。如果家庭成员和睦,彼此尊重,相互照顾,会使老年人生活愉快、心胸开朗。反之,家庭成员关系紧张,老人得不到尊重,或经常使他们为家庭中的吃、住或老伴生病,子女的升学、工作安排、婚姻等问题所困扰而劳心伤神、担惊受怕、焦虑不安,就会对老年人的健康造成威胁。

（四）不良生活方式和膳食结构对老年人健康的影响

1. 缺少适量的运动 "生命在于运动",这是人们普遍了解的道理。而老年人退休后,生活的闲散必然使之失去原有的规律性。如不能合理地安排生活,睡眠、休息多,不进行适量的运动,长此下去就会使新陈代谢减弱、食欲缺乏、消化不良,身体素质逐渐下降,出现组织器官的退行性变化、功能下降,加快衰老的进程。

2. 不良的生活习惯 进入老年期后,人体的脏器功能、身体素质、免疫能力均呈下降的趋势,如果不注意对某些不良生活习惯的节制,就会对老年人的健康造成极大的威胁。如吸烟可使血压升高,影响肺功能,还可以诱发癌症;大量饮酒,可加重心、肝、肾的病变等。

3. 营养不均衡 据调查,在不少老年人中,存在着一种观点,即认为膳食结构合理与否,对年纪大的人已不很重要,活一天赚一天,想吃、爱吃什么就吃什么。其实,这种想法不仅错误,也是极为有害的。人无论年龄多大,要维持正常的生命活动,都需要均衡的营养。食物中的维生素、矿物质及蛋白质、脂肪、糖、纤维素等物质的缺乏,或失去平衡,都可能造成人体内环境的不良、免疫力的下降,从而对老年人的健康造成危害。

三、对老年人健康的社会护理

（一）加强对老年人的健康教育和自我护理的指导

通过对老年人广泛的健康教育和护理指导,目的在于使他们对老年期将遇到的各种健康问题提前做好准备,使其自愿采纳健康的生活方式与行为,增强自我保健能力,降低致病的危险因素。具体包括以下几个方面:

1. 使老年人认识、了解老年期多发病的致病因素,以及合理的膳食结构和健康生活方式的内容 例如,肥胖是引起高血压、冠心病、糖尿病的危险因素;烟酒可以致癌,并与心血管病的发病有关,从而提高防治疾病的效果。

2. 使老年人在掌握一定健康知识的基础上,做到对疾病的早期发现 以达到早期诊断、治疗的目的,从而大大减少并发症,降低致残率和死亡率。例如,当认识到短暂的脑缺血发作特点时,就可尽早就医治疗,以避免发展到偏瘫,甚至死亡的地步。

3. 使老年人通过对疾病的认识,做到对自己的健康心中有数 既不会因轻微不适而恐惧,也不会对大病的先兆视而不见,以致延误治疗,造成严重的后果。例如,有些疾病是神经功能性的,而有些病则是器质性的,只有掌握识别方法,才能分清轻重缓急。如是神经功能性的只需消除紧张、激动、焦虑等有关因素,就会自动缓解;而器质性的则必须尽早就医,在医生的指导下,做正规的检查和治疗。

4. 使老年人掌握一些急症的初步急救措施　为医院的专科抢救创造条件、争取时间，以减少病死率。如发现心肌梗死先兆时，应保持镇静，就地休息，并立即服用硝酸甘油片，就可缓解症状，也有利于进一步的治疗。

5. 使老年人在掌握有关疾病的知识后　能在就医时提供可靠的病情资料，帮助医生作出明确的诊断。

（二）重视老年人的心理健康

老年人作为社会人群中的脆弱者，是心理疾患的高发群体。尤其是身体状况欠佳的老年人，更容易产生悲观、紧张、孤独的情绪，更需要社会和家庭对他们进行心理上的引导和慰藉。

因此，为维护老年人的心理健康，全社会都要关心和重视他们的心理问题，积极地为他们参与社会，实现老有所为、老有所乐创造条件。同时，还应增强子女对老年人的赡养意识，关心、尊重老年人，为他们营造一个和睦、愉快的家庭环境。另外，还应该加强对老年人自我心理的调解，引导老年人做到以下两点。

1. 学习一点老年心理学　老年心理学是老年心理保健的理论武器和指导思想。只有掌握了老年心理学的基本知识，才能主动调节自己的心理状态，更好地适应不断变化的外界环境，保持良好的心理状态，从而提高老年期的生活质量。

2. 树立科学的人生观　老年人加强心理保健，维护心理健康，需要培养良好的心态，消除因离退休后社会角色的改变、社会交往的减少，以及家庭矛盾、经济问题等各种因素造成的不良心态。而良好的心态、心理的健康又以科学的人生观为基础。有了科学的人生观，人就能意志坚强、心胸开阔、乐观豁达，无论遇到何种问题都能正确地对待，始终保持平和的心态。因此，加强老年人的心理保健，维护心理健康，应引导老年人树立科学的人生观。

（三）建立以社区为依托，以家庭护理为主的老年医疗保健服务体系

我国步入老年型社会的行列以后，为满足老年人的医疗需求，缓解他们的就医不便，家庭将成为社会最基本的卫生保健机构。老年人的许多医护工作并非都要住进医院由专业医护人员来执行。只要家庭成员掌握一些简单的医护技术，就可帮助老年人解除或缓解病痛。家庭成员参与医护工作，需得到专业医护人员的指导。这样，即使他们学到了卫生知识，也为防病治病提供了良好的宣传场所。同时，也有利于满足老年人不脱离家庭环境完成治疗、护理的心理需求。

另外，随着社会老龄化进程的不断推进，我国的家庭结构正发生着变化。独生子女成年结婚后，分户独立，将使老年型家庭日益增多。而且，由于大多数家庭是独门独户的单元住宅楼，又给老年人外出就医造成很大不便。这就对老年人的医疗保健服务提出了更高的要求。建立以社区为依托、以家庭护理为主的老年医疗保健服务体系，正是迎合了这一需求。护理人员应该适应这种社会需求，跨出医院的大门，步入社区，走进老年患者的家庭，为老年患者提供家庭护理服务。实践证明，老年医疗保健服务体系的建立，不仅深受老年患者和家属以及社会赞誉，而且也拓宽了护理学和护理工作的领域，对护理事业的发展做出了贡献。

（四）完善和明确老年预防保健的基本指导原则

20 世纪 80 年代初，我国卫生工作提出了慢性病的三级预防原则，即：一级预防，是病因预防；二级预防，是临床前预防，也就是早发现、早诊断、早治疗；三级预防，是临床期预防，即防止病情恶化和防止残疾。而老年期的预防保健已突破了上述三级预防的原则和界限。因

为,许多老年期疾病如心脑血管疾病等,多起源于中青年时期,所以到老年期已失去一级甚至二级预防的机会。为此,在老年期的预防保健原则中,应完善和明确以下几点:

1)注意对老年期初发的感染性疾病的预防,并避免由不合理用药导致毒副作用的发生。

2)采取针对性强的有效体检手段,及时发现无症状、隐匿性的恶性疾病的发生,对主要脏器的结构和功能进行监测,使老年期的新发生疾病得到早诊断、早治疗,防止发生病情恶化。同时,还应注意对基础慢性疾病的控制,注意预测和防止慢性疾病紧急状态的发生。

3)采用适当的治疗和康复手段,使受损的组织、功能尽可能地得到恢复,降低由各种疾病引起的残疾程度,保护机体的残存功能,并使之得到最大限度的发挥。

4)特别关注老年患者的症状治疗,尽可能地缓解疾病的各种症状给老年人造成的痛苦和折磨,减缓其心理压力,善终其最后的人生岁月。

第六节 精神疾患的社会性与社会护理

精神疾患是人类的常见病之一,随着社会的发展日益受到人们的关注,精神病患者是需要特殊关爱的社会人群,其疾患的发生既受各种社会因素的影响,又在不同程度上危害着社会,构成社会问题。加强精神疾患的社会学研究和社会护理,对于精神疾患的预防、治疗和康复,保障全民健康水平,提高人口素质,促进社会的物质文明和精神文明的发展,具有重要的现实意义。

一、精神疾患的概述

(一)精神疾患的概念及发展趋势

1. 什么是精神疾患 精神,是人脑活动的功能和属性,是对外在客观世界的反映。它表现为人的认识、思维、情感、意志、行为及个性特征等等。人类的精神活动是在社会生产实践的基础上产生和发展的。所谓精神疾患是指受内外各种不良因素的影响,人脑功能活动出现异常,人的认识、思维、情感、行为、意志等精神活动产生不同程度障碍的疾病。

精神疾患的种类多种多样,我国以《CCMD-2-R》为标准,对精神疾患分为十大类,即:①脑器质性精神障碍;②躯体疾病诱发的精神障碍;③药物滥用相关的精神疾患;④精神分裂症;⑤情感性精神障碍;⑥心因性精神障碍;⑦神经症;⑧儿童少年期精神障碍;⑨人格障碍、意向控制障碍与性变态;⑩精神发育迟滞。其中,以精神分裂症的患病率为最高,它起病于青壮年,严重损害患者的心身健康,消耗社会资源,给家庭和社会以沉重的负担及危害。

2. 精神疾患的发展趋势 根据预测,进入21世纪后,我国的精神卫生问题会更加严重。在2020年疾病的总负担预测值中,精神卫生问题仍排名第一。其中老年性痴呆将成为21世纪的一个突出社会问题。因此加强精神疾患的防治、预防心理和行为障碍问题的发生,已成为我国精神卫生保健工作的一项十分重要和紧迫的任务。

(二)精神疾患的社会影响

精神疾病对社会生产、社会治安、社会秩序的危害也是不容忽视的。首先,精神病患者在患病期间,丧失应有的脑力、体力劳动能力,不能正常地工作、学习,会严重影响个人的社会功能,直接或间接地影响社会生产的发展。其次,精神患者由于对事物的认识、理解、判断出现错误,自控能力减弱或丧失,时常发生冲动、破坏的行为,如打人、毁物、自伤、放火、强奸、偷窃、破坏生产、扰乱交通等,扰乱社会秩序和社会治安。据国外的有关资料显示:精神分裂症的违法行为,占首位的案件是杀人和伤害;其次为纵火、偷窃、诈骗、强奸等。因此,精神疾病不仅仅是患病者个人的问题,而且也是必须妥善解决的严重、突出的社会问题。

二、精神疾患的社会病因

在现代社会中,社会因素对精神疾患的致病作用越来越突出,甚至成为占主导地位的因素。精神疾患的社会病因主要包括:社会政治、经济、家庭婚姻、职业、文化、社会交往与意外生活事件等。

（一）社会政治、经济因素

很多资料显示:社会经济地位较低、经济状况差、生活贫困的社会成员,精神疾患的发病率高于中、上等阶层社会成员的 3 倍。这是因为,经济地位高、经济力量雄厚、生活质量优越的人,营养状况良好,受教育程度较高,注意精神卫生保健。即使一旦患有精神障碍,主动求医愿望也较强烈。他们请精神科专业医生做"健康朋友",通过向医生的咨询,获得有关科普知识;在严谨的医疗指导下,坚持服用抗精神病的药物;在经济力量的保障下能及时住院,做到对疾病的早发现、早治疗,治愈率也明显高于贻误者。相反,经济条件差、生活贫困者,由于经济负担较重、营养状况恶劣,可降低个体精神的发育,易患精神疾病。而贫困又影响受教育的条件和程度,导致不能科学地看待精神疾病,加上经济条件差、缺乏财力,使发病后因得不到及时、有效的治疗而反复发病转为慢性,造成精神衰退、社会功能受损,甚至产生精神残疾。

（二）婚姻家庭因素

家庭规模的大小、形式表现,家庭功能的发挥状况以及婚姻关系的状况,明显地影响着家庭成员的生活质量和精神健康,成为精神疾患产生或复发的重要因素之一。

1. 恋爱婚姻的失败对人精神健康的影响　现代社会的优越物质生活条件使人们对各种不利因素的心理承受力日益降低,特别是处于青春期的社会人群,精神心理相对更脆弱,易受不良因素的伤害,属于精神疾患的发病高峰期。一旦出现婚姻上的失恋,常常导致许多当事人的精神崩溃,并由此而引发各种精神疾病。

2. 不健全的家庭形态和不良家庭环境对精神疾患的影响　影响精神健康的不健全家庭形态和不良家庭环境,主要有以下几种:

（1）不和睦的家庭:在这种家庭中,由于夫妻或其他家庭成员感情不融洽,经常发生矛盾、冲突,家庭关系长期处于紧张状态和敌对的气氛中,会使家庭成员产生紧张、焦虑、怨恨和抑郁等不良精神反应。尤其是儿童,在缺乏家庭温暖和稳定的家庭中成长,容易使其效仿而偏离正常的个性,甚至发展为极端的反社会行为或精神的异常。

（2）不健康的家庭:是指家庭成员（主要是夫妻）具有明显的性格缺陷或不良品质的家庭。如夫妻一方患有精神疾病、人格障碍、酗酒、赌博、贪污、受贿、盗窃、性生活不检点等,通过言行、身教的影响,对社会成员特别是儿童的个性心理品质具有不良的作用。

（3）对子女过于溺爱或严厉的家庭:在对子女的关爱和教育中,过于溺爱或过于严厉都会影响子女人格的正常发育和精神健康。对子女过度呵护,可能会形成胆小怕事的恐惧心理,使社会交往困难;而对子女教育的过于严厉,则又容易造成儿童的紧张、自卑、逆反等心理和不诚实的品德,这些个性缺陷使子女长大后因不能很好地适应社会而形成易病倾向的人格。

(4)经济生活困难的家庭:经济是家庭精神生活的基础,家庭经济富裕,可以减少家庭生活上的许多困难,避免家庭矛盾;相反,家庭经济困难,家庭成员经济负担过重,可增加人们的心理压力,产生家庭矛盾,影响精神健康。

(5)夫妻离婚、家庭破裂的单亲家庭或重组家庭:夫妻感情破裂后离婚,子女由一方承担组成单亲家庭。在单亲家庭中的子女,由于只有父或母一方的关爱,会产生自卑感和性格缺陷。不仅如此,异性的单亲家庭(如父亲与女儿,母亲与儿子)还会使子女产生心理上的恋父或恋母情结,以致影响其今后的婚姻和家庭生活。而夫妻离婚后的重组家庭,又会带来因父母再婚,子女对陌生成员适应的紧张压力。总之,无论是单亲家庭还是重组家庭,家庭功能的不健全,会影响子女个性的正常发育。

(6)与老人同居或老年人独居的家庭:老年人的躯体功能和精神功能日趋衰退。在老年人与子女同居的家庭环境中,由于两代人对生活不同看法形成的"代沟",可引起矛盾、冲突和对抗,进而加重对老年人的精神刺激。而老年人独居的"空巢"家庭,因缺乏温暖的家庭生活,又会使老人产生孤独感。长期生活在"代沟"和"空巢"家庭中的老年人,在环境的影响下易患精神抑郁症。

(三)文化职业因素

精神疾患与人的文化水平和职业状况也有一定的联系。

个体的精神状态同所受的文化教育程度、道德情操、修养水平也息息相关。在文化教育程度较低的地区和文化、道德修养水平较低的社会人群,如工读学校、少年犯管教所及成人劳动改造机构的犯人等,变态人格的发生率很高。另外,未经科学合理教养的儿童及未得到良好教育的青年,也容易形成病态人格。尤其是受溺爱过度的独生子女,其生活能力和心理承受能力很低,一旦在学习中遇到困难或生活中出现问题就无所适从,造成精神紧张和负担,导致病态人格的发展。表现为逃学、退学、偏离正轨、不务正业、撒谎、违反职业纪律、盗窃、抢劫,甚至他伤、自伤及自杀行为等。有些人还会出现行为怪癖、反常、疏远,社会交往或与人交往过程中不通情理等。提高文化水平,注重社会文明程度的教育,加强对儿童心理健康、人格发育和青年社会适应能力的培养,是降低社会精神疾病发病率的有效措施。

职业因素涉及内容较广,如工作的调整,专业、职责、工作时间、条件的改变,劳动强度过大,劳动能力的降低或丧失,工作的失意、不满,因工作中的差错而受到批评,以及解聘、下岗、退休等等,对人的精神健康影响很大。能否适应社会的需求,主动地学习,不断更新知识,提高自身的职业素质,是在当今社会立足的关键,而这无疑也增加了人们的紧张和焦虑。有些人对承担的工作不适应,工作效率低,时常受到领导的批评;有的人因工作不称职或企业改组被解聘、下岗或提前退休等,都会造成精神负担,产生焦虑、愤怒的刺激反应和心理异常,导致精神障碍,引发精神疾患的产生和复发。

因对职业不适应所产生的精神障碍,主要是神经症、焦虑症、心身疾病和心因性精神障碍、性格偏离、精神病等。还有些失业、待业者受家庭和社会双重紧张压力的刺激,心抑不舒,极易产生变态心理,出现恶性破坏的病态行为,危及家庭、社会的安宁。

因此,完善社会保障体系,开发多种就业渠道,妥善安置剩余劳动力,对促进社会安定、提高人民精神健康具有经济战略意义。

（四）社会交往与意外生活事件

社会交往和意外生活事件是引发精神疾患的至关重要的因素。

首先，老年人从工作岗位退休回到自己的小家庭中，社会交往频率的下降，交往范围的变窄，导致其人际关系的疏远。这使老年人对生活内容和环境节奏的变化难以适应，易患"退休综合征"，产生烦躁、抑郁、自卑、失落等负面情绪或躯体不适感。这种状况如得不到家庭成员与社会的及时理解、帮助和指导，可导致老年期精神疾患。其次，特殊生活环境形成的社会隔离，缺乏社会交往，可使人们产生不同程度的心理情绪障碍和精神疾病。再次，在工作单位的人际交往中，因同事之间的关系协调比较复杂，而出现各种刺激因素，影响精神健康。最后，某些特殊群体，如残疾人、国外留学等，由于残疾障碍或语言不通等因素导致与世隔离，不能进行正常的交往，易出现"社会剥夺性综合征"的精神障碍，表现为孤独、抑郁、恐惧、空虚或自杀情绪。由此可见，适宜的社会交往是保持人类心身健康、预防精神疾患的重要社会氛围。

刺激性生活事件是社会生活过程中引起人的心理平衡失调的重大事件。它可以使人的机体处于精神应激状态，表现为：意识警觉度高、敏感、思维不集中、懒于思考、情绪易激惹、激动、坐立不安、手抖、口渴、尿频、心态不佳、睡眠障碍、烟酒量增加等等。引起人们精神应激状态的生活事件主要有以下几个方面：①社会生活中的重大事件，如战争、瘟疫、灾荒、地震、社会动乱、重大意外事故、水灾、火灾等等。②家庭生活中的重大事件，如家庭财产被盗、家庭成员患严重疾病、结婚、婚变、丧偶、丧子、父母过世、车祸、破产等，其中，以各种形式造成的家人死亡对人的精神刺激更大，它可以引起人们长、短期忧伤的心理异常，称为"居丧效应"，严重者可出现抑郁症或自杀。③个人生活中的重大事件，如失恋、升学的挫折，工作的不顺、下岗，生活习惯的改变等。

三、对精神疾患的社会护理

（一）对精神疾患社会护理的意义

1. 加强对精神疾患的社会护理是全社会的强烈呼声　　随着我国社会经济的快速发展，人民生活水平的提高以及人类疾病谱的变化，精神疾患已成为一种严重危害人们身心健康的疾患。目前，我国90%以上的精神病患者生活在社会中，精神疾患严重影响着社会的安定，一人患病常常累及家庭、单位和社会。因此，精神卫生机构需要与患者家庭、单位、社区、民政、宣传、公安等各个社会领域、部门相互配合、协作，普及精神卫生知识，加强对精神病患者的社会护理，创造有利于患者康复的良好社会环境，提高患者适应社会的能力，以预防、减少精神疾患的发生，降低精神疾患的患病率，提高治疗和康复水平，这不仅是重要的公共卫生问题，而且也是突出的社会问题，它已成为全社会的强烈呼声。

2. 加强对精神疾患社会护理有利于预防疾病、减少发病率，维护与增进人类健康水平　精神疾患的产生与社会的竞争、生活节奏的加快、交通拥挤、噪声等不良的社会因素有着密切的联系，而一旦发病又会影响正常的生活、学习和工作。因此，要有效地控制精神疾患的发病率，不断地维护与增进人类健康，应将预防放在首位，致力于消除、减少引起精神疾患的不良社会因素，增强人们对各种有害社会因素的适应力。而加强对精神疾患的社会护理，向广大社会人群进行精神卫生知识的宣传和普及，提高人们心理的社会适应力，是预防疾病、增进健康的廉价而有效的措施。

3. 加强精神疾患的社会护理有利于疾病的尽快康复、重返社会,并减少疾患的复发　社会环境是影响精神疾患发病的重要因素之一,对精神疾患的治疗和护理也应与社会结合,并融于社会之中,才能取得最佳的效果。长期住院的精神病患者,由于长期与家庭和社会隔离,其社会适应功能会不断减弱,造成精神的进一步衰退,以致不能适应社会生活而无法重返社会。这不仅不利于疾患的康复,而且也容易复发。而注重精神疾患开放式的社会综合护理,加强患者与社会的沟通联系,可以增强他们的社会适应功能,防止精神衰退,有利于精神疾患的治疗恢复,减少复发,提高治愈率。

(二) 精神疾患社会护理的基本原则

对精神病患者社会护理总的原则是系统、综合、整体性的原则,具体体现在以下几个方面。

1. 预防与治疗相结合　精神疾患的发生、发展有其固有的规律,对精神疾患的医疗护理、康复护理,临床和社区护理,其专业性、技术性很强,必须有专家指导,由既具专业知识,又具实践经验的骨干队伍,形成技术指导网络,并在社会各部门的配合下,预防疾病、控制病情、防止复发,方能取得防治的最佳效果。精神疾患防治工作的内容包括:一级预防,即发病前期的预防,以减少精神疾患的发病率;二级预防,即发病期的早期干预,以达到早发现、早诊断、早治疗、早康复,使之尽早回归社会;三级预防,即做好精神病患者的治疗和社会康复,预防病残、防止复发。

2. 院内与院外护理相结合　对精神疾患的社会护理,应将院内与院外结合起来,使护理贯穿于从发病住院到出院继续康复的全过程。

在发病住院期间,应根据不同病情阶段的需求各有侧重。在疾病急性发作期,应侧重临床的医疗、护理,以控制其病状,待病情稍有缓解则应加强安心住院、治疗疾病的心理护理。在缓解期,则要对患者加强各项功能的训练及康复护理,为他们回归社会做准备。同时,发挥其家属和单位同事与患者的沟通,使他们能理解患者在疾患症状支配下的不良表现,为患者出院后进行继续治疗、康复,使之逐步适应社会、恢复社会功能,重新回到工作岗位创造良好的社会治疗、护理的环境和条件。

3. 护理人员与家庭成员的护理相结合　精神病患者经治疗出院后,家庭是他们生活栖息的场所,家庭成员是其朝夕相处的亲人,在促进患者康复的过程中,家庭处于特殊的重要地位。患者的家庭成员能否真诚、热情地接纳患者,并配合社区护士,遵照医嘱,做好家庭护理,帮助其适应社会,是患者精神康复的重要条件,对患者疾病的康复、发展、复发和衰退具有重要的影响。因此,对精神病患者的护理不只是临床护士的职业,也是社会成员的责任,需要护理人员与患者家庭成员相配合。具体措施如下:

(1) 为巩固和促进患者健康,应遵照医嘱督促患者按时服药、定期门诊并观察其用药副作用,注意饮食护理。

(2) 训练、提高患者对异常心态的分辨能力和调控能力。

(3) 制定切实可行的作息时间表和劳作计划,促进患者从被动接受护理向主动进行自我药物、自我情绪控制,以及自我生活料理、操持家务和承担责任方面转变。

(4) 帮助患者做好职业训练,鼓励他们积极参加社会公益活动,扩大社会接触面,以恢复其职业能力,使之由被动接触社会发展为融于社会之中。

4. 社会工作者与患者单位护理相结合 在对患者的护理康复过程中,治疗精神病患者的社会工作者应与患者的工作单位相配合。具体措施如下:

(1) 指导、帮助精神病患者解决实际困难,疏通患者参与社会劳动的渠道,为其重返工作岗位创造良好的氛围和条件。

(2) 沟通患者与家庭、社会、单位的联系,为满足患者的情感需求,寻求和提供解决问题的方法,以及应付事物的技巧。

(3) 加强对有关知识、政策的宣传,使患者单位了解精神疾患的动态情况,提高对疾病的认识和理解,为患者提供适宜的服务、宽松的社会氛围和适应劳动的机会,使患者感到工作环境的温暖和自身的价值,也减少社会对患者的偏见和歧视。

5. 护理的区别对待与循序渐进相结合 精神病患者因生活经历、年龄、职业特点、文化程度、健康状态、性格、爱好、患病类型和病情阶段的不同,必然存在着个体的差异。这就要求对精神疾病社会护理的内容和态度应具有个体的特殊性、针对性。例如,针对精神分裂症的社会性衰退特点,在疾病期、缓解期和迁延期中,应加强社会功能训练的社会护理;针对老年期与青少年期患者的社会护理需求、躯体情况、社会期望值的不同,在社会护理中也应区别对待。

精神病患者虽具有再塑能力,但由于许多疾患病情较重、病期较长、易复发,所以要用学习的方法矫正患者的不正常行为,使其恢复、保持良好的社会功能,这应是社会护理的长期任务。为此,护理人员应了解患者的价值观、期望值、社会需求、待人态度以及所处内外环境的变化,按照循序渐进的原则,以激励为方法,促进患者的自理、自信、自行照顾,逐渐使他们养成习惯,重新适应环境,掌握社会生活的技巧而重返社会。

(三) 精神疾患社会护理的具体措施

我国是一个人口众多的发展中国家,经济不很发达,国力尚不强大,面临着精神疾患的巨大挑战。要提高对精神病患者的社会护理水平,护理人员需要与政府、卫生、公安、民政、财政、社会保障等社会部门的通力合作才能实现。其具体措施如下。

1. 改善影响精神疾患的社会环境

(1) 加强精神卫生知识的宣传、普及,消除对精神患者的社会偏见,尊重和保护精神病患者的人格、尊严,以及被社会理解、帮助,享有医疗、护理的权利,给他们以应有的关爱。

(2) 采取开放管理、照顾的方法,帮助患者保留和重新建立社会关系,尽可能地创造条件,增加患者同周围人际交往的机会,以保持其与家庭及其他社会关系之间的沟通与情感交流,使患者始终置身于社会大环境之中。

(3) 缩短精神病患者的住院时间,矫正长期住院的"社会剥夺"现象。提倡患者在短期内控制病情、遵医嘱按时服药的情况下,带着残留症状从事力所能及的社会劳动,以促进患者社会功能的恢复、完善。

2. 加强精神卫生宣教,提高患者对社会的心理适应能力 大多数精神病患者经在医院系统治疗后,病情缓解,但普遍残留社会功能的损害。表现为:①残留"患者"角色的行为方式,不主动与人交往,深居简出,独往独来,不能主动配合家人承担家庭责任。②不能履行社会角色应尽的义务,学习、劳动效率下降,对自己原有的工作和学习任务不能胜任。③个人生活缺乏主动性,甚至需要督促、照顾。

要根本扭转精神患者的上述不良状况,减轻、消除其残留的社会功能缺损,使患者循序渐进地进入社会角色,担当起社会职能,发挥应有的社会作用,护理人员应通过工娱疗护理,从集体和个人两方面对患者加强精神卫生教育,增强患者生活的自信,消除其自卑心理,不断提高他们对社会的心理适应能力。其具体措施如下:

(1)使患者在住院期间了解精神疾患的基本知识,包括疾病不同阶段的病态症状和矫正方法,以及控制疾病发展的用药需知等。

(2)通过作业疗法,转移其病态注意力,减轻和缓解其症状。

(3)通过工疗法使患者在劳动中获得再学习的机会,防止社会功能衰退。

(4)建立群体角色联络,避免社会行为退缩,促使患者恢复正常的人际交往。

3. 注重精神疾患社会护理的多样性　在社区内,要根据精神病患者的数量和患病不同阶段(疾病期、波动期、缓解期、慢病期)的基本情况,有针对性地设立康复机构,对各社区的精神病患者进行有计划、有组织的系统性综合防治。其具体机构形式有以下几方面。

(1)精神疾患咨询中心:可对家有精神病患者的人们提供用药、护理等技能的指导。

(2)日托站:是患者出院后,回至家中的中转站。在这里患者既受监护又接受治疗,晚上回家与家人一起生活。

(3)康复工疗站:设有各种作业场所,患者可选择、从事力所能及的工作,使他们既参加了劳动,逐渐适应社会,还可得到劳动报酬,体现自身价值,增强患者的自信心,这对疾病康复具有良好的促进作用。

(4)日间医院:为患者提供白天住院,接受药物、心理治疗的场所,以解除家属因工作带来的护理患者的困难和负担。

(5)日间康复中心:即由志愿者构成的义工组织。在这里,患者参加娱乐、交往、自我护理,从事就业前的训练,如工业加工、清洁工作等。

(6)夜宿中心:对病情有所缓解,恢复自知力,但离家庭接纳尚有一定差距者,安排日间回到家庭与社会中,从事家务或劳动作业,晚间回夜宿中心休息,同时与护理人员交流劳作及社会交往情况,共同进行评价和接受指导。

(7)精神疾患亲友协会:是精神病患者家属相互交流、沟通信息,寻找解决、应对有关精神患者治疗护理中各种问题的方法和技巧的组织。在这里,人们可以获得为精神患者提供良好治疗、康复、社区服务的信息,也使家属有宣泄、疏导、喘息的机会。

总之,应密切家属与社会工作者、专业护士的关系,协调与政府的沟通,通过多种途径、多种形式,做好精神病患的社会护理。

第七节　临终关怀的社会性与社会护理

临终关怀是现代医学、护理学研究的基本内容,也是当前临床护理工作的重要组成部分。由于临终关怀的特点主要是对临终患者实施精神、心理的安抚和生活上的照顾,即心理、社会护理居于主导地位。所以,临终关怀也成为护理社会学研究的重要课题之一。

一、临终关怀产生的历史必然性及其社会意义

(一)临终关怀的概念

所谓临终关怀包含两方面的含义。其一,是指临床护理工作中,对临终患者即已无康复希望、生命活动即将走向终点的绝症晚期患者,及其家属给予最大的爱心和温暖,并通过全面的缓和性和支持性的护理措施,最大限度地减轻他们的心理和躯体痛苦,使临终者平静、安详、尊严地走完人生的最后旅途,死而无憾,并使死者家属得到慰藉而问心无愧。其次,临终关怀还是现代医学领域中一门新兴的交叉学科,即研究临终患者生理、心理发展规律和为临终患者及其家属提供全面照护规律的科学。它与医学、护理学、心理学、伦理学和社会学等诸多学科密切相关,有其独特的伦理道德价值。

(二)临终关怀的社会意义

临终关怀的出现和发展,对整个社会产生了深远的影响,具有重要的社会意义。

首先,临终关怀的产生是现代社会文明的重要标志之一。其次,临终关怀的产生和发展也是人道主义精神的具体表现。再次,临终关怀的产生和发展,还是新的医学、护理模式的客观要求。

随着医学、护理模式的转变,新的生物、心理、社会医学及责任制整体护理模式的产生,要求护理工作以整体人为中心,把患者看作生理、心理、社会因素的综合体,对患者实施全身心的整体护理。作为临终患者,只要他们的生命没有终止,就仍然有生活的权利,有满足他们生理、心理和社会等方面需求的权利。尤其是在患者躯体疾病不能治愈的情况下,对他们施以精神上的慰藉、心理上的呵护和生活上的关怀、照顾,显得更为重要,而这正是临终关怀护理最基本的内容。因此,临终关怀的产生,既反映了新的医学、护理模式的客观要求,也是其发展的必然结果。

二、临终关怀的社会护理

(一)临终患者的心理行为过程及特点

临终患者面对疾病的折磨和对生的渴望、对死的恐惧,处于极大的痛苦之中,在心理和行为上会出现许多复杂的变化。了解临终患者心理、行为的变化过程和特点,对于有针对性地对他们实施心理、社会的护理,提高对临终患者的护理水平具有重大的意义。

然而,在临终护理实践中,由于患者的文化背景、社会地位、人生观(尤其是生死观),以及年龄、性格、病程长短、症状性质等方面的不同,其心理、行为反应也会有很大的差异。例如,在生死观上,有人认为死亡是宇宙间事物的新陈代谢,是不可抗拒的客观规律,从而坦然地接受死亡;笃信宗教的人,把死亡看作寻求新的存在,即转世或升入天堂的途径,而蔑视死亡;也有的人把死亡看作痛苦、恐怖,而惧怕死亡。又如,意志坚定者面对死亡会视死如归,性格懦弱者则对死亡惊慌失措;突然意外事故造成的临终过程短暂,又常常伴有意识的丧失,故而给患者带来的心理痛苦较轻,但对其家属造成的心理刺激则较大;而肿瘤患者及慢性病患者的临终过程较长,对患者生理、心理上的折磨则是难以想象的。

此外,老年人由于年事已高,对死亡一般能坦然面对,而年幼的儿童虽然不理解死亡的寓意,但对病痛的折磨和治疗的痛苦则存在着强烈的精神恐惧,由此给其父母带来的心理打击也是巨大的。

（二）临终患者的社会权利

有关临终患者的社会权利，我国目前尚未颁布专门的法规，而在国外虽然也没有专门论述临终患者权利的法律条文（仅有关于患者权利的规定），但在一些国家如美国医院协会1972 年制定的《患者权利章程》中的《患者权利书》里有大量涉及临终患者权利的具体论述。现将此摘录如下，以供参考。

患者权利书

1. 直到我死，我有权享受活人的待遇。

2. 无论注意的中心如何变化，我都有权保持一种希望感。

3. 无论情况可能有什么变化，我有权受到那些能够保持希望感的人们照顾。

4. 我有权用自己的方式对即将来临的死亡表达我的感觉和感情。

5. 我有权参与决定对我的照顾。

6. 我有权要求医疗和护理的继续照顾，即使以"治疗"为目的必须变为"安慰"为目标。

7. 我有权要求不要孤独地死去。

8. 我有权对自己的提问得到忠诚的回答。

9. 我有权使我的家属为接受我的死亡而得到帮助。

10. 我有权死得平静而庄严。

11. 我有权保留我的个性和决定，与别人的信仰不同时不受评判。

12. 我有权要求死后的遗体受到尊重。

13. 我有权受到细心的、敏感的、有知识的人照顾，应尽力了解我的需要，并且在帮助我面对死亡时给予某些满足。

（三）临终关怀社会护理的基本内容和具体措施

临终关怀的目标是"满足模式"，是使患者舒适、安宁、平静地死去。由于临终期患者治愈无望和疾病的折磨，使他们身心经受着难以克服的痛苦。与此同时，这种状况给患者家属带来的是照顾患者的疲劳和即将失去亲人的心灵创痛，以及思考和处理患者即逝给家庭带来的种种困扰和问题。因此，在临终关怀中是以社会、心理护理为主，治疗为辅。社会护理的基本内容主要是对患者及家属给予精神上的慰藉、心理上的疏导，生活上的关怀、照顾和支持。其具体措施主要有以下几点。

1. 以高度的责任心和强烈的同情心理解临终患者，并用真挚、亲切的语言和态度对待他们　无论患者的病情发展到何种程度，也无论患者处在何种情绪和心理状态下，护理人员都不可流露出厌烦或消极、失望的情绪。对患者的暴躁或怒气，应宽容、大度和体谅，进行温和的开导，并以高超的技术博得患者的信任，给他们以希望，增强他们的信心和安全感，使患者在有限的生命阶段体验到人间的温馨。

2. 通过谈心、暗示等心理疗法缓解、疏导患者的情绪，减轻他们的精神痛苦，使之平静地离开人世　在与患者交谈时，护理人员应掌握心理学、社会学、伦理学等人文科学的知识，了解每个患者在各个阶段可能产生的心理反应，根据患者的文化层次、社会背景、生活环境等因素，谈及患者以往的兴趣、爱好，引导其美好的回忆。也可通过播放轻柔、悠扬的音乐，缓冲病房内的沉闷气氛。还可通过适当放宽探视、陪床制度，为患者提供必要的社会联系，以减轻患者孤独感等方式进行疏导。同时，还应进行死亡的准备教育，帮助患者树立正确的生死观,使他们认识到死亡是生命的一个阶段,真正的痛苦不是死亡,而是疾病的折磨,引导他们在心理上战胜自我、正视现实,面对死亡泰然处之。

3. 把握临终患者一般的心理、行为特点和个性特征,尊重他们的社会权利,尽量满足各类患者的心理、社会需求　对未进入昏迷状态,思维、想象力和情感尚存的患者,应通过向患者简单介绍目前用药及治疗方案,以及征询患者对治疗、护理的要求和意见等方式,让患者参与治疗、护理的过程,以满足他们渴望被尊重、被接纳的心理。对有承受能力并希望了解病情者,可用耐心、委婉的语言,有保留地进行解释说明,并让他们了解疾病病因、发病机制、诊断及治疗方法。对无法承受者,应协同家属实施保护性措施,隐瞒真实病情,免去患者不必要的心理负担。另外,对患者的最后心愿应尽量予以满足。

4. 了解临终患者生活、生理上的需求,掌握他们的生活习惯、风俗等,在生活上给予全面、周到的照顾　具体措施包括改善病室环境,使之安静、洁净、空气新鲜;及时更换污染的被服,定时给患者洗澡、理发、剪指甲、翻身、换尿布、喂饭等,保持患者身体各部位的清洁卫生,减少可能增加患者痛苦的因素,使患者在清洁、舒适的环境中度过余生。

5. 组织各种社会和文化娱乐活动,疏导临终患者的不良情绪,提高他们的生活质量　如举办联谊会,给患者过生日,拍照,游园,赠送礼品、杂志等;还可寻求社会,如工作单位、学校、媒体及各种民间组织等方面的支持。让患者感受生存的价值,以此达到延长生命、减轻痛苦的目的。

6. 按照患者家庭居室的形式布置临终病房　如在室内插上鲜花,摆放患者的艺术照片;放置电视,让他们在病床上了解外面的世界;允许患者穿自己喜欢的衣服,床边有自己最亲近的人陪伴等,使患者在回家的感觉中度过最后的时刻。

7. 对临终患者的家属给予同情、理解、抚慰和支持　患者进入临终阶段,其家属在感情上会有相当长的时间难以接受即将失去亲人的现实,他们不忍心看到亲人所受的痛苦,从而内心烦恼、心情沉重。当患者去世后,他们又陷入难以抑制的悲伤之中。这种心理反应根据家属与患者的亲密程度、患者的年龄、临终过程的长短,以及亲属本人的性格、宗教信仰等因素的影响而有强有弱。

对于家属的这种心态,护理人员首先应设身处地地同情、理解他们,通过陪伴、聆听、解释等方式帮助他们宣泄情绪。其次,帮助他们解决实际问题,设法减少其精神紧张和体力消耗。同时,积极协助办理丧事并引导死者家属适应新的生活。

（上海市医事团体联合管理办公室　　许　淼）

第三章 护理心理学

第一节 | 概 述

一、护理心理学的概念

护理心理学是护理学与心理学相结合而形成的一门应用科学。它既是医学心理学中的一个分支,又是护理学的重要组成部分。护理心理学是用心理学的理论和方法研究患者心理活动规律,指导护理工作,提高护理质量,促进患者康复的科学。

二、护理心理学的研究对象、任务与方法

(一)护理心理学的研究对象

护理心理学的研究对象是护理工作中的心理问题,研究人在健康和疾病及其相互转化过程中的心理因素的作用规律。

(二)护理心理学的任务

1. 研究疾病发生、发展和变化过程中心理因素的作用规律 人是生物、心理、社会多层次整合而成的巨大开放系统,不但物理、化学、生物学因素可以致病,心理应激、不良的行为模式、恶劣的社会环境同样可以致病。在许多疾病中均可以见到生物因素与心理因素的相互作用。

2. 研究心理因素和生理、生化变化的相互关系 由于人是心身统一的整体,人的心理和生理紧密关联,不可分割。

3. 研究人格特征或行为模式在疾病发生和康复中的意义 易患素质具有生理和心理两方面特征,遗传基因对某些疾病的易患倾向起着重要作用,但早年的生活模式、应对方式等个体心理特征对易患倾向也有重要意义。很多疾病发生要综合考虑基因、心理和生理发育、行为学习及环境因素。

4. 研究运用心理学原理调节人的心理与生理功能 为在护理全程中,为患者创造良好的心理环境,排除或避免消极的干扰因素,协助患者改变在疾病过程中出现的不良心理反应和行为,促进患者身心康复所采取的护理方法与技术。

(三)护理心理学的研究方法

1. 实验研究 用于检验假设和判断干预措施的效果。其主要特点是对自变量进行控制并能进行分配,同时对有关的干扰因素进行适当的控制。实验研究要遵守随机、对照、盲性评定的原则。

2. 相关研究 研究两个自然发生的变量间的关系。它不像实验研究,不要求对变量实

施控制,也不要求随机分配。因此,相关研究成为很有价值的研究方法。但是相关研究表明两个变量相关,并不表明两者就有因果关系。

3. 自然观察 自然观察能反映真实的心理活动,而且观察、测量方法也常在实验研究中应用。自然观察包括个案法、心理调查与测验和心理生理测量等方式。

第二节 心 理 卫 生

一、心理卫生的概念

心理卫生又称精神卫生,是指旨在促进和保持人类心理健康的一切措施。心理健康是指个体的生理、心理、社会三方面的良好状态。个体能够以积极有效的心理活动、正常平稳的心理状态,对当前和发展着的内外环境保持良好的适应,进而获得快乐、满足感以及产生符合社会文化需求的行为。这里的"内环境"指的是个体的生理、心理发展状态;"外环境"指的是个体所处的自然和社会环境。

二、心理卫生的原则

(一)科学性原则

心理卫生应该在遵循医学心理学的理论基础和研究方法的基础上,结合相关学科的理论和方法,从而形成自身的理论体系和研究方法。

(二)整体性原则

人是一个有机的整体,身、心之间,个体与社会、自然之间,都是紧密联系、相互作用的。因此,心理卫生工作要运用系统论观点,从整体出发,注意各个方面的相互联系和相互作用,避免简单、孤立地分析和处理问题。

(三)发展性原则

心理卫生强调人的发展性。成长发展是人的本能需要,每个人都有发展的潜力。心理健康不只是生理、心理方面没有疾病或障碍,不只是能够一般性地应对社会生活,而是强调个体能积极主动、健康灵活地去有效适应和协调环境,并能享受内心的满足感和愉快感。

(四)预防性原则

心理健康状态受多重因素的影响,无论是个体的内环境,还是外环境,都是不断变化着的。个体不断面临新的挑战和机会,不断有新的发展任务。心理健康状态可能经常会被打破,需要时时维护和重建。因此,心理卫生应以预防为原则。

(五)保护性原则

心理卫生工作应谨慎选择方法和时机。避免给服务对象造成过度的压力和挑战。进行实验和调查应遵循自愿原则。对当事人的隐私应予以充分的尊重和严格的保密。

(六)文化—历史性原则

人的发展受历史阶段和社会文化的影响。不同历史背景和文化背景下成长起来的人们,对心理健康的理解和对心理卫生的要求也有差异。心理卫生工作应充分考虑和尊重这种差异。

三、心理卫生

（一）个体心理卫生

1. 孕期心理卫生

（1）母亲应该有适当的饮食，获得丰富、平衡的营养：胎儿生长发育所需的营养是由母亲的血液通过脐带、胎盘供应的。营养良好的妇女，在整个怀孕期间健康状况好，疾病和并发症以及流产、早产、低体重儿、脑发育受损儿的发生率低。她们的孩子出生后也较少生病，较能适应环境。

（2）保持良好的生活习惯，避免吸烟、嗜酒以及滥用药物：酒精会导致胎儿和婴儿生长迟缓、早产、智力落后、畸形的发生。尼古丁会导致胎儿生长发育迟缓，降低新生儿的免疫功能，增加流产和早产的发生，还会导致母体对胎儿供氧不足而影响儿童长期的身体和智力发展。此外，有证据表明，孕妇过度饮用咖啡、茶和可乐，也会影响胎儿的发育。

（3）保持良好的情绪状态，避免过度压力：尽管母亲和胎儿的神经系统之间没有直接的联系，但母亲的情绪状态对胎儿的反应和发展有明显的影响。母亲的不良情绪会引起身体内环境的不良变化，从而影响胎儿的状况。孕妇要注意调节好生活节奏，避免过度压力。

（4）重视居住环境的优化。避免辐射、噪声和有害气体等不良影响。

（5）科学的胎教。所谓胎教，是指有目的有计划地为胎儿生长发育实施最佳措施。目前认为有 2 种训练胎儿的方法：一是对胎儿直接抚摸训练；另一种方法是对胎儿进行音乐训练。

2. 婴儿期心理卫生　出生到 1 岁的阶段称为婴儿期。这期间，儿童身心方面有显著的发展。

（1）保证合理的营养供给：提倡母乳喂养，及时、科学地添加辅食。

（2）让婴儿饱尝母爱：婴儿的"皮肤饥饿"和对母亲的渴望都是很强烈的。父母或其他抚育者都应尽量满足孩子母爱的需要。

（3）"三大训练"有益于心理卫生：对婴儿进行感官、动作、言语三大训练，对促进其生理功能迅速提高和心理活动健康发展都大为有益。感官训练就是经常给婴儿的眼、耳、鼻、舌、皮肤等感官器官以适宜的信息刺激。婴儿动作发展的顺序是口、头、四肢，最后是躯体。动作训练应按顺序有计划地进行。言语训练包括：不应过多制止孩子哭喊，从 3、4 个月开始就应面带笑容逗引孩子咿呀发声。

（4）注意断奶的心理卫生问题：断奶对孩子来说是件大事，常因处理不当而对其幼小的心灵造成重大的精神刺激。母亲为孩子断奶要有计划地逐步进行。

3. 幼儿期心理卫生　幼儿期是 1～3 岁的年龄阶段，其心理特点主要是：动作发育对心理发展的意义重大；感知觉迅速发展，且在许多方面接近成熟水平；自我意识开始出现。

（1）口头语言训练：父母要创造与孩子口头语言交流的机会，鼓励孩子多说话，切忌伤害孩子表达的意愿。

（2）运动技能训练：为孩子创造一个安全的环境，可以减少对孩子的直接保护，减少对孩子的约束，能让孩子充分地活动和运动，自由地探索外部世界。给孩子提供适宜的玩具、工具，积极参与孩子的游戏，游戏是儿童智力开发的重要形式。耐心、科学、简明地回答孩子的各种问题，激发和满足孩子的求知欲和好奇心。

(3) 培养良好的习惯:习惯使人在后天通过训练而形成的一种带有自动化特点的行为倾向。一个人幼年养成的习惯,对其以后的发展和社会适应有着重要的影响。幼儿期良好生活习惯的培养包括饮食习惯、睡眠习惯、卫生习惯等。

4. 学龄前期心理卫生　学龄前期的年龄范围是 3～6 岁,是儿童进入正式学校学习前的时期。在此阶段,儿童身体各部分比例接近成人,大脑皮质各叶相继成熟,第二信号系统进一步发展,心理发展有了质的飞跃。

(1) 重视儿童个性和社会性的发展:尊重孩子的意愿和自主意识,不过分严厉,也不能过于溺爱。鼓励孩子完成自己能做的事和尝试去做力所能及的事。对于孩子的过失和错误要心平气和,教育要耐心仔细,尤其要讲道理,不要让孩子心里感到委屈。鼓励孩子多与人交往,培养孩子的社交能力。

(2) 重视同辈间的游戏:与婴幼儿相比,学龄前儿童与同辈间的游戏和交往特别重要。孩子在同辈群体中学习与人合作;发展交往能力;同伴能帮助儿童去除自我中心;同伴给儿童以稳定感和归属感;同伴能提供示范。我国目前绝大多数儿童是独生子女,他们在婴幼儿时期缺乏与伙伴交往的机会和经验,以致较不能适应与人分享爱和关注的状况。父母、老师应给予孩子更多的宽容和成长的机会,帮助孩子学习与人分享,适应竞争的压力。

(3) 培养思维能力:学龄前儿童思维的主要特点是具体形象思维,但他们的抽象思维也已初步发展。

(4) 做好孩子从幼儿园进入小学的衔接工作:处理好幼儿园和小学的衔接问题可以减少孩子入学后的适应性困难。

5. 学龄期心理卫生　学龄期是指 6～7 岁到 11～12 岁的年龄范围,相当于小学阶段。

(1) 培养良好的学习习惯:学龄儿童的学习态度和习惯,对今后的学习方式和态度带来明显的影响。注意培养孩子的专心听讲、积极思考、踊跃发言、按时完成作业等习惯和能力,也应注意培养孩子迅速地默读及诵读能力、观察能力和初步的写作能力。

(2) 培养兴趣爱好:学龄儿童兴趣广泛,家长和学校应加强引导,培养有益的兴趣爱好,拓展思维,增强自信。

(3) 鼓励儿童与同伴交往和游戏:家长应创造条件让孩子参加有一定自由度的游戏和社会交往,避免过多干预。

(4) 及时纠正不良行为:学龄期的不良行为主要有撒谎、逃学和偷窃。家长、教师要帮助孩子找到并解决产生问题的原因,鼓励和相信他们能够在家长、老师的帮助下纠正不良行为。

6. 青少年期心理卫生　青少年期在 11～12 岁到 27～29 岁年龄阶段。其中分为少年期(11～14 岁)、青年初期(14～18 岁)、青年中期(18～23 岁)和青年后期(23～29 岁)。

(1) 学会接受自我:青少年期是发展中比较困难的时期。在此前的发展历程中,儿童懂得了自己是什么,能干什么。现在他们必须仔细思考全部积累起来的有关他们自己及社会的知识,回答关于"我是谁"的问题。许多青少年发现自己从一种情境转向另一种情境时,或从某个时间移向另一个时间时,扮演了不同的角色,为"如果真有那么多的角色,那么哪一个才是真正的我"而操心。

(2) 加强性教育:青少年对迅速变化的身体的心理准备十分重要。性知识的具备,可以让青少年对月经来潮或初次遗精有尽可能好的感觉。身体的迅速变化,使青少年难以达到自我的一致感,他们对自己的外貌十分注意和敏感。父母在这方面应予以包容,在衣着、用品方面给孩子以支持。父母本身应对孩子的长大有心理上的准备和适应,欣赏和赞美孩子的变化。手淫在青少年中是比较常见的。应该让青年人懂得,除过度手淫外,手淫对身体影响并不大,而手淫的追悔和焦虑情绪却往往危及心理健康。婚前性交在我国青年中有增加的趋势,加强性教育,包括避孕措施的宣教是必要和有益的。

(3)正确理解和处理代沟:认知的继续发展,使青少年的思想更加抽象,可以形成和检验假设,考虑可能是什么而不仅仅是什么。这些能力常常导致青少年批评父母和社会的价值观。青少年的思想和行为容易偏激和自我中心。父母、老师要理解孩子成长中的局限性,绝不能嘲笑孩子,简单否认孩子的价值。注意控制自己的情绪,避免被孩子的批评激怒。"代沟"是一个经常被提及的问题,但这个问题本质上可能不像想象的那样消极和严重。两代人之间在趣味、想法和习惯方面有差异,但同伴强化父母基本价值观的可能性,要大于反对父母基本价值观的可能性。

(4)促进青少年的独立:青少年的一个基本任务是变得不依赖家庭。既重视孩子的自主行为,又重视孩子有纪律的行为,对孩子说明成人的期望和禁令的父母,能促进青少年的独立。专制、粗暴和依顺、放任的父母,他们的孩子在走向独立中会体验更多的困难。

(5)建立健康的人际关系:由于与父母的联系逐渐减少,同伴在大部分青少年的心理发展中起着极其重要的作用。同伴为青少年提供了学习社会技能、控制行为与分担类似的问题和情感的机会。在青少年时期,能试验各种社会和个人角色,体验其中的种种情感,对日后的成年生活和婚姻都是有益的。

7. 中年期心理卫生　中年期是在 30～60 岁的年龄阶段。中年期是人生经历中的中间阶段,通常认为是生理的成熟期、心理的稳定期,又是从青年期向老年期转化的过渡时期。

(1)适应和欣赏变化:成熟和经验让中年人过上有效的生活。他们在工作和养育孩子中看到自己生命的扩展和延续;他们是社会和家庭的中坚力量。他们在自己富有成效的工作和创造中,回望自己多年来走过的成长之路。不过,他们并不轻松,即使他们对自己走过的路和现状很满意,他们也还是会经常感到压力。一个现代生活中的中年人十分清楚,没有人可能在一个地方停留,要保持现状就必须不停地往前走,必须不断融合新的东西。如果一个中年人能欣赏和享受日新月异的生活,而不是不得已去追赶,那是非常难能可贵的。

(2)应该开始从更广泛的领域和角度重新评价自己的价值:如果过度依赖成功和结果来维持自我的肯定是危险的。某些让中年人引以为豪的特征必然会逐渐变得含糊不清。"失去"是中年人必须接受和适应的。建立平衡的生活,赋予生命更深沉的意义。对生活的感激和对自然的敬畏,能让人容易找到自己的适当位置,避免在自傲和自卑中煎熬。保持好奇心和积极的自我谈话是中年人得以享受变化的良方。

(3)维护与更新爱情和婚姻:忠诚和信任是爱情的保证,健康的婚姻建立在夫妻互敬互爱的基础上。合理适度的性生活,在性快乐中增进夫妻感情。中年期在性能力上的变化是一个十分敏感的问题。如果夫妻之间能坦诚讨论,让彼此知道内心的忧虑和期待,完全能够建立起新的性爱方式,并且能增进彼此的信任、爱和支持。

(4)重视健康保健:中年期由于工作、家庭及事业的压力较大,自我要求较高,这就要求中年人对个人的健康保健给予足够的重视。应予劳逸结合,培养兴趣,陶冶性情,坚持适当的运动和锻炼。

8. 老年期心理卫生　按国际惯例,老年期是指 65 岁以上的年龄阶段,我国老年期一般指 60 岁以上的年龄阶段。

（1）调整生活节奏：总体上讲，老年人生理、心理功能出现逐渐衰退现象。感知觉、记忆力、注意力的减退比较明显。运动能力减退，反应速度减慢。老年人需要接受这些变化，有意识地调整生活节奏和方式。从容的生活会让这些功能减退带来的问题降到最低。相反，如果心理上不接受，试图以维持生活原状来证明自己，否认衰退的必然趋势，反而会时时处处体会到力不从心，经常遭遇挫折，使问题变得更加突显。

（2）合理用脑：老年人要保持与社会的接触，有自己的社交生活，保持与人经常性的、积极的接触。离退休后，人际关系会有明显变化，应在晚年生活中结交新朋友。老年人也应该学习享受独处，有自己的爱好。从事以爱好出发而非功利性的创造活动。

（3）充分应用人际支持系统：尊重并援助老人，是人性中的一种美德。作为人类的一部分的老年人应该向对待人性的其他美德一样，接受她、赞美她、受她的润泽，也以此丰润其他老人的生命。

（4）控制自己的思想和情绪：从积极、乐观的角度去回顾自己的一生。每个人的经历和成就、贡献各不相同，但没有人是完美的，也没有人一无是处，关键是控制你注意的侧重点。埃里克森指出：只有回顾一生感到所度过的是丰足、有创建的和幸福的人生的人才会不惧怕死亡。这种人具有一种圆满感和满足感。但那些回顾挫败人生的人则体验到失望，而体验到失望的人并不像体验到满足感的人那样敢于面对死亡。死亡是老年人必然面对的现实，社会、家庭成员和老人本身都不应该忌讳思考和讨论这一课题。

（二）群体心理卫生

每个人总是归属于不同的群体，并时时受到各种群体施予的影响。心理卫生不仅仅针对个体，也应该着眼于群体。

1. 家庭心理卫生　家庭是每个人最先接触的群体，也是每个人一生中生活维系最久的场所。家庭对人心理发展的影响深刻而持久。

（1）保持家庭和睦：家庭对人心理的影响中，情感的力量是最大的。家庭成员间彼此情感上的支持和信赖，对家庭成员的心理健康和发展至关重要。童年早期从家庭中获得的安全和信任，将影响人一生对世界和他人的看法，影响其人际关系的模式和情感品质。

（2）加强沟通：家庭成员之间因为彼此熟悉，有许多特殊的、隐含的传递感情的方式，但这并不总是有效的。家庭成员间应该提倡直接的、开放的沟通和情感的表达。每个人的内心都需要来自家庭成员的经常的、各种形式的情感滋养。家庭成员间因为情感联系紧密，因而伤害也来得强烈。应该小心对待家庭中的每个人。应该及时公开讨论自己的负面感受，消除误解，避免情绪的堆积。

（3）建立和尊重自我界线：家庭虽然是一个紧密联系的整体，但每个成员又是一个独立的个体。家庭成员间应该有清晰的自我界线。不应该以任何爱的名义侵犯别人的权利和私人空间，这里包括孩子。家庭成员虽然相互支持，但同时应该自行负责，不能要求别人承担自己的幸福和前途。这是健康心理的重要内容。每个家庭成员应该有自己独处的物理和心理空间。家庭成员间应该学会相互求助和相互帮助，也要学会对家人说"不"。

（4）不断更新和发展：家庭应该是一个开放的系统，不断注入新的内容和活力，以求不断更新和发展。

2. 学校心理卫生　学校是一个非常独特的场所，是介于家庭和社会之间的中间地带。

学校以社会规范和需要培养人才。

（1）以发展为主：学生正值人生发展的高峰时期，各方面的潜力巨大，具有无限的可能性。当潜力得以实现的时候，学生才能体会真正的成就感和发自内心的自我肯定。学校应该重视学生的发展态势，而非学生的现状。学校应赋予每个孩子以独特的憧憬和梦想。

（2）面向全体学生：学校中的每一位学生都应该从中收益。学校应该提供不同的教育和服务给不同类型的学生，对有特殊问题的学生应该有额外的辅导。学校应该是学生学习合作、谋求共同发展的场所。虽然体验和承受一定的竞争是必要的，但不应该成为主要基调。学校应该避免对学生的公开比较。

（3）重视老师的心理卫生和积极的人生态度：一个内心丰富、宽广、敏锐而又乐观的老师，才能成为学生的守护者和引导者。老师应该成为自我肯定和肯定他人的典范。在学校中倡导积极的自我谈话和相互谈话。

（4）有计划、有保护地逐步向学生呈现生活的真实。

第三节 患 者 心 理

一、患者的心理需要和常见的心理变化

（一）患者心理需要的特点与内容

1. 康复的需要 每位患者的最大愿望莫过于尽快康复，健康成为患者的第一需要，也是患者求医的最终目的。

2. 安全的需要 疾病对患者的生命安全造成了威胁，所以安全的需要比一般人更强烈。

3. 信息的需要 患者到了医院需要及时了解疾病诊断、预后、治疗护理安排、医院生活制度、医疗费用等相关信息。

4. 尊重的需要 疾病对人的自尊心会造成一定的威胁和损害，所以患者迫切希望被接纳、被重视和被尊重。

5. 归属与爱的需要 由于患者丧失了某些常态社会角色，工作或生活环境发生了变化，加上疾病的折磨，会产生强烈的归属与爱的动机。

6. 活动与刺激的需要 医院环境相对狭小、单调，患者活动空间受限，生活和消遣都有不同程度的受限。适当的活动与刺激可分散患者对病痛的注意力，有利于患者积极心态的形成和维持。

（二）患者常见的心理变化

1. 认知改变

（1）主观感觉异常：患者对平时不太在意的一些生理活动和身体状态异常敏感。

（2）敏感多虑：患者对人、对事特别敏感，易受暗示，有时会发生曲解和猜疑。容易担心，容易产生负面想法。

2. 情绪改变

（1）抑郁：是对损失感的一种心理反应，表现为情绪低落、心境悲观、愉快丧失、自身感觉不良,对日常生活的兴趣缺乏(包括性欲减退),常有自责倾向,自我评价降低,多伴睡眠与食欲障碍。

(2)焦虑:是对环境中一些即将来临的、可能会造成危险和灾祸事件,或者要做出重大决定时,主观上引起紧张和一种不愉快的期待情绪。

(3)恐惧:是一种预期将要受到伤害或极不愉快的情绪反应,通常会产生回避行为。

(4)过度依赖和失助感:过度依赖表现为独立性缺乏、依赖性增强的行为或情绪反应。失助感表现为缺乏信心,对帮助不抱希望的感觉。

(5)愤怒:是与挫折和威胁斗争有关的情绪反应。

3. 意志改变　患者由于疾病的折磨,可能引起意志改变,表现为被动、缺乏自制力、盲从等。

二、不同年龄患者的心理特点

患者的心理活动与年龄有着密切关系。了解不同年龄患者的心理特点,对临床心理护理很重要。

(一)儿童患者的心理特点

1. 注意力易转移　儿童患者年龄小,活泼、好动、自控力差,注意力维持时间短。

2. 不易交流　儿童缺乏主诉,加上病情急、变化快,故很难通过言语交流来获得信息。

3. 分离焦虑明显　儿童患者离开父母、亲人时,首先表现为分离的焦虑,表现为哭闹、拒食、拒绝身体接触。

4. 恐惧心理　疾病、治疗措施带来的疼痛、不适,以及陌生的环境和生活方式,都可导致儿童的恐惧反应。

5. 退行行为　退行是一种心理防御反应。疾病、治疗带来的痛苦,住院引起的恐惧和焦虑,都可导致儿童患者出现行为退化,如尿床、拒食和睡前哭闹等。

(二)青年患者的心理特点

1. 不愿接受现实　青年正是朝气蓬勃的时期,有自强心理,对患病会感到很大的震惊,易出现否认、曲解等防御反应。

2. 情绪易波动,易极端化　当患者接受病患的事实后,往往情绪反应强烈,焦虑、抑郁是常见的反应。情绪随病情而出现明显的波动。倘若病情好转,他们就盲目乐观,往往不再认真执行医嘱和护理计划;但如果病情反复,便会出现悲观失望、愤怒、抑郁等反应。

3. 对未来的担忧　担心疾病耽误自己的学习和工作,担心对自己的恋爱、婚姻、生活和前途有不利影响。

4. 敏感和自卑　病程长、留有后遗症的青年,容易出现敏感、自卑、自暴自弃等表现,甚至产生消极意念、消极行为。

(三)中年患者的心理特点

1. 患者角色适应不良　中年人既是家庭的支柱,又是社会的中坚力量,他们患病时常常因为放不下常态的社会角色,而出现患者角色缺如、角色冲突等适应不良的表现。

2. 心理活动复杂、沉重　患病后容易感到巨大压力,担心、牵挂的人和事特别多。

3. 对变化适应困难　随着年龄的增长,加上疾病的困扰,中年人面对精力、体力上的变化,往往难以接受,适应困难。

（四）老年患者的心理特点

1. 易出现无价值感和自卑感　患病，尤其是生活不能自理的老年人，会觉得自己是别人的负担和包袱，感到自卑、无价值感。

2. 孤独和无助　患病使老年人的生活范围受限，生活内容、兴趣减少，易出现孤独感、无助感，有些会出现退行行为。

3. 对衰老和死亡的无奈和恐惧　患病将衰老、死亡的问题凸显出来，让老人感到无奈和恐惧。

三、急、慢性病及康复患者的心理状态

（一）急危重患者的心理反应

1. 情绪休克　是一种心理防御反应。患者表现出异常的平静和淡漠，对一切无动于衷。事实上，这是一种强烈的心理反应，提示心理创伤严重。

2. 焦虑和恐惧　急危重患者大多一入院即进入抢救室，各种仪器、紧张的气氛和严重的病症对患者的心理产生重大冲击，造成巨大压力。

3. 抑郁　如果患者有伤残、容貌受损、经济受损等，尤其容易出现抑郁反应。

（二）慢性病患者的心理反应

慢性病的种类、疾病严重程度、个体心理特征和社会环境等均可不同程度地影响着慢性病患者的心理反应，其共同特点如下。

1. 外向投射性心理反应　外向投射是指个体将自己不能接受的观念、欲望、冲动或品质，夸张性地归于他人，以避免或减轻内心的不安与痛苦的心理防御反应。患者表现为挑剔、任性、易激惹，人际关系紧张。

2. 内向投射性心理反应　是与外向投射想法的反应，将原来指向外界的本能冲动或情感转而指向自身，即把爱的、恨的对象物选择地指向自身。这类患者表现为自责、抑郁、退缩、自卑，甚至产生消极意念和行动。

3. "患者角色"习惯化　患者角色会因为解除某些责任或约束而使其受益，即"继发性获益"，患者有时会因此不愿离开其角色，长期依赖医护人员的治疗护理和家人的照料。

（三）康复患者的心理反应

康复的对象不仅包含伤残者，还包括其他因素，如疾病造成的残疾者。康复患者的常见心理反应有以下几种。

1. 心理危机　患者在致残初期因机体生理功能改变和心理功能受到强烈刺激所面临的心理状态时，他们往往陷入严重的焦虑之中，不思饮食，目光呆滞，严重的处于意识朦胧状态。

2. 焦虑和抑郁　是残疾人时常出现的心境特征，但如果经常出现或程度严重而不能克服，则容易对未来生活失去信心，甚至出现消极意念和消极行为。

3. 患者角色习惯化　致残后患者在医务人员及其亲属关心照顾下，依赖性产生是一种普遍现象。一般在病情趋于稳定后，通过康复指导会自行消失。但也有部分残疾人在病情好转后，反而依赖性更强，这将严重影响康复目标的实现。此时患者表现出对康复训练不感兴趣，乐于接受他人的照料。

4. 个性特征的变化　部分残疾人可出现敏感、多疑、偏激、自我封闭等个性方面的变化。

四、不同疾病患者的心理反应

(一)癌症患者的心理反应

1. 否认期　这是许多患者获知病情后的第一个心理反应,以否认机制来掩饰内心的极度痛苦,缓冲心理应激。否认期多数短暂,但也有始终否认者。

2. 愤怒期　当患者开始接受事实后,常常表现出恐惧、愤怒、怨恨。部分患者自控能力下降,常迁怒于人,指责呵斥,不近人情,对医护人员百般挑剔。

3. 妥协期　心理状态变得较平静,能配合治疗,希望医护人员能想尽办法延长他的生命,减轻病痛,缓解症状,使身心舒适。

4. 抑郁期　意识到不久即将离开人世,表现出极度的伤感,身心疲惫,衰竭,食欲、睡眠极差,处于消沉绝望之中,并急于向亲人交代后事,留下自己的遗言。此时患者希望家属整日陪伴,减少孤独,以度过不可多得的时刻。

5. 接受期　患者心情平静,对死亡已有准备,而且认为身后重要的事情都已安排妥当。

(二)重症监护患者的心理反应

1. 影响监护病房中患者心理反应的因素有:

(1)疾病因素:疾病的危重、躯体的痛苦,直接导致恐惧和担忧。

(2)环境因素:房间布置单调;充满各种抢救和监护医疗设备;昼夜灯火通明,影响昼夜生物节律;医务人员紧张、繁忙的工作状态;周围其他患者的抢救或死亡。

(3)治疗因素:抢救措施和治疗创伤带来身心紧张和伤害。

(4)人际交往因素:重症监护病房的工作有严格的制度和程序,医护人员彼此很少说话,也很少与患者交往,导致紧张、严肃的氛围。家属很难进入监护室看望或陪伴患者,增加患者的孤独和寂寞感。

2. 危重监护患者心理反应过程一般分为 4 个阶段。

(1)焦虑期:入病房后 1~2 天。

(2)否认期:入病房后第 2 天。

(3)抑郁期:入病房后第 5 天。

(4)撤离病房时的焦虑。

(三)手术患者的心理反应

1. 术前焦虑　个性特征、情绪状态、应对方式、社会支持、生活事件等心理社会因素对手术患者术前的心理应激强度、手术顺利程度及术后康复都有影响。

(1)术前焦虑的原因:术前焦虑产生的原因有以下几方面:①对手术时的安全性缺乏了解,特别是担心麻醉的安全性,导致焦虑和恐惧。②担心手术后的效果,因疑虑、期待而焦虑。这主要取决于病情的严重程度,不得不手术的重病者,此项原因相对次要一些;但多数择期手术或整形手术患者,则此项原因相对重要些。③挑剔手术医生,对手术医生的年龄、技术和经验反复挑选,并为此感到焦虑。④怕疼痛,包括术中和术后。手术越小,患者往往越担心手术期间的疼痛。⑤其他方面原因,包括家庭、工作、环境等问题。

(2)术前焦虑的影响因素:术前焦虑程度主要受手术性质的影响,其他因素还包括:①年龄:年龄大且属于再次手术者,焦虑反应较轻,反之则较重;②性别:女性术前焦虑相对较明显;③职业:知识分子顾虑较多;④心理因素:内向或既往有心理创伤者易致焦虑。

2．术后抑郁　多由于心理上的严重丧失感或心理压力所致,多见于乳房手术、截肢手术等。

3．术后意识障碍　在术后2～5天突然意识混乱或出现谵妄,大多在1～3周内好转,少数可继发抑郁。

4．术后持续疼痛　如果患者疼痛持续存在,延续数周或更长时间,而又不能以躯体情况解释时,则成为一种术后不良心理反应。

第四节　常用心理评估、心理咨询、心理护理的方法

一、常用心理评估的方法

(一)观察法

在心理社会评估中,离不开对被试者的观察,是评估者获得信息的常用手段。观察的结果需要经过科学而正确的描述加以"量化"。观察是获得信息的最常用的手段,有以下几种。

1．在自然条件下对行为进行观察　自然条件是指生活环境,是与特殊的实验环境相对而言的。一方面观察一般情况下的行为,另一方面观察特殊情况时的反应。个性特点或适应方式有时在一般情况下可以观察到,有时在特殊情况下表现更明显。由于评估者与被评估者接触时间有限,观察既可由观察者对被观察者直接进行,也可根据有关文字材料(日记、病史、传记等)或知情人提供的信息间接进行。

2．在标准情境中进行观察　标准情境是指在晤谈时或进行测验等时的情境。所谓标准,是指被评估者处于医院或诊所的诊室里。每个被评估者都接受相同的接待和刺激。如果是进行测验,则提问的内容、提问的方式等都有规定。这种环境是人为的、非自然的,但在此种条件下的行为表现同样有用。由于处于标准条件下,所观察到的结果有可比性,从某种意义上讲,更有科学性。在自然条件下进行观察常需与被评估者接触较长的时间,而在标准情况下进行观察只需有限时间。在自然条件下进行观察,需要评估者更为敏感和有更深的洞察力。在标准情境时,因为许多变量受到控制且有一定程序,而在设计标准情境时也尽量模拟自然情境。因此,观察也是有效的。此外,在测验中还可设计"特殊"情境,例如由一种测验方式转向另外一种时,就可以观察当事人的应变能力;在作业难度增加时,可以观察他们对待困难的态度和解决困难的方式。有时可有意敦促受试者,人为设置"危急"情境,以观察其反应(即所谓加压法)。对测验结果的分析,也属于观察的内容。

在心理评估中观察内容常包括仪表(穿戴、举止、表情),体形(肥瘦、高矮、畸形及其他特殊体型),人际交往风格(大方或尴尬、主动或被动、可接触或不可接触),言谈举止(言语方面:表达能力、流畅性、中肯、简洁、赘述;动作方面:过少、适度、过度、怪异动作、刻板动作),在交往中的表现(兴趣、爱好、对人对己的态度);面对困难情境的应付方式(主动或被动、冲动或冷静)等。实际观察中,应根据观察目的、观察方法及观察的不同阶段选择观察目标行为。对每种准备观察的行为应给予明确的定义,以便准确地观察和记录。

观察者的主要条件:首先观察者应具备一般性社会知识,能从文化背景和社会习俗来观

察行为和理解其意义;其次要有较好的专业知识,了解一些特殊行为在心理学和医学上的意义;观察者还要有与不同年龄、性别、教育程度、社会地位,以及各种特殊群体的交往经验。

（二）晤谈法或访问法

通过与被试者晤谈,了解其心理信息,同时观察其在晤谈时的行为反应,以补充和验证所获得的资料,进行描述或者等级记录,以供分析研究。晤谈法的效果取决于问题的性质和研究者本身的晤谈技巧。

1. 晤谈的概念 晤谈（interview）是一种有目的的会晤,在接见人和会晤者之间进行。晤谈是临床工作者在从事评估和心理治疗时的一种基本技术。晤谈是用词语来彼此沟通,同时也有非词语沟通的作用。晤谈的目的是为了沟通临床工作者与来访者（或患者）之间的思想感情。

2. 晤谈的技术 晤谈技术包括言语沟通和非言语沟通。

（1）言语沟通——听和谈:听和谈在晤谈中非常重要。听和谈都有沟通作用,而听比谈更重要。

1）言语"能有力地控制人们的思想和动作,能使你做未曾想到要做的事,可改变你的观点和信念,可欺骗你,可使你快乐和忧愁,能将新的观点置于你的头脑,能使你想得到你没有的东西,也可以用它来控制你自己,所以它是一个广泛使用的很有用的工具"（Miller G A,1973）。

在晤谈中要彼此理解,它取决思想的明晰性和沟通的有效性。沟通有时无效,主要有以下一些原因:动机、认知能力、用词的恰当性。动机和认知能力是患者的原因,用词恰当与否是接见人的原因。不同地区的人有不同风俗习惯,不同社会阶层、不同教育水平、不同职业、不同宗教信仰以及年龄不同的人,往往对词语理解不同,即使不是专业术语,在对常用词语的理解也有一定差异,因此要求接见人有与各种情况的人的交往经验,要懂得他们的语言和意义,也能用他们常用的一些词语,以便在晤谈时,因人而异,采用来访者能理解的词语。

2）听的技术,因目的不同而不同。如听来访者或患者的主诉、听他们在交谈时的反应、听对测验问题的回答等,虽然所运用的技术有所差别,但其共同之处都是侧重于以临床评估为目的。听来访者谈话,既要让他自由陈述,又要有中心内容,不能漫无目的;既要细心,但又不是消极地听,而要积极地联系、综合,并有分析;既要抓住谈话要点,又要不疏漏有意义的细节;既要分析判断,又不能塞进自己的观点。

不管是何种目的谈话,接谈者所说的总是要少于来访者的,临床工作者虽然操纵着整个晤谈过程,但大部分时间是在听,只是在个别时间做一点提示或鼓励。

（2）非言语沟通——表情和姿势:会话中有意的手势、运动、姿势、面部表情等,以及无意的言语形式,即讲话时音调的抑扬顿挫和语速变化等特征,都传送了与词语相同或词语以外的信息。这些信息为晤谈双方所用,并提供了心理评估的线索。

1）面部和眼睛表情在交谈中的作用:观察接触者的眼睛,特别是瞳孔很重要。视线的接触是相互交往的开始。视线接触频繁表示彼此双方都被吸引到话题中来了。他凝视着你,表示在接受你的谈话,他的眼睛一溜,表示他想说话了。注视的时间,一般为 $1\sim7$ 秒。但听对方讲话时比自己讲话时注视对方的时间长些。如果瞳孔变大起来,表明他对谈话内容感兴趣或者兴奋起来。

在晤谈中通过眼神可察觉苦恼的征候,即焦虑、疼痛、忧愁或生气诸形式或痛苦表征。

眼神可有助估计患者试图隐蔽的感情;同时,又用眼神来传送词语难描述的感情。接见人在晤谈中,要善于用自己的眼神来传送信息,也用它来观察传来的信息。

2)姿势、身体运动和坐的位置:来访者可有如下行为:理头发、摸嘴巴、拨弄戒指、扯扯衣服、两腿交叉、摇脚、敲手指、耸肩等。身体运动有:点头、使眼色、伸舌等,有的无意义,有的有意义。例如,身体前倾,通常表示在注意或接近接谈者;后倾或侧身表示消极或撤离话题;挺胸、抬头、耸肩表示傲慢;身体前倾、垂头、垂肩、含胸表示沮丧。在松弛时身体姿势对称。双眼视线取高位比取低位的要松弛些。呈中等程度松弛的情况表示对接谈有好感,趋向他;呈极度松弛时表示对接触者不太感兴趣。

两人谈话时的相间隔因文化背景不同而有不同意义。大多数情况下有如下的关系:一男一女坐的距离近,两个男性谈话距离远,两个女性谈话居中。儿童谈话距离较近,成人较远,少年居中。在临床交谈中,与有暴力行为的患者交谈时的间距远。与暴力犯人更远。

在理解会话对方时,很难笼统地说,对方"说什么"(听内容)比"如何说什么"(看他如何说)一定重要或不重要。一句恭维话可做两种解释,只有依靠面部表情或声调来判断意义。高兴或抑郁往往在几丈远之外便可认识,何须用词语来表达。喜笑颜开的表情,难以用恰当的词语来描述。多汗的手、不停地抽烟和一只脚敲地板,怎能相信患者说自己是放松的。有研究报道,在交谈中传达的信息,属面部表情的占 55%,谈话音调的占 38%,而词语内容的只占 7%。精神分析学家往往相信每个行为都是重要的沟通,有的把非言语沟通称为"身体语言"的沟通。

总之,从交谈中得到的信息,不只是凭言语内容,还要靠非言语的表情。

(3)应用提问方法:晤谈中接见人有时要向患者提问,因为有时要对某些情况做进一步了解,有时要知道患者在当时的感情,或者有时在患者长时沉默后用提问来恢复会话。不同目的,采用不同的提问方式,尤其是在一个论题的开始时,要让患者用自己的语言来充分谈出他想要谈的。在谈论婚姻关系时,比较好的提问是:"能把有关你结婚的事告诉我一些吗?"或"你的丈夫(妻子)是一种什么样的人?"而不宜问"你和你丈夫(妻子)相处好吗?"或"你的婚姻快乐吗?"。晤谈提问类型有以下几种:

1)开放性:回答不封顶的提问,让患者决定回答,但一定范围,如"你能把在军队的经历告诉我吗?"

2)促进回答的提问:鼓励患者会话流畅,如你能多告诉我一些那时的情况吗?

3)阐明问题的提问:鼓励解释和扩充,如"我猜想你会觉得这办法像……吗?"

4)对质的提问:询问不一致或矛盾,如"很好,我是否误解了你所说的……吗?"

5)直接的提问:已建立了协调关系,患者正在会话,用直接提问可能有效和有用,如"你对他说了什么?"

直接提问是只在特殊情况时应用,一般都用间接一些的提问,特别是涉及患者不能、不宜谈及的事情时,可代以"其他人们"这种处理方法,会对对方少一些威胁,还可揭露患者自己的感情。例如,发现一个患者有自杀意向,不要直接问他为什么想自杀,可以问"什么事可以使一个人考虑自杀?"

(三)心理测验

对于临床心理学家来说,不论进行心理评估,还是进行心理咨询和心理治疗,都必须以心理测验为基础。因此,临床心理学家必须掌握有关测验的理论和技术。

1. 心理测验的定义　心理测验简短的定义是:在标准的情境下,取出个人行为样本来进行分析和描述的一种方法。现解释如下:

(1)行为样本:行为样本是指有代表性的样本,即根据某些条件所取得的标准样本。

行为样本的意义,如同对水文、空气和人体血液等进行物理化学分析时的取样研究一样,取部分代表全体。取样研究的有效与否,关键在于样本的代表性。不是任何部分都可代表全体。由于所取到的标准样本只是代表某些心理功能,并不能反映这种功能的全部,所以总不免有某种程度的偏差。因此要通盘考虑样本的有效性、有限性和偏离度。只有在全部了解行为样本意义以后,才能正确使用心理测验。

(2)标准情境:从测验方法所引起的情景来看,要求对所有受试者均用同样的刺激方法来引起他们的反应;从受试者的心理状态来看,要求处于最能表现所要观察分析上的心理现象的最佳时期。

(3)结果描述:心理测验的结果,一定需要加以描述,才能使人们理解,才有意义。描述方法很多,大体可分为两类:数量化和划分范畴。例如,智力商数(intelligence quotient,IQ)为单位,对智力行为进行数量化,用记忆商数、损伤指数分别对记忆能力和神经心理行为损伤的程度进行数量化描述。有的心理品质不便数量化,就划分范畴。当然,可数量化的也可以划分范畴。例如,个性测验结果以内向或外向表示。智力划分为正常、超常和低下。这些均属划分范畴。

各种数量化的特殊量数或范畴名称均有一定的含义,成为测验学的专门术语,并表示测验结果的意义。

2. 心理测验的类别　心理测验数目很多,据统计,以英语发表的测验已达 5 000 余种。其中,有许多因过时而废弃不用;有许多本来就流传不广,鲜为人知;有一部分测验因应用广泛,有的还经过一再修订,并为许多国家译制使用。为了叙述方便起见,按如下一些标准来分类。

(1)以沟通方式来分:可分为言语测验和非言语(或称操作)测验两大类。

1)言语测验:它是指用言语来提出刺激,受试者用言语作出反应。大部分心理测验都属于这一类。但有时同一测验(或量表)中可能包括言语和非言语两部分。言语分口头的和书面的。用口头报告或书写方式来进行沟通,均属于这一类。在临床上使用言语测验,可以了解受试者以言语为中介的智力、记忆等。人们在正常状况下,智力和记忆有言语或操作方面的优势,在不同的病理情况下,可发生选择性损害。还有一些有肢体残废而言语无困难的患者只能进行言语测验。

2)操作测验:操作是指以身体行为来进行沟通,如用动作、表情来进行反应。在这一类测验中,主试者呈现刺激不全是操作的,也可以用言语。但受试者的反应必定是操作性的。因为有些情况不能用言语测验,有时又需要了解操作能力,所以设计这一类测验。

但有时两类测验常常结合使用。例如,比奈量表(Binet scale)开始主要是言语测验。但以后修订的斯坦福-比奈量表(Stanford-Binet scale),特别是最近的修订本则增加了操作测验成分。古典的甲种陆军测验全都属言语测验,而乙种陆军测验则全都是操作的。Wechsler的3 套智力量表(即成人、儿童和幼儿)每套均分成言语的和操作的两类测验。

(2)以测验材料的严谨程度来分,可分为有结构和无结构的两类。

1)有结构的测验:这一类测验占绝大多数。凡是测验中提出的刺激词句、图形等意义明确,只需受试者直接理解,无须发挥想象力来猜测、遐想的,都是有结构的测验;否则,便是无结构的。几乎所有的能力测验(如智力、记忆、特殊才能以及成就测验等)都是有结构测验。

2) 无结构的测验:又称投射测验。提呈的刺激无严谨结构。例如,一句未完成的句子,一幅模糊的墨迹图,或主题不清楚的图画。这些均称为无结构,或者说,结构不严谨。受试者做出反应时,一定要凭自己的想象来加以填补,使有结构,使之成为有意义。在这过程中,恰好投射出受试者的思想、感情和经验。所以又称投射测验。历代许多临床研究者都曾用这类测验去发现患者的内心矛盾和个人的特殊经验。近来,有些普通心理学家利用其中的某些测验(如洛夏测验)来研究个性,发现在研究人格类型时,它比有结构的问卷方法更有其独特用处。无结构测验种类较少,具代表性的有如下几种:墨迹测验(如洛夏测验)、主题统觉测验(TAT)、自由联想测验和填句测验等。

(3) 按一次测验的人数来分,有个别测验和团体测验两类。

1) 个别测验:一次一个被试。临床上主要采用这种测验。如比奈量表、韦克期勒量表、H. R. 成套神经心理测验(H. R. B)等。

2) 团体测验:一次多个被试,可以多到几十人;可以一个主试,也可以多个主试。其优点在于,可以在较短时间内完成许多人的测验;缺点是不宜个别观察,所以临床上很少应用,而多用于教育、社会学、军事心理等方面。心理测验史上有名的陆军甲种和乙种测验、教育上的成就测验都是团体测验。团体测验可以个别进行,如艾森克个性问卷(EPQ)、16 项人格因素(16PF)、明尼苏达多项人格调查表(MMPI)等。除非将某些方法做出改变,否则个别测验不能采用团体方法进行。

(4) 按测验目的性质来分,可分出多类测验。在医学上常用的有能力测验、人格测验、神经心理测验,以及行为和症状评定量表。

1) 能力测验:包括智力测验、发展量表和特殊才能测验等,成为心理测验的一个重要门类。

智力测验在临床上用途很广,不仅在研究智力水平,而且在研究其同理情况(如神经心理)时都是不可缺少的工具。

儿童发展量表也与智力有关。但因婴儿,幼儿智力正在发育期,可以观察到的主要还是一些本能,以及一些初级的智力活动。不到一定的年龄(如 5~6 岁以后)时所观察到的心理发展指标,与以后的智力水平相关度不会太高。但有许多影响智力发展的疾病,又必须早期进行治疗,才能减少或消除对智力发展的危害,所以要对智力发展水平应尽早做出诊断。因此,研究者们不断改进,试图做出智力诊断发展量表。如 Bayley 婴儿发展量表、Cattell 婴儿智力量表和 Gesell 的发展量表等都有一定的应用价值。

特殊才能测验:这类测验多为升学、职业指导以及一些特殊工种人员的筛选所用。常用的如音乐、美术、机械技巧,以及文书才能测验。这些测验在临床上应用得较少。

2) 人格测验:这是心理测验中的另一个大门类。但以成就(指种类和解决实际问题的能力)而言,不及能力测验。属这类测验的多属自陈量表,即由受试者自己报告的一种客观调查表。几个广泛使用的自陈问卷(或调查目录),如 16PF、EPQ、加州心理调查表(CPI)、爱德华个人偏好调查(EPPS)等。在解决实际问题的效用方面都不能与现代的一些智力测验相比。通常将 MMPI 归为人格测验。因为它测查的是病理人格,所以在临床上得到广泛应用,而普通心理学家用得较少。洛夏测验则首先用于临床,近来多为普通心理学家用于人格研究。

3）神经心理测验：为近 30 年成长起来的心理测验中的一个分支。它的任务是研究脑与行为的关系。测量不同部位和性质的脑损害时，所损害的特征性心理功能，为临床工作者的诊断、治疗及预后提供依据。有名的成套神经心理测验如 H. R. B. , L－N 成套测验（L. N. B.）等。

4）适应行为评定量表：评定量表是从心理计量学中衍生出来的，具有心理测验的基本特征。其内容以智力为主，并联系到社会性方面。适应行为包括多方面的因素，如：智慧、情感、动机、社会、运动等以及其他一些尚未知名的因素。适应行为往往不是智力测验所能检查清楚的，因此应设立独立成类的专门量表。例如，智力低下的定义是 IQ 低下和适应行为受损。所以在诊断智力低下和确定低下等级时，除了依靠智力测验外，另一同等重要的工具便是适应行为量表。现在已有一些用途很广的量表，如 Vineland、社会成就量表（VSMS）、美国智力低下协会（AAMD）适应行为量表，我国所编制的"成人智残评定量表"等。

5）精神病学评定量表：为另一大门类的评定量表。其目的是评定精神病症状。为精神病临床家、临床心理学家以及精神科其他专业人员所使用。这类量表数量很多，用途很广，发展之快超过了前面所述各种心理测验。精神病学的研究几乎是量表化了。由于采用微型电子计算机，在使用上更加简便，分析上迅速且准确。有一些量表国际通用。我国目前常用的有如下一些：90 项症状量表（SCL-90）、Hamiltom 的焦虑量表、Hamiltom 忧郁量表和 Beck 忧郁量表等。

3. 标准化测验的基本特征　按照严格的科学程序去编制、施测、评分和解释的测验称之为标准化测验。标准化测验的内容、答案、施测的条件、指导语、评分方法及解释都是统一的。选择或判断一个测验的好坏，须从以下几个方面考虑。

（1）样本：心理测验是衡量某一心理品质的标尺，而这一标尺产生于样本。人们的心理活动千差万别，所以取样时，必须照顾取样的代表性。在选择测验时，除了了解取样的代表性外，还要注意这一样本与受试者的情况是否相符。一般来讲，要考虑样本的年龄、性别、地区、民族、教育程度、职业等基本特征。如果是临床量表，还应有疾病诊断、病程及治疗等背景。受试者的情况在这些方面与样本相应，所测结果与样本才有可比性。在实际工作中，不是所有时候都有一个很适合的工具可供使用，不得已也会使用不很等应的量表。这时，在解释中须加以说明，并持谨慎态度，否则很易造成错误。

（2）常模：是指一种可供比较的普通形式。常见的有均数、标准分和百分位等。

1）均数：是常模的一种普通形式。某一受试所测成绩（粗分，或称原始分）与标准化样本的平均数相比较时，才能确定其成绩的高低。

2）标准分：均数所说明的问题还是有限的。只看均数，不注意分散情况，所得受试者的信息非常有限。如用标准分作为常模，便可提供更多的信息。标准分能说明受试者的测验成绩在标准化样本的成绩分布图上居何位置。

3）百分位：这是另一类常用常模，比标准分应用得早，且更通用。它的优点是不需要统计学的要领便可理解。习惯上将成绩差的排列在下，好的在上，计算出样本分数的各百分位范围。将受试者的成绩与常模相比较。如相当百分位 50（P50），说明此受试者的成绩相当标准化样本的第 50 位。也即是说，样本中有 50% 的人数，其成绩在他之下（其中最好的至多和他一样），另外 50% 人数的成绩比他的好。如在 $P25$，说明样本中 25% 的成绩在他之下（或至多和他一样),另有75%人数的成绩比他的好。以此类推。

以上是通用常模形式,此外还有各种性质的常模。如年龄常模(按年龄分组建立的)、性别、区域和各种疾病诊断的常模。从可比性看,常模越特异越有效。从适应性讲,则以通用常模使用方便。例如,以智力测验为例,全国常模运用的范围广,而区域常模应用的地区则有限。但后者比前者更精确。有的常模虽系区域性,但因该区域有代表性,也可用于相似地区。

(3)信度:是指一个测验的可靠程度。心理测验的信度是指同一受试者在不同时间用同一测验(或用另一套相等的测验)重复测验,所得结果的一致性程度。一般信度用系数表示,系数越大,信度越高,说明一致性高,测得的分数可靠;反之则相反。信度的高低与测验性质有关。通常,能力测验的信度(要求0.80以上)高,人格测验的信度(要求0.70以上)低。凡标准化的测验手册,都需要说明本测验用各种方法所测得的信度。

(4)效度:所谓效度即有效性,是指测验是否测量了所要测量的品质,指此测验测查到所要测查的没有?测查到何种程度?如一个智力测验,若测验结果所表明的确实是受试的智力,而且量准了智力水平,那么这一智力测验的效度好;反之则不好。效度分3类:校标效度、内容效度和结构效度。

(5)方法的标准化:施测方法、记分方法、标准结果的换算法等都要按一定的规定进行,才符合标准测验的条件。

4.常用的心理测验

(1)智力测验:智力是人学习、记忆、思维、认识客观事物并运用知识解决实际问题的潜在能力。智力测验在临床工作中最常用,有一般智力测验和特殊才能测验;有正常时的智力测验和病理时的智力测验。临床上多用个别测验。教育和某些研究可用团体测验。通过专门的智力测验工具,可以测量一个人的智力水平,习惯上用智商(IQ)来表示一个人的智力状况,智商越大,表明一个人的智力越高。

1)比率智商:智力年龄÷实足年龄×100=智力商数。如果某人智龄与实龄相等,他的智商即为100,提示其智力中等。比率智商的基本假定是智力发展和年龄增长呈正比,是一种直线关系,但随着人的年纪增长,约到26岁时智商就停止增长并进入了高原期,所以比率智商不适用于年纪大的时候。

2)离差智商:为了准确表达一个智力水平,智力测量专家提出了离差智商的概念,目前大多数智力测量都用离差智商来表示一个人的智力水平。离差智商是用统计学中的均数和标准差计算出来的,表示被试者成绩偏离他自己这个年龄组平均成绩的数量(单位为标准差),是依据测验分数的常态分布来确定的。它以每个年龄组的IQ的均值为100,标准差为15。

具体公式为:$IQ=100+15Z=100+15(X-M)/S$。X为某人实得分数,M为某人在年龄组的平均分数,S为该年龄组分数的标准差,Z是标准分数,其值等于被测人实得分数减去同龄人平均分数,除以该年龄组的标准差。比如说,两个年龄不同的成年人,一个人的智力测量得分高于同龄组分数的平均值,另一个的测验分数低于同龄组的平均值,那么就得出这样的结论:前者的IQ比后者高。

3)韦氏智力测验:韦克斯勒量表(Wechsler scale,WS)主要是指韦氏学龄前儿童智力量表(WPPSI),适用于4~6岁儿童;韦氏儿童智力量表(WISC),适用于6~16岁儿童,韦氏成人智力量表(WAIS),适用于16岁以上者。韦氏量表与比奈量表(BS)是代表智力测验中的两种主要类型。韦克斯勒量表的主要特点是在一个量表中分若干分测验。每一分测验集中测量一种智力功能。而比奈量表则是将测查各智力功能的测验项目混合排列。两种类型各有所长,但临床家及研究者多采用前一类型的测验。

(2) 人格测验:人格或称个性(personality),定义很多,但多数都联系到人们在心理上的差异性,特别是性格、兴趣、气质方面的差异性。研究方法大体有两类:一类是研究人格的发展和形成;另一类是描述性的研究。人格的评定便属第二类。这类研究着重人格结构。有人称之为人格维度(dimension),也有人称之为人格特质(traits),或人格类型。评定方法大致分如下几种:①晤谈法,即与被评定者直接谈话,在谈话的同时进行观察。这种方法常用,虽然方便,但不全面,不深入,加上观察者的主观性,所以不客观。②评定量表法,由评定者按一定规格的评定项目通过观察作出判断,与晤谈法结合使用,可提高评定的客观性。③客观评定法,采用调查表(inventory)、问卷(questionnaire)、校核表(checklist)等,由受评者自我报告(或称自我陈述)。所以这类方法又称自陈(或自评)法。这不是由主评者评定,而是受评定者自评。所以称为客观评定,是指未加入评定者的主观成分。相反,晤谈、观察的评定量表(不包括自陈表)都称主观评定法。④测验法,采用测验的方法来进行。用于人格的测验通常是采用投射测验。其他测验和智力测验中的某些分测验也有测查人格的作用。

1) 明尼苏达多相人格调查表(MMPI):明尼苏达多项人格测验是现今国外最流行的人格测验之一。此量表是由美国明尼苏达大学教授哈撒韦和麦金利所编制的。该量表内容包括健康状态、情绪反映、社会态度、心身性症状、家庭婚姻问题等26类题目,可鉴别强迫症、偏执狂、精神分裂症和抑郁性精神病等。

MMPI可用于测试正常人的人格类型,也可用于区分正常人和精神疾病患者。一般而言,在结果计分解释中主要使用4个效度量表、10个临床量表和5个附加量表。

其中效度量表包括:①疑问量表(Q),此量表反映被测试者回避问题的倾向,高得分者表示逃避现实。如果在前面399题中原始分数超过22分,则说明被测试者对问卷的回答不可信。②谎言量表(L),此量表用于检测被测试者是否在过分夸大自己的优点,试图给人一个好印象。高分者总想让别人把他看得要比实际情况更好。共有15个题目,如果L量表原始分超过10分,就不能信任MMPI的结果。③诈病量表(F),共64个题目,多为一些比较古怪或荒唐的内容。分数高者表示被试者不认真、理解错误,表现一些互相无关的症状,或在伪装疾病。如果测验有效,F量表是精神病程度的良好指标,其得分越高暗示着精神疾病程度越重。④修正量表(K),共30个题目,是对测验态度的一种衡量,其目的有两个:一是为了判别被试者接受测试的态度是不是隐瞒,或是防卫的;二是根据这个量表修正临床量表的得分,即在几个临床量表上分别加上一定比例的K分。

2) 艾森克人格测验(EPQ):是英国心理学家艾森克(Eysenck H J)等人编制的一种有效的人格测量工具,对分析人格的特质或结构具有重要作用。目前,已被广泛应用于心理学研究与实际应用、医学、司法、教育、人才测评与选拔等诸多领域。我国根据英国版作了修订,由龚耀先主持,全国28个单位协作制定儿童和成人两套全国常模。陈仲庚建立了成人的北京常模。

EPQ是一种自陈式人格问卷,有85个题目,含3个维度,4个分量表:①E量表:21个条目,主要测量外显或内隐倾向;②N量表:24个条目,测神经质或情绪稳定性;③P量表:20个条目,测试潜在的精神特质,或称倔强;④L量表:20个条目,为效度量表,测试受试者的掩饰或防卫。该量表需男女分别记分。本测验从内/外倾性、情绪性、精神质3个维度对人的人格进行评定,从而评价一个人的内/外向性格、自我控制程度、环境适应性等人格因素。

神经质(N)维度:测查情绪稳定性。高分者反映易焦虑、抑郁和较强烈的情绪反应倾向等特征。

内-外向(E)维度:测查内向和外向人格特征。高分者反映个性外向,具有好交际、热情、冲动等特征,低分者则反映个性内向,具有好静、稳重和不善言谈等特征。

精神质(P)维度:测查一些与精神病理有关的人格特征。高分者可能具有孤独、缺乏同情心、不关心他人、难以适应外部环境、好攻击、与别人不友好等特征;也可能具有与众极其不同的人格特征。

掩饰(L)量表:测查朴实、遵从社会习俗及道德规范等特征。在国外,高分者表明掩饰、隐瞒,但在我国L分高者的意义仍未十分明了。

3)卡特尔16种人格因素测验(16PF):16PF是美国伊利诺州立大学人格及能力测验研究所卡特尔教授(R. B. Cattell)经过几十年的系统观察和科学实验,以及用因素分析统计法慎重确定和编制而成的一种精确的测验。这一测验能以约45分钟的时间测量出16种主要人格特征,凡具有相当于初三以上文化程度的人都可以使用。本测验在国际上颇有影响,具有较高的效度和信度,广泛应用于人格测评、人才选拔、心理咨询和职业咨询等工作领域。该测验已于1979年引入国内,并由专业机构修订为中文版。

16种人格因素是各自独立的,相互之间的相关度极小,每一种因素的测量都能使被试某一方面的人格特征有清晰而独特的认识,更能对被试人格的16种不同因素的组合做出综合性的了解,从而全面评价其整个人格。

(3)投射测验:是心理测验的另一门类。这一类的测验数量远不如能力测验或人格测验的多。有名的如墨迹技术(inkblot technique)主题统觉测验(thematic apperception test, TAT)、填句测验(sentence completion test)、自由联想测验(free association test)和画人测验(draw-a-person test)等。

综合多数定义,可将投射测验概括为"一种无结构的作业"。刺激材料无结构,回答不受限制,发挥自由联想。刺激是模糊的、模棱两可的。面对这种材料要作出反应,便塞进自己的结构,所以称为投射,也就是受试者的心理结构投射到无结构的刺激材料中。

1)墨迹技术(inkblot technique):又称墨迹测验。所谓墨迹是指测验材料系图所构成。用黑色或彩色墨水置于纸上,压成一个对称的或不对称的墨迹图,这个图形无主题,是模糊的。可被人看成某些形象或图案及其他意义的东西。

洛夏测验,又称洛夏技术。Herman Rorshach是一位瑞士精神科医生,他见到精神病患者往往有知觉障碍。因此,他认为他们的知觉会有某些特点,于是想用知觉测验来作为了解精神病本质的一个手段。主题清楚、意义显而易见的图画,很难发现人们的特征性视知觉,只有模棱两可的墨迹才便于揭示这些特点。他在成千的墨迹图中,最后筛选出10个图,有5张全为黑色的,2张是黑色和红色的,其余3张是彩色,都是将墨迹放在纸上再加折叠所成的对称的浓淡不匀的墨迹。

测验的一般方法,10张图片排列有一定顺序,施测时按顺序一张一张地交到受试者手中,要他说出从图中看到了什么。不限制时间,也不限制回答数目,一直到没有回答时再换另一张。每张图均如此进行。看完 10 张图后,再从头对每一回答都询问一遍。问他看到的是指图整体或是图的哪一部分,问他为什么说这些部位像他所说的内容。将所指部位和回答的原因均记录下来。这一步骤的前一部分(即问他看到了什么)称为联想阶段,后一部分(即决定回答因素)称为询问阶段。完成这两个阶段后,受试者的任务即告完成,余下的工作是主试者的结果分析阶段。不是所有墨迹测验都是按这个方法进行,也不是所有洛夏测验的方法都一样。洛夏测验又分各种记分系统,各系统的测验和结果分析均有不同。

2)主题统觉测验(TAT):1935 年,Morgan C D 和 Murray H A 于《神经精神病学档案》一刊上发表了"主题统觉测验 一种研究幻想的方法"一文。1935 年将此测验应用于 Harvard 心理诊所,1943 年,Murray 于哈佛大学出版《主题统觉测验》一书。后来经过多次修订,逐渐推广应用。现在有了各种记分系统和各种变异,成为一种重要的投射技术。

A. 测验材料:测验材料是一些图片。这些图与洛夏测验用的墨迹图不同,有一定主题,不是完全无结构的,而回答则无内容限制,所以仍属投射测验。材料分 4 套,每套 20 张。各套中有一些图片为共用的,有的为各套专用,共计 30 张图卡,其中包括一空白卡。测验分男人(M)用,女人用(F),男孩(B)用和女孩(G)用 4 套。每一套又分 2 次进行,故每次实际上只用 10 张图卡。

B. 测验方法:受试者在安定的环境中,坐得舒适。指导语包括下面的内容:我要将一些图片给你看,并且要你根据每一张图画的内容讲一个故事。我要你告诉我图画说明了什么样的情况,此时发生了什么事,图画的主人公内心有何感触,结局如何。想到什么便说,别忙,能说多少便说多少。第二次的指导语是要受试者讲故事时更加发挥想象力,讲得更加生动。

一般情况可在 90～120 分钟做完测验,每张图片讲一个 300 字左右的故事。当然有时不会如此顺利。例如,有人讲得太快,有人则拒绝讲故事。主试者要能应付这些情况。

讲完故事后要立即进行询问,需要询问的原因有几种:故事中概念不明确,用语意义不明确,故事意义不清楚。询问必须依从指导语,解释依从图画。

C. TAT 临床应用:TAT 是人格测验,临床上不能作为诊断测验,而是通过它来发现一些特征性病理征,或者说不同精神障碍的人,在此测验中有些什么特征性表现,用以了解不同疾病在人格方面的变化特点。这些信息,也可作诊断参考。

(四)评定量表

一般来说,评定量表的操作不像有些心理测验那样复杂,内容也不禁止公开,但如果不掌握好评定技术,结果也不可靠。它表现在不同的评定者,或同一评定者在不同时间的评定结果不一致。临床常用的心理评定量表有以下几种:

1. 症状自评量表(SCL-90) 是以 Derogatis 编制 Hopkin 症状清单(HSCL1973)为基础,包含 20 个项目,按 0～4 级评分的精神症状自评量表。适用于精神科和非精神科的成年患者,衡量其自觉症状和严重程度。它具有容量大、反映症状丰富,能更准确地刻画患者的自觉症状特性等优点。在对照研究中发现 SCL-90 的 9 组因子同 MMPI 中相应性格特征呈高度相关。因此,SCL-90 是一种真实性较高的自评量表。目前已较广泛地用于心理咨询和心理治疗的工作中。

SCL-90 有 9 个因子:躯体化、强迫症状、人际关系敏感、忧郁、焦虑、敌对、恐怖、偏执、精神病性。每项因子分都反映出患者在某一方面的情况,可了解其症状分布特点及病情演变过程。

在总分统计中还应统计阳性项目数、阴性项目数及阳性症状均分,以反映患者自我感觉不佳的项目程度。

2. 自评抑郁量表和抑郁状态问卷(SDS 和 DSI)   自评抑郁量表系 Zung W K 于 1965 年编制的,为自评量表,用于衡量抑郁状态的轻重程度及其在治疗中的变化。1972 年,Zung 增编了与之相应的检查者用本,改自评为他评,称为抑郁状态问卷。评定时间跨度为最近 1 周。

SDS 和 DSI 分别由 20 个陈述句和相应问题条目的组成。每一条目相当于一个有关症状,按 1～4 级评分。20 个条目中有 10 项(第 2、5、6、11、12、14、16、17、18 和 20)是用正性词陈述的,为反序计分,其余 10 项是用负性词陈述的,按上述 1～4 顺序评分。SDS 和 DSI 评定的抑郁严重度指数按下列公式计算:抑郁严重度指数＝各条目累计分/80(最高总分)。指数范围为 0.25～0.1,指数越高,抑郁程度越重。

SDS 和 DSI 为一短程自评量表和问卷,操作方便、容易掌握,能有效地反映抑郁状态的有关症状及其严重和变化,特别适用于综合医院以发现抑郁症患者。SDS 的评分不受年龄、性别、经济状况等因素影响。如受试者文化程度较低或智力水平稍差不能进行自评,可采用 DIS 由检查者进行评定。

3. 焦虑自评量表(SAS)   焦虑自评量表系 Zung 于 1971 年编制,从量表构造的形式到具体评定的方法,都与抑郁自评量表(SDS)十分相似,它也是一个含有 20 个项目、分为 4 级评分的自评量表,用于评出焦虑患者的主观感受。SAS 适用于具有焦虑症状的成年人。同时,它与 SDS 一样,具有较广泛的适用性。如果评定者的文化程度太低,不能理解或看不懂 SAS 问题内容,可由工作人员念给他听,逐条念,让评定者独立地自己作出评定。一次评定,一般可在 10 分钟内填完。

SAS 的主要统计指标为总分。由自评者评定结束后,将 20 个项目的各个得分相加,即得粗分(raw score)经过下式换算,$y = int(1.25x)$;即用粗分乘以 1.25 以后取整数部分,就得到标准分(index score,Y),或者可以查表作相同的转换。必须着重指出,SAS 的 20 个项目中,第 5,9,13,17,19 条共 5 个项目的计分,必须反向计算。

SAS 是一种分析患者主观症状的相当简便的临床工具。国外研究认为,SAS 能较准确地反映有焦虑倾向的精神病患者的主观感受。而焦虑则是心理咨询门诊中较常见的一种情绪障碍。近年来,SAS 已作为咨询门诊中了解焦虑症状的一种自评工具。

二、心理咨询的基本方法

(一)心理咨询的意义

1. 解除紧张与压力反应   随着社会的进步与发展,社会生活节奏的加快,竞争日益剧烈,人际交往的频繁,心身方面的负荷明显增大,导致了焦虑、紧张、抑郁,使精神障碍、心身障碍和行为偏离正常的现象明显增加。同时,由于人们的物质生活和精神生活水平的提高,对己心身健康也日益重视。解决这些问题最有效的手段之一就是通过心理咨询。

2. 防治心身疾病,促进全面健康   心身疾病是一类心理社会因素为重要病因的躯体疾病,它是当前影响人类健康的主要疾病之一。通过心理咨询的工作,有助于人们认识和改善心身疾病中的心理社会因素,促进人们的心身健康和长寿。

3. 心理卫生知识传播的途径 即有针对性地对各种人群宣传心理卫生的知识。

(二)心理咨询的模式

目前国内心理咨询大致可分为以下几种模式。

1. 教育型 也称心理卫生咨询或健康心理咨询。其对象主要是有心理问题的"正常人"。通过咨询,使来访者明白心理问题产生的根源,努力开发来访者趋向健康的心理潜能,充分调动其积极性,掌握心理调适的方法,解除心理困扰,恢复心理上新的平衡。

2. 治疗型 也称临床心理咨询。其主要对象是各种"患者"。即包括临床各科疾病患者中存在的各种心理、行为问题和存在有各种心理问题或心理疾病的"患者"。

3. 康复型 也称康复心理咨询。其对象主要为身体、精神、智力、言语等有残疾的患者。这类心理咨询的目标着眼于结合心理行为及康复医学的训练,提高患者的生活质量,使患者整体功能获得最大限度的恢复。

(三)心理咨询的种类

1. 门诊心理咨询 在综合医院、精神卫生中心、医学心理学教学单位等有关部门均可设置心理咨询门诊。

2. 信函心理咨询 这曾是一种比较普遍的咨询方法。但这种咨询形式只能从字面上进行分析,而无法直接进行面对面交流,只能进行一般安抚和稳定情绪的工作。

3. 电话心理咨询 以往多用于紧急情绪障碍、濒于精神崩溃或企图自杀的人,故称之为"生命线"。随着电话的普及和人们对心理咨询认识的改变,电话心理咨询开始涉及各方面问题,即目前各种心理咨询热线。但如果工作人员缺乏必备的心理咨询学专业知识,就可能会产生误导,甚至贻害无穷。

4. 专题心理咨询 在报刊、杂志、电台、电视台等新闻媒体上进行专题讲座和答疑,解决公众所关心的一些较为普遍的心理问题,即各种心理咨询专栏或专题。

5. 现场心理咨询 它是指在应激现场对受害人群或个体进行的心理援助,在国外较少见。

6. 网络心理咨询 随着计算机的普及,这种心理咨询的形式已经出现。

(四)医学心理咨询要解决的具体问题

医学心理咨询来访者所提出的问题涉及多方面,因而内容很广泛。

1. 各种躯体疾病的心身障碍 通过咨询与指导,使患者认识到心理因素对健康的影响,并进行一些必要的心理治疗,从而提高医疗质量和治疗效果。

2. 各种情绪障碍 通过分析原因、指导对策或实施一定的心理治疗,解决焦虑、抑郁等情绪问题,消除危机,树立工作与生活的信心,重新投入生活中去。

3. 鉴别精神病态与心理病态 精神病患者不是医学心理咨询合适的对象,也无法通过心理治疗加以矫正,而心理病态者大多数则可进行心理咨询和心理治疗。通过心理咨询和必要的心理测验工作,对精神疾病与心理病态做出鉴别。

4. 性心理障碍 社会上大量的性心理障碍,尤其是性功能障碍的人,往往不知求助于何方。通过心理咨询工作,为各种性心理障碍的患者提供帮助。

5. 健康者的心理卫生咨询 正常人出现各种心理矛盾,导致心理的紧张状态。如果不能及时有效地解除,也会对心身健康带来影响。通过心理咨询可以使他们学会正确的应对方法,消除心理紧张,保持心身的完满状态。

(五)对心理咨询医生的要求

1. 高尚的职业道德　良好的职业道德是保证做好心理咨询工作的首要条件。咨询医生应热爱心理咨询工作,有高度责任感和敬业精神,为来访者严守秘密,尊重他们的隐私。

2. 广泛的知识和技能　各国对心理咨询工作者的学历和专业训练都有比较严格的要求,如美国必须具有哲学或教育学博士学位者,经过专业的训练之后,才能从事此项工作。我国虽然目前还不具备这样的条件,但心理咨询工作人员也必须具备相关的学历和知识:①较为扎实的心理学知识;②具有一定的医学知识;③具备一定的社会学、教育学、哲学等人文科学知识;④掌握一些交谈和解决问题的基本方法与技巧。

3. 优秀的心理品质　要有敏锐的观察力,流畅的言语表达能力,深沉、真挚的情感和轻松、愉快、自信的表情等心理品质。

(六)心理咨询的基本步骤

1. 探索问题

(1)收集资料:这是开始阶段。来访者填写有关的心理咨询记录和登记表格,除姓名、年龄、职业等一般项目之外,还应进一步了解病史,问题的来龙去脉,相关的生活经历、心理社会背景、有无重大生活事件、家庭状况。对问题做一个初步的判断。此外,还应注意树立对心理咨询的信心,巩固求助动机,使来访者明确心理咨询的目的、意义、方法及效果。

(2)耐心倾听:咨询工作者要善于倾听来访者的叙述,并应用咨询技巧鼓励和启发其倾诉与内心痛苦有关的内容。

(3)心理测查:必要时可使用一些常用的各种心理测验问卷或量表。

2. 分析讨论　通过对所掌握的材料进行分析、比较,归纳问题,整理出引起苦恼的最关键问题,需答疑和指导的事情是什么,并注意两者之间的关系是否一致。了解来访者的主要问题之后,制定咨询的目标、计划和策略。

3. 实施治疗　通过分析讨论之后,咨询工作者可以提出多种解决问题的办法,并对这些办法可能导致的结果进行评价,让来访者通过对比,自己选择认为最适合解决问题的办法,并且付诸行动。

(七)注意事项

1. 正确处理与来访者的关系　获得来访者对咨询工作者的信任,是取得心理咨询效果的关键。

2. 正确认识咨询者与来访者的作用　心理咨询工作者要有自知之明,了解自己的长处与不足。要认识到自己的能力是有限的,不是各个方面都很内行,不可能圆满地解决所有人的问题。同时还要充分认识到,心理咨询的关键是发挥来访者的主观能动性。

3. 严守秘密　妥善保管心理咨询的各种资料,对于来访者在咨询过程中所叙述的各种问题都应给予严格的保密,严禁无关人员随意查阅。

4. 把握咨询时间　每次咨询的时间为30分钟至1小时,一般不要超过1小时。

5. 态度鲜明,应答审慎　咨询工作者在叙述自己的观点和看法、在给予分析和指导时,应态度明朗、旗帜鲜明,使来访者能够准确地领会其意思,切忌发表似是而非、模棱两可的意见。

三、心理护理的基本方法

（一）心理护理的特点

1. 心身相关性与心理能动性　做好心理护理,有利于调动患者主观能动性,使其能以积极的态度对待治疗,可以使患者的情绪由焦虑不安变为安定;意志由懦弱变为坚强;信念由悲观变为有信心,从而有利于康复。

2. 复杂性与个体性　复杂性,反映在心理护理需要根据患者各方面的情况,包括疾病的情况,个人方面的情况,如年龄、性别、职业、文化、个性、情绪、家庭关系、经济状况等来设计相应的护理方案。而且患者许多信息的收集还需要通过观察、交谈,向患者家庭、单位了解情况,通过心理测试和各种生理仪器的观测、分析、判断来认识。

个体性,在于它需要根据每个患者的情况来设计方案,而且还要随时根据患者心理生理情况的变化而调整改变,不能千篇一律,一成不变。

3. 广泛性与社会性　心理护理的范围非常广泛,每时每刻,每项护理操作,从入院到出院的每项活动,都需要心理护理的参与。

心理护理不可忽视社会环境因素对患者身心健康的影响,经常需要改善环境条件,减少压力,协调人际关系,做好家属工作,做好单位领导和同事的工作,请他们多给患者关心、支持和帮助。

（二）心理护理的目标

（1）建立良好的人际关系,收集相应信息,满足护理对象的合理需要,是心理护理的首要目标。

（2）创造一个使护理对象康复的心理与物质的环境,帮助护理对象适应新的社会角色是做好心理护理的前提。

（3）及时发现护理对象的不良情绪,及早采取多种措施解除心理与行为适应不良是心理护理的关键。

（4）通过心理护理的技术,帮助护理对象树立信心,调动其战胜疾病的主观能动性,提高其适应能力是心理护理的最终目标。

（三）心理护理的原则

1. 交往的原则　护理者在交往中应起主导作用,要提高自己的交往技巧,要注意相互平等。

2. 启迪的原则　护理者应当不断地运用医学、护理学以及心理学的知识向患者作宣传解释,给护理对象以启迪,消除护理对象对疾病的不合理认知,甚或错误的观念,使护理对象对待疾病、对待治疗的态度由被动变为主动。

3. 针对性的原则　护理者应根据每个患者在疾病不同阶段所出现的不同心理状态,分别有针对性地采取各种对策。

4. 自我护理的原则　护理者应帮助、启发和指导护理对象尽可能地进行自我护理。自我护理是一种为了自己的生存、健康及舒适所进行的自我实践活动。包括维持健康、自我诊断、自我用药、自我治疗、预防疾病、参加保健工作。良好的自我护理被认为是心理健康的表现,有助于护理对象的自尊、自信,并满足其某些心理需要,为痊愈创造有利的条件。

5. 心理护理和生理护理协调的原则　心理护理既要按心理规律办事,也要遵循生理护理原则,两者不可相互替代,应当相互协调。

（四）心理护理的程序

心理护理其程序见下图：

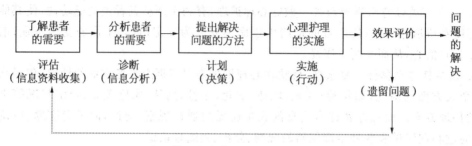

心理护理程序的问题解决式流程图

1. 了解护理对象的需要（评估）　这是问题解决的首要环节。

2. 分析护理对象的需要（诊断）　不同护理对象在不同时期都会有各种各样不同需要,对这些需要进行归纳分析,才能较好地解决问题,即心理护理诊断。

3. 提出问题的解决方法（计划）　这是决策阶段,也是运用专业知识来解决具体问题的关键步骤。根据了解和分析的结果,以主次问题先后排序,明确护理目标,设计解决问题的护理干预手段。

4. 心理护理的实施（措施）　这是行动阶段,即贯彻执行计划中的各种方案和护理干预措施性,也是"问题-解决"的手段付诸实践的过程。这个阶段也关系到护理目标的实现。除了决策的正确性之外,心理护理技巧在这里起决定作用。此阶段应做好记录,作为下一阶段的依据。

5. 心理护理的效果评价　即检查护理效果和计划执行情况。在这个阶段就是对照分析患者对心理护理的反映,看心理护理的目标是否实现,如果没有实现,就要分析原因,是哪一个环节发生了问题。是了解不全面？还是分析不正确？是决策的问题？还是行动上的不足？然后,根据评价来提出下阶段的新要求。

心理护理虽然可以分解成这样5个步骤,但它是作为一个整体并动态地进行的。

（五）心理护理注意事项

要遵循心理护理的5条原则。

1. 注意科学性和艺术性相结合　在实施心理护理时,护士的言语行动在谨慎小心的前提下,要不乏幽默、生动的风格,但内容和方法必须严格遵循心理学理论,符合科学规范。

3. 要加强护护、医护之间的协作　心理护理工作要发挥团队精神,医护人员间要通力合作,互通情报,尤其要注意不能把医护人员之间的矛盾转移到患者身上。

3. 为患者保密　这是专业的要求。一切不违法和不伤及无辜的秘密和隐私,护士都必须严格保密,更不能作为笑料谈论,否则将造成不良后果。

4. 做好心理护理效果评价　在心理护理过程中,要不断进行评价,才能确定是否达到预期目标,也才有效果、经验、教训,也才能提高心理护理水平。

5. 护士要提高自身的心理健康水平　护士应具有健全人格和健康心理,才能做好心理护理工作。在心理护理过程中,护士可能会出现一些不良心理和行为,需要不断学习,努力完善自己,才能提高自身的心理素质和心理护理水平。

第五节 心理健康教育

一、心理健康教育的概念

WHO对健康的定义是:健康不仅仅是没有疾病或病症,而是一种在身体上、心理上和社会上的完好状态或完满安宁。1992年,WHO在此基础上又增加了道德健康的内容,要求健康的个体还表现在不损害他人的利益来满足自己的要求,能够按照社会的道德规范和行为准则约束自己的行为。

《简明不列颠百科全书》关于心理健康的描述是:"心理健康指个体心理在本身及环境条件许可范围所能达到的最佳状态,但不是指绝对的十全十美状态"。心理健康的总要求是有良好的自我意识,保持良好的情绪状态,有和谐的人际关系,积极参加社会实践。心理健康教育是健康教育的重要方面。

二、心理健康教育的意义

(一)心理健康教育的意义

(1)有利于个体心理的正常发育。

(2)有利于群体更好地理解和接受新的健康观念。

(3)有利于营造融洽的人际氛围,加强家庭和社会支持系统对于个体在抵抗社会心理因素给自身造成的负面影响中的支持作用。

(二)医护领域开展心理健康教育的主要作用和意义

作为整体护理的重要组成部分,在护理领域中开展心理健康教育,是现代护理体制自我完善内涵的具体体现。

1. 提高医护质量的增效剂 通过实施心理健康教育,对患者心理活动进行积极干预,减轻不益于身心健康的负性心理反应。从而达到促进患者早日恢复健康的目的。

2. 加强护患、医患沟通的桥梁 护士在实施心理健康教育的过程,就是建立良好护患关系的过程。

3. 调动患者内在潜力的良方 通过实施心理健康教育,让患者自己了解身心的相互影响,教会患者掌握不良心境自我调整方法,将有助于充分调动患者的内在潜力。

三、心理健康教育的实施

(一)开展心理健康教育应该具备的条件

参加教育工作的人员应具备:①具有相应的医学知识;②具有医学心理学方面的相关知识;③具有一定的社会、人文科学方面的知识;④具有一定的表达能力;⑤了解所要开展教育人群的需要、信念、文化背景等。

因此,要开展好心理健康教育,对教育人员的培训或教育人员的自修都应该注意以上的问题。

（二）心理健康教育的形式

心理健康教育有以下两种形式。

1. 群体教育　又可分为专题讲座、教育活动、集体座谈3种形式。

（1）开设心理健康教育专题讲座，由具有一定心理知识的护士在同类型患者中进行专题讲座；

（2）举办心理健康教育专题娱乐活动；

（3）集体座谈，通常将十几个患者组织起来，由有经验的护士主导，围绕促进患者身心健康的共同问题进行座谈，事先要安排个别 患者"现身说法"。

2. 个别教育　指护士与患者以"一对一"方式进行教育，其特点是人员少、面对面、可随时进行。与群体教育比较更直接、更具针对性、更容易了解教育效果。个别教育又分为个别交谈和专业咨询两种方式。

（1）个别交谈：当护士经过观察发现需要对某个患者采用心理健康教育进行干预时，以有目的的个别交谈与积极暗示相结合，对乐观、外向、积极个性特征的患者，直截了当切入主题，给予忠告与建议，对悲观、消极、内向个性特征的患者应在情绪稳定的状态下委婉地给予提示，将取得良好的教育效果。

（2）专业咨询：护士根据自己所掌握的专业知识，在力所能及的范围内为患者提供一定的专业咨询，也就是护士针对患者的提问，就有关专业知识进行解答。这需要护士平时注意不断积累知识和经验。

（三）心理健康教育的原则

1. 科学性原则　所谓心理健康教育的科学性，主要有两层意思：一是理论和方法依据的科学性，二是尊重被教育者的客观心理事实。要求心理健康教育的内容应该反映目前科学对所讲问题的认识水平。此外，参加教育工作的人员对所讲授的内容应该有充分的科学依据，不能想当然地进行讲授。这样才能避免造成对被教育者的误导。

2. 预防、治疗和发展相结合的原则　心理健康教育有两种目标：消极性目标和积极性目标。消极性目标是预防和治疗各种心理和行为问题；积极性目标是被教育者在其自身和环境许可的范围内达到心理功能的最佳状态，使心理潜能得到最大程度的开发，人格或个性日趋完美。

3. 全体与个别相结合原则　在心理健康教育的对象上，应坚持全体与个别相结合的原则。对于一般的日常心理健康教育，可以采取面向全体的教育方式，而对于少数需要帮助者，应针对每个人的个性特点和个别差异，采取相应措施，进行个别教育。

4. 通俗性原则　所谓通俗性应该有两层含义：一是应该注意到教育对象均为非专业人员，因此教育内容应以此为基础；二是教育对象各有不同的文化层次和受教育背景，在开展教育时这一点也应该充分加以注意。例如，同样的内容，对大专院校学生、少年儿童、山区的农民等不同的对象应该有不同的言语表达和选择不同的教育形式。

5. 实用性原则　只有贯彻实用性的原则，才能达到预期的目的。例如，针对高考人群的健康教育内容应该是学习、记忆、情绪、睡眠与心理卫生的问题，而原发性高血压的患者，健康教育的内容应该是情绪与血压的问题。

（四）心理健康教育的实施步骤

心理健康教育的实施包括评估、计划、执行和评价4个过程。

1. 评估 评估是指系统地收集并处理教育对象的心理健康资料,全面了解心理健康需求的过程。正确评估教育对象的心理健康状态对于能否切实有效地开展健康教育十分重要。国内学者普遍认为通过以下 7 条标准,可以较全面地反映个体的心理健康状况:

(1) 适应能力:能否对变动着的环境保持良好的适应,是判断心理健康水平的重要标志。适应能力除与神经系统活动的强弱与灵活性有关外。还受生活经历和学习锻炼的影响。

(2) 耐受力:对精神刺激或压力的承受力或抵抗力统称为耐受力。不同个体的耐受力各不相同,对精神刺激的反应也各不相同。除从精神刺激、社会变故的强度来区分耐受力外,耐受力的不同,还表现为对刺激的时间持续性方面。

(3) 控制力:是指自我控制和调节的能力。人对自己的情绪、情感、思维等心理活动是可以自觉地、能动地加以控制和调节的。人的情感表达、情绪反应的强度、动机的趋向与取舍、思维的方向和过程等可以受人的意识的控制和调节,也就是说都是在大脑皮质的控制和调节下实现的。

(4) 意识水平:意识水平的高低中以从许多方面来度量。一般以注意力水平为客观指标,临床上则多以清晰度为指标。

注意力不易集中往往是某种严重精神疾病的先兆。

在临床上意识水平降低程度可分为:朦胧、梦幻、嗜睡、昏睡和昏迷等层次。

(5) 社会交往能力:社会交往是人类社会的基础,人类心理活动得以产生和维持,有赖于社会交往的发展。一个人如果没有知心朋友,或很少与朋友交流思想情感,尽管他可能工作上是好的,行为是正常的,但不能说他的心理健康没有缺陷。

(6) 康复力:康复力是指在蒙受精神打击和刺激后心理创伤的复原能力。由于认识与评价能力的水平不同、人生阅历不同、个体气质和性格不同,人们遭打击之后需要复原的时间不同,复原的程度也不同。如躯体疾病,有人患疾病能很快治好并不留后遗症;有人虽能治好但总有反复;有人则可滞留终身。康复力,是心理健康水平的另一项重要标准。

(7) 愉快胜于痛苦的道德感:道德愉快是个人与社会矛盾的统一实现,是生物属性与社会属性统一的实现。道德愉快有减轻和消除任何心理痛苦的作用,它是信心、勇敢、乐观进取、坚忍不拔等许多优良心理品质的坚实基础。道德痛苦反映了个人与社会矛盾的对抗性。道德痛苦比任何其他心理痛苦都深刻而剧烈,当一个人陷于自责自罪的痛苦之中时,他就体验不到任何真正的快乐,它可以破坏一个人的价值观和人格,可以使人陷于不能自拔的困境,直至轻生自杀。一个道德愉快的人可以拯救道德痛苦的心灵。一个人的道德愉快超过了他的道德痛苦,他就是心灵健康的人,超过的越多就越健康。

对个体或群体的心理健康状况进行正确的评估之后,才能面对教育对象有正确的了解,在心理健康教育中做到有的放矢。

在临床工作中开展患者或患者家属的心理健康教育时,还应该面对教育患者的病情有较为详细的了解,特别是应对患者的个人生活史有较为详细的了解,并且应该对患者个人生活事件与目前疾病的关系做出认真的分析。

2. 计划

(1) 教育目标的确立:要进行一项教育,应该首先确定其阶段目标和总目标,并根据目标制定相应的教育计划和实施步骤。如该教育项目可以在多长的时间内完成、采取什么样的形式完成等。

（2）教育内容的选定：根据心理健康教育的目标，心理健康教育的内容可以分为以下 3 个层次。

1）心理健康维护：包括①智能训练，对智力的不同成分，如注意力、观察力、记忆力等而设计的不同训练活动等。②情感教育，使教育对象学会把握和表达自己的情绪情感，学会有效控制、调节和合理宣泄自己的消极情感，体察与理解别人的情绪情感，并进行相关技巧的训练，如敏感性训练、自我表达训练和放松训练等。③人际关系指导，正确认识各类关系的本质，并学会处理人际互动中各种问题的技巧与原则，包括冲突解决、合作与竞争、学会拒绝，以及尊重、支持社会交往原则。④健全人格的培养，即关于个体面对社会生存压力应具备的健康人格品质，如独立性、进取心和耐挫折能力等。⑤自我心理修养指导，对通过训练和教导帮助教育对象科学地认识自己，并在自身的发展变化中，始终做到能较好地悦纳自己，如悦纳自己的优势和不足，培养自信、建立良好的自我形象等；

2）心理行为问题矫正：这是面向少数具有心理、行为问题的教育对象而开展的心理咨询、行为矫正训练的教育内容，多属矫治范畴。如情绪问题，主要指影响正常生活、学习与健康成长的负性情绪问题，如抑郁、恐惧、焦虑、紧张、忧虑等；以及身心疾患，主要是指因心理困扰而形成的躯体症状与反应。

3）心理潜能开发：主要包括进行判断、推理、逻辑思维、直觉思维、发散思维及创造性思维等各种能力的训练和培养，以及自我激励能力的训练等。

（3）教育形式的确定：在心理健康教育过程中应注意教育的通俗和使用。根据不同的对象或不同的内容，选择不同的教育形式。如对儿童的心理健康教育采用动画片的形式比开展讲座的形式好；对于患者，也许利用实际例子的宣传比系统的讲座好。

3. 实施　根据制定的健康教育计划，实施健康教育。

4. 评价　对教育效果的评价有利于教育者掌握教育实施后产生的效果，有利于教育者根据评价所得到的结果及时地修正自己的方法，从而保证既定目标的实现。评价的方式可以通过对被教育者本身进行调查、同行的评价以及对所产生的实际效果总结等方面来进行。

四、癌症患者、伤残患者和心身疾病患者的心理健康教育

（一）癌症患者的心理健康教育

1. 癌症患者存在的心理健康问题　癌症诊断一开始就是对患者的沉重心理打击。随后，有关癌症的预后问题，包括是否会产生疼痛，是否会因手术造成形体的损害，是否会威胁生命等，都会成为患者关注的中心，同时也不可避免地使其产生一系列情绪反应，并影响机体的抗病力。

（1）情感压制：实际研究显示，癌症患者较少有真正意义上的否认机制。在许多情况下，癌症患者只不过是有意识地强行控制自己的情绪，仅仅在外表上表现无所谓的样子，实际上是情感压制。情感压制的患者虽然也愿意谈论一些肿瘤问题，却不愿涉及自己的真实情感问题。情感压制的结果往往进一步恶化患者的心理环境，产生更多更复杂的心理反应。

（2）恐惧抑郁：癌症是"绝症"的观念已深入人心，这甚至使癌症恐惧症成为目前最常见的恐怖症之一，更不用说癌症患者本身了。焦虑和恐惧往往是由于对死亡、疼痛或残疾等后果的担心。

抑郁也是严重影响癌症康复的一种负性心理因素，严重者可产生自杀动机或行为。由

于上述情感压制的影响,抑郁反应常需要经过更深入的晤谈或使用一定的症状量表才能被发现。

(3)疼痛:研究证明,某些癌症患者的疼痛本身并不一定严重,主要的问题是疼痛伴随的害怕、绝望和孤独感等心理反应使患者无法忍受。

上述各种心理问题不仅对患者的治疗构成直接的影响,而且造成了患者心理健康的严重缺陷,影响了患者的生活质量,造成患者存活期的缩短。

2. 癌症患者心理健康教育的原则 对癌症患者的心理健康教育与对其他类型的患者的心理健康教育一样,是和心理治疗及心理咨询工作相伴进行的,并与心理治疗和咨询工作交叉进行的。对癌症患者,其心理健康教育的目的主要在于提高其存活期内的生活质量,并通过健康教育调整患者的心态,纠正患者在认识方面的问题,改善患者的情绪,争取延长患者的生存期。对于已经了解自己病情的癌症患者开展心理健康教育,主要是针对其共性心理问题进行健康教育。恐慌和绝望始终是癌症知情患者的主观体验,因此要针对恐慌和绝望展开心理健康教育。

在对癌症患者实施心理健康教育过程中应把握以下几点原则:

(1)贯彻自己的生命自己负责的原则,调动癌症患者内在积极性。以往为了防止患者出现强烈的心理反应,不少人主张对患者实行信息封锁。但是,由于"保密"会使医务人员有意无意地在心理上与患者保持距离,而患者对医务人员的任何信息包括语气、表情、态度等都非常敏感,结果很少能真正做到保密。一旦患者通过各种信息渠道领悟到部分真相后,反而会产生严重的被抛弃感和被蒙骗感,至此患者的孤独、抑郁、绝望等情绪反应就会特别深刻。隐瞒病情造成患者的盲目乐观和对疾病的轻视,既不利于诊断治疗的配合,也不利于患者形成应有的心理应激反应,更不利于激发和调动患者体内潜在的抗癌能力。因此,目前多数学者,包括世界卫生组织都主张应该给癌症患者提供真实的信息。适时、婉转地让患者了解病情真相是很有必要的。

提供真实信息的原则是"热忱加诚实"。在具体做法上,医务人员应在了解患者的具体心理条件如承受能力基础上,有计划地告诉患者的病情及相应的各种真实信息,同时又要始终注意保护患者的期望和信念。例如,提供癌症诊断信息时,要同时指出:"同样的疾病对不同的人的影响是难以预测的(意即你的情况不一定是最坏的)"。有条件时还可向患者介绍某一位同类患者最终是如何康复的情况。又例如,当诊断已明确的癌症患者担心或询问今后是否会出现疼痛、呕吐(因化疗)、伤残(因手术)时,医务人员在提供真实信息的同时,应指出这些结果有时不会出现,即使出现也可能并不严重。在这里,患者的期望始终受到保护,因此有利于患者在心理上做出调整,以积极的心理条件配合医疗。总之,告诉真实信息不等于权威式的"宣判",同时也要避免反应迟钝、闪烁其词或表现出无能为力的态度。

(2)协助患者保持适度的心理反应:必须善于识别患者是真正的"否认"还是情感压制,并对那些有严重情感压制的患者及时进行有关情感表达或宣泄的心理指导。具体做法包括:①对患者表示关心和理解,形成忠诚的人际关系,使其愿意表达自己深层次的负性情感体验;②有意识地向患者指导或示范表达情感的方式;③对患者偶尔的情感表达做出从容、理解和友好的反应,并以言语、表情或触摸加以强化,促使其进一步表达;④对患者暂不愿讨论的情感问题表示理解,欢迎随时进行讨论;⑤认真分析患者每次表达的问题,及时提供正确的心理指导,从根本上减少负性情绪的产生,增强患者的期望和信心;⑥其他医务人员以及家属也应以同样的方式对待患者。

(3) 尽可能降低癌症患者恐惧、抑郁情绪:随着医学科学的进步,人类已经掌握的征服癌症的办法越来越多,越来越有效了,因此要告知患者,"谈癌色变"的时代已经过去,尽可能降低癌症患者惧怕死亡的心理反应,提高他们对生命价值的再认识,动员他们参加抗癌俱乐部,以提高5年生存率和生存质量。研究资料表明,在自然消退的癌症患者中,绝大多数是平时性格开朗、生活态度乐观、喜欢文化活动和体育锻炼的人。积极参与癌症俱乐部活动的患者由于自觉地使用了乐观、充实的"心理良药良方",其生存质量和生存时间明显优于悲观消极的患者。因此鼓励患者参加气功、瑜伽功训练也有一定的好处。通过认知疗法与患者进行公开讨论并提供一定的保证;再指导放松训练和其他应对技巧,有助于降低恐惧情绪。

癌症患者的抑郁反应有身体上的原因,例如体弱、代谢紊乱、药物的毒副反应等,但是更重要的是心理上的原因。应指导患者进行积极的想象(国外报道想象疗法或冥想对抑郁患者反应比较有效),用鼓励或强化的方法增加患者做力所能及的活动,增加新异刺激;提高社会支持程度(如帮助配偶与患者保持以往的亲密关系);个别严重抑郁患者可使用三环类抗抑郁药物。

(4) 控制疼痛:疼痛是常见的心身反应。医务人员应向患者解释疼痛的实质,并在可能时使用催眠或其他想象技术,以减轻疼痛程度。最有效的办法是心理暗示止痛和采用抚摸、与患者交谈、欣赏音乐、看电视等转移注意力的方法。疼痛常常使患者有所失,进而发展成为行为退缩。处理的最核心的问题莫过于提高认知能力。心理教育的目标在于协助患者接受身体的改变,鼓励患者参与治疗,学会自己照顾自己,争取社会支持和亲属的配合。

(二) 伤残患者的心理健康教育

此处所指伤残患者是指由于外伤、手术、疾病等导致器官或组织解剖生理异常,或心理功能的异常,部分或全部丧失某一功能,在社会生活中难以充分发挥正常作用的人。有研究资料表明,情绪与精神状态对伤残者的康复具有至关重要的作用。情绪与精神状态决定着50%的成年伤残者和75%的儿童伤残者康复的成败。通过对伤残者情绪和精神干预,提高康复成功率是心理健康教育的主要目标。

1. 伤残患者存在的心理健康问题 当机体某一器官在结构或功能受到破坏而造成社会功能下降或形象受损之后,不能实现自尊,往往会带来一系列的人格变化,出现绝望、自暴自弃、孤独自卑、人际关系紧张等。它不仅影响康复,而且对日后生活质量都会造成严重的负面影响。

2. 伤残患者心理健康教育的原则

(1) 重建正常人角色:让这部分人摆脱患者角色,重新建立正常人角色。对于这一点,教育者本身首先应该注意不能将伤残人称为"患者"。因为由于某种疾病本身,治疗手段,或外界理化因素影响导致患者出现躯体的残缺或功能的障碍,在疾病本身被妥善处理后,这部分患者的角色也应该随之消失。剩下的问题是帮助他们如何在现有的躯体条件下恢复或代偿原有的功能。

(2) 正确评价自己:让其对自己现在的状况有清楚的认识,特别是应该让这部分人认识到自己现在和过去所存在的差别。在正确评价自己的基础上,协助他们确立自己新的生活目标和制定新的生活内容。从个体的需要和动机方面理解,就是按照自己现在的实际情况重新确立自己的需要。

（3）发展健全人格：要通过心理健康教育使其了解人格健全的重大意义，要宣传身残志坚、身残志不残的典型；要及时指出消极心理对自己、对家人、对社会的不利后果。

（4）建立和谐的人际关系：家庭、亲友能否给予伤残者温暖和关怀，直接影响着患者康复的信念和信心。因此护理人员要动员患者周围一切可以动员的积极因素，主动深入患者内心世界，给予患者充足的关爱。

（5）保持良好心态，增强自信心：自尊、自爱、自强、自立是伤残患者身心康复中最重要、最根本的动力。因此，护士的心理健康教育要围绕调动患者"四自"来展开。对伤残病依靠自己的毅力取得康复进程中任一进步时，要及时地、充分地给予肯定和鼓励。并为伤残人的康复积极创造条件，提供机会，设计力所能及的锻炼方案，促进早日康复。

（三）心身疾病患者的心理健康教育

1. 心身疾病患者的心理健康问题　目前研究表明，心身疾病的发生与心理因素和个体的遗传素质均密切相关。心身疾病患者主要存在如下心理健康问题。

（1）个性问题：每一类心身疾病的患者均有其特殊的人格特征，而每一个患者，由于其经历以及其他背景的不同，在人格方面也有其特殊性。患者人格特征中的不良因素对疾病的发生和预后起很大的作用。

（2）对疾病认识的偏差：多数患者总认为自己患的是躯体疾病，应该针对躯体问题来治疗，对于自己存在的个性问题和心理卫生问题则不以为然。

（3）情绪问题：许多心身疾病患者存在情绪问题。最常见的情绪问题是焦虑和抑郁。心身疾病患者出现情绪障碍的原因一般有 3 种情况：患者在患躯体疾病后，由于对疾病可能产生的后果的担心，由于疾病所造成患者在社会功能方面的问题，以及生物学方面的原因都是心身疾病患者产生情绪障碍的原因。

2. 心身疾病患者的心理健康教育原则　心身疾病患者的心理健康教育主要应从人格、情绪和行为着手，如让冠心病患者认识自己所患疾病与 A 型性格的密切关系，尽可能地改变行为模式，将有利于病情控制和康复。

（1）心身医学和心身疾病知识的宣传：使患者明白个体所发生的疾病除和自身的内在因素（遗传、生化、内分泌等）有关外，还和环境因素密切有关，包括自然环境和社会环境，而社会环境的致病因素主要是心理因素。从这个意义上说，任何疾病的发生、发展和转轨都和心理因素有关。宣传教育中应该做的另一个工作就是用通俗的言语将心身疾病的有关知识传递给患者。

（2）指出个性的弱点或缺陷在导致某种心身疾病中的作用：向患者传递的信息应包括什么是个性，个性问题对于个体认识、情感和行为方面的影响，个性某方面的弱点或不足与目前所发生的疾病的关系以及进行个性的修饰所应该进行的努力。

（3）调节患者的情绪：教育的内容包括指出患者可能存在的情绪障碍问题及其可能的原因，如何识别情绪问题，指出情绪问题在当前躯体疾病的发生，以及今后在躯体疾病治疗和躯体康复中可能带来的消极影响。其目的在于使患者在注意到自己的躯体问题的同时，高度注意并积极配合解决其情绪问题。

1）发展积极情绪：①创造能表达情绪的环境，如听音乐、漫步静思、与挚友畅谈、给亲朋好友写信等。②发展积极的自我感觉，从情境中去体验积极的感受，如幸福感、愉悦感、对生活充满热情和渴望等。③学会有效地解决问题的方法。凡是能成功地解决新发现的问题，就会感到快乐。

2）防止或应付消极情绪：①学会面对危险情境不畏惧、不焦虑、不回避，积极应对，合理解决；②遇到无法应付的焦虑情境时，应暂时做战略性的撤离，在增强应对能力后再去应对；③在作好充分准备后，要立即应对危险情境，不要让消极情绪长期存续下去；④疏泄和平定情绪，找合适的场所和替身充分发泄不满情绪，有助于平定情绪和解除敌意。

（4）强调保持正常的社会角色和正常的社会功能：向患者阐明正常社会功能和正常生活的维持与个体正常情绪保持之间的关系，缓解患者的心理社会应激，增强患者的适应和应对能力。

（上海健康医学院　　林　茵）

第二篇

相关基础理论

第四章　人群健康研究中的资料分析与调查设计

第一节　卫生统计工作概述

一、卫生统计工作的基本概念

卫生统计方法是应用概率论和数理统计的基本原理和方法,研究医学领域中数据的收集、整理和分析的一门应用性学科。下面介绍在统计工作中经常会使用的一些基本概念。

（一）总体与样本

总体(population)是指根据研究目的确定的性质相同的观察单位的全体。更确切地说,是同质的所有观察单位某项观察值(变量值)的集合。例如,研究某地 2002 年正常成人白细胞数,观察对象是该地 2002 年全部正常成人,观察单位是每个人,观察值是每人测得的白细胞数,则该地 2002 年全部正常成人的白细胞数就构成了一个总体。

从总体中随机抽取部分观察单位其某项指标的实测值组成样本(sample)。例如,从上述的某地 2002 年正常成人中随机抽取 150 人,这 150 正常成人的白细胞数就是样本。从总体中抽取部分个体的过程称为抽样。抽样必须遵循随机化原则,即总体中每一个体有同等的机会被抽取,这样的样本对总体有较好的代表性。

（二）抽样误差

由于总体中各观察单位间存在个体变异,抽样研究中抽取的样本,只包含总体的一部分观察单位,因而样本指标不一定恰好等于相应的总体指标。例如,从某市某年 5 岁男童的总体中随机抽取 110 名儿童,调查得到此样本的身高均数为 119.95 cm,这个数值不一定恰好等于该市 7 岁男童的总体身高均数。样本指标与总体指标的差异称为抽样误差。显然,抽样误差越小,用样本推断总体的准确性就越高;反之亦然。由于生物的个体变异是客观存在的,因而在抽样过程中抽样误差是不可避免的,但抽样误差是可以控制和予以估计的。

（三）变量及其分类

人们在研究某种医学现象时,一般需从掌握其具体的特征入手。这些特征称为观察指标。如人的年龄、体重、身高等。这些观察指标在统计学上统称为变量,对变量的测定值称为变量值。按变量值是定量还是定性,可将它们分成以下类型。

1. 数值变量　其变量值是用定量方法测量的,表现为数值的大小,一般有计量单位。如调查 7 岁男童生长发育状况时,每个人的身高(cm)、坐高(cm)和体重(kg)等都是数值变量。

2. 分类变量　其变量值是用定性方法得到的,表现为互不相容的类别或属性。根据类别是否有程度上的差别,其又可分为以下两种类型。

（1）无序分类:无序分类的各类别间无程度上的差别,包括:①二项分类,如某药治疗菌痢,治疗结果按治愈和未愈分为两类,两类间相互对立;②多项分类,如测量某人群的血型,结果分为 A 型、B 型、AB 型和 O 型,表现为多个互不相容的类别。

(2) 有序分类:有序分类的各类别之间有程度上的差别。例如临床疗效按治愈、显效、好转和无效分为 4 级,每级治疗效果有程度上差别。

不同类型的变量其统计处理方法不同,对于初学者来说分清变量类型是很重要的。在实际应用中,根据分析的需要,各类型变量间可以互相转化,如观察某人群成年女子的血红蛋白量(g/L),属数值变量;若按血红蛋白正常与异常分为两类,属二项分类变量;若按血红蛋白量的多少分为 5 个等级:重度贫血、中度贫血、轻度贫血、正常、血红蛋白增高,又属有序分类变量。有时也可将分类变量数量化,如二项分类的治疗结果(治愈和未愈)用 1、0 表示;有序分类的临床疗效(无效、好转、显效、治愈)用 0、1、2、3 表示。

二、卫生统计工作的基本步骤

统计工作一般分为设计、收集资料、整理资料和分析资料 4 个步骤。这 4 个步骤是相互联系、不可分割的。任何一个步骤的缺陷都会影响后续步骤,使统计分析的结果不可靠。

(一) 设计

在从事医学科学研究工作之前,要事先作好研究计划,即研究设计。一个完整的医学科研设计应包括研究目的、意义、研究对象、研究方法与内容,以及研究进度和预期结果等基本内容。因此设计就是对整个研究工作进行全盘规划。所以设计是后 3 个步骤的依据,是统计工作最重要的一个环节。根据设计中是否对观察单位施加处理因素,医学科研设计分为调查设计和实验设计。这两种设计的具体内容将在第四篇的有关章节中介绍。

(二) 收集资料

根据研究目的收集准确、完整的原始资料,这是统计分析的基础。医学统计资料主要来自于以下 4 个方面:①统计报表,如疫情报表、医院工作报表等,这些都是根据国家规定的报告制度,由医疗卫生机构定期逐级上报的。②登记和报告卡(单),如出生报告单和出生登记卡、死亡报告单和死亡登记卡、传染病和职业病报告卡、肿瘤发病和肿瘤死亡报告卡等。③日常医疗卫生工作记录,如门诊病历、住院病历和健康检查记录等。④专题调查或实验,这是开展医学科研的主要资料来源。上述前 3 种医学统计资料的内容都有局限性,如需进行深入分析,常采用专题调查或实验。

(三) 整理资料

资料整理的目的是把原始资料系统化和条理化,便于下一步计算统计指标和统计分析。资料整理的过程包括:①对原始数据进行核对和检查。②设计分组有两种,一是质量分组,即将观察单位按其属性或类别(如性别、职业、疾病分类等)归类分组;二是数量分组,即将观察单位按数值大小(如年龄大小、血压高低等)分组。两种分组常结合应用,一般是在质量分组基础上进行数量分组,如先按性别分组、再按体重的数值大小分组。③按分组要求设计整理表,汇总资料(手工记、分卡或计算机汇总)。

(四) 分析资料

统计分析目的是计算有关指标,反映资料的综合特征,揭示资料的内在联系和规律。统计分析包括统计描述和统计推断。统计描述是指用统计指标和适宜的统计表或图描述统计资料的分布规律及其数量特征;统计推断包含总体参数估计和假设检验两个方面内容。

第二节 计量资料的统计分析

对计量资料进行统计分析的一般步骤,是先对观察测量得到的观察值进行统计描述,再在此基础上进行深入的统计推断。若资料样本含量较少,可直接计算平均数与变异指标;当例数较多时,可先编制成频数表,了解变量值的分布情况,然后通过计算平均数描述其集中位置、计算变异指标描述其离散程度。

一、集中趋势

描述一组观察值集中位置或平均水平的指标称为平均数。它能使人对资料有个简明概括的印象,并能进行资料间的比较。常用的平均数有算术均数、几何均数和中位数。

(一)算术均数

算术均数(arithmetic mean),简称均数,常用 $\bar{X}$ 表示样本均数,希腊字母 μ 表示总体均数。适用于对称分布,特别是正态或近似正态分布的数值变量数据。其计算方法有:

1. 直接法 用于样本的观察值个数较少时,如<30。其公式为:

$$\bar{X} = \frac{X_1 + X_2 + \cdots + X_n}{n} = \frac{\sum X_i}{n} \tag{4-1}$$

2. 加权法

(1)编制频数表

1)求全距:找出观察值中的最大值与最小值,它们的差值为全距(或极差),常用 R 表示。

2)确定组段和组距:一般设 8～13 个组段。各组段的起点和终点分别称为下限和上限,某组段的组中值为该组段的(下限+上限)/2。相邻两组段的下限之差称为组距,常用全距的 1/10 取整为组距。

3)列出频数表:采用划记法或计算机将原始数据汇总,得出各组段的观察例数,即频数,将各组段(或各观察值)及其相应的频数列表即为频数表。

(2)计算公式

$$\bar{X} = \frac{f_1 X_1 + f_2 X_2 + \cdots + f_k X_k}{f_1 + f_2 + \cdots + f_k} = \frac{\sum fX}{\sum f} \tag{4-2}$$

式中:k 为组段数,$f_1, f_1, \cdots, f_k$ 分别为各组段的频数;$X_1, X_2, \cdots, X_k$ 分别为各组段的组中值。组中值为本组段的下限与相邻较大组段的下限相加除以 2。

(二)几何均数

几何均数(geometric mean),用 G 表示,适用于某些呈正偏态分布,但数据经过对数变换后呈正态分布的资料;也可用于观察值之间呈倍数或近似倍数变化(等比关系)的资料。

1. 直接法 用于观察值个数不多时,其计算公式为:

$$G = \sqrt[n]{X_1 X_2 \cdots X_n} \tag{4-3}$$

$$G = \lg^{-1}\left[\frac{\sum \lg x}{n}\right] \tag{4-4}$$

2. 加权法 用于样本中相同观察值较多或频数表资料时,公式为:

$$G = \lg^{-1}\left(\frac{f_1\lg x_1 + f_2\lg x_2 + \cdots f_n\lg x_n}{\sum f}\right) = \lg^{-1}\left(\frac{\sum f\lg X}{\sum f}\right) \tag{4-5}$$

式中:X 为各组段的效价或滴度的倒数或各组段的组中值(对数正态分布资料时);f 为各组段所对应的频数。

（三）中位数

中位数(median),是一组由小到大排列的观察值中位次居中的数值,用 M 表示。它常用于描述偏态分布或分布不明资料的中心位置。当 n 较小时,可直接由原始数据求中位数:先将观察值由小到大排列,n 为奇数时,位置居中的观察值即为中位数 M;n 为偶数时,位置居中的两个观察值的平均数即为中位数 M。当 n 较大时,先将观察值编制成频数表,再按公式(4-6)求中位数 M。

式中:L 为中位数(即累计频率为 50%)所在组段的下限;i 为该组段的组距;f 为该组段的频数;$\sum f_L$ 为小于 L 的各组段的累计频数;n 为总例数。

$$M = L + \frac{i}{f}\left(\frac{n}{2} - \sum f_L\right) \tag{4-6}$$

二、离散趋势

多组资料均数相同,只说明其集中趋势相同,各组数据内部观察值参差不齐的程度可能不同。此时,常用极差、四分位数间距、方差、标准差和变异系数等指标来描述资料的离散程度。

（一）四分位数间距

四分位数间距(quartile interval)是上四分位数 Q_u(即 P_{75})与下四分位数 Q_L(即 P_{25})之差,其间包括了全部观察值中间的一半,用 Q 表示。它适用于偏态分布资料,特别是分布末端无确定数据不能计算全距、方差和标准差的资料。

（二）标准差

为了全面考虑观察值的变异情况,克服全距和四分位数间距的缺点,需计算总体中每个观察值 X 与总体均数 μ 的差值$(\bar{X}-\mu)$,称之为离均差,其均数即总体方差,用 σ^2 表示,样本方差用 S^2 表示。式中的,$n-1$ 称为自由度。

$$\sigma^2 = \frac{\sum(X-\mu)^2}{N} \tag{4-7}$$

$$S^2 = \frac{\sum(X-\bar{X})^2}{n-1} \tag{4-8}$$

标准差:将方差开方,恢复成原度量单位,得总体标准差和样本标准差。方差与标准差适用于对称分布,特别是正态或近似正态分布资料。

$$S = \sqrt{\frac{\sum(X-\bar{X})^2}{n-1}} \tag{4-9}$$

直接法:

$$S = \sqrt{\frac{\sum X^2 - \frac{(\sum X)^2}{n}}{n-1}} \tag{4-10}$$

加权法：

$$S = \sqrt{\dfrac{\sum fX^2 - \dfrac{(\sum fX)^2}{\sum f}}{\sum f - 1}}$$ （4-11）

标准差的应用：

（1）表示观察值的变异程度（或离散程度）；

（2）在两组（或几组）资料均数相近、度量单位相同的条件下表示观察值的变异度大小；

（3）结合均数描述正态分布的特征和估计医学参考值范围；

（4）结合样本含量 n 计算标准误。

（三）变异系数

变异系数（coefficient of variation，用 CV 表示）常用于比较度量单位不同或均数相差悬殊的两组（或多组）资料的变异度。

$$CV = \dfrac{S}{\overline{X}} \times 100\%$$ （4-12）

三、正态分布和医学参考值范围的估计

（一）正态分布

正态分布是一种最常见、最重要的连续性分布。在医学研究中有许多正常人生理、生化指标变量的分布呈正态或近似正态分布。正态分布是数理统计中发展得最为完善的一种分布，很多统计推断都是在正态分布条件下进行的，有时也将一些非正态分布资料转化为正态分布来处理。正态分布有以下 4 个方面特征：①正态曲线在横轴上方均数处最高；②正态分布以均数为中心，左右对称；③正态分布有两个参数，即均数 μ 和标准差 σ，常用 $N(\mu, \sigma^2)$ 来表示均数为 μ；④正态曲线在 $\pm 1\sigma$ 处各有一个拐点；⑤正态曲线下的面积分布有一定的规律，在应用中经常用到正态分布曲线下一定范围的面积占总面积的百分数，用以估计落在该范围内的频数占总频数的百分数。

（二）正态曲线下面积的分布规律

实际工作中经常要用的面积规律有以下 3 点，①正态分布时区间（$\mu - 1\sigma$，$\mu + 1\sigma$）的面积占总面积的 68.27%；②正态分布时区间（$\mu - 1.96\sigma$，$\mu + 1.96\sigma$）的面积占总面积的 95.00%；③正态分布区间（$\mu - 2.58\sigma$，$\mu + 2.58\sigma$）的面积占总面积的 99.00%。

（三）医学参考值范围的估计

医学参考值又称临床参考值或正常值，是指"正常"人体和动物的各种生理常数、体液、排泄物中各种成分含量及人体对各种试验的反应值。广义的医学参考值还包括各类"卫生标准"。应注意的是，医学参考值的不是一个单一的数值，而是许多数值的集合或全体，即是一个范围。

估计医学参考值范围的方法甚多，如正态分布法、对数正态分布法、正态概率值法、百分位数法、曲线拟合法和容许区间法等。现以 95% 正常值范围为例，主要介绍以下 2 种。

1. 正态分布法　适用于正态或近似正态分布资料。

双侧 95% 界值：$\overline{X} \pm 1.96s$

单侧95%上界：$\bar{X}+1.645s$

单侧95%下界：$\bar{X}-1.645s$

2. 百分位数法　常用于偏态分布资料。

双侧95%界值：$P_{2.5}$和$P_{97.5}$

单侧95%上界：P_{95}

单侧95%下界：P_5

制定参考值范围时的注意事项：①应注意参考值范围是基于一定可信度而建立的，即它最多仅能包含95%或99%的"正常"个体；②临床应用中采用多指标联合诊断可提高判断的效率；③观察值的正常值范围要与均数的可信区间相区别。

四、均数的抽样误差与标准误

由于存在人与人之间的个体差异，即使从同一总体用同样方法随机抽取例数相同的一些样本，各样本算得的某种指标，如平均数（或率），通常也参差不齐，存在一定的差异。如某医生从某地抽了120名12岁男孩，测量其身高，计算出均数为143.10 cm，若再从该地抽120名12岁男孩，其平均身高未必仍等于143.10 cm，也不一定恰好等于某市12岁男孩身高的总体均数，这种差异是由于抽样造成的。由抽样而造成的样本均数与总体均数之差异或各样本均数之差异称为均数的抽样误差。抽样误差是不可避免的，但能估计其大小，反映均数抽样误差大小的指标是样本均数$\bar{X}$的标准差，简称标准误，记作$\sigma_{\bar{x}}$，在实际的抽样研究中，σ常属未知，用标准误s_x（估计值）。

$$\sigma_{\bar{x}}=\frac{\sigma}{\sqrt{n}} \tag{4-13}$$

$$s_{\bar{x}}=\frac{s}{\sqrt{n}} \tag{4-14}$$

五、总体均数可信区间的估计

总体均数可信区间（Confidence interval）的估计，是在一组调查或实验数据，如果是计量资料，可求得平均数、标准差等统计指标，如果是计数资料则求百分率藉以概括说明这群观察数据的特征，称为样本统计量；我们所要探索的是总体参数，而我们得到的却是样本统计量，用样本统计量估计或推论总体参数的过程叫参数估计。

参数估计的方法有两种：一是点（值）估计（point estimation），二是用区间估计（interval estimation），统计学上习惯用95%（或99%）可信区间表示总体均数μ有95%（或99%）的可能性在某一范围。

1. σ已知时　总体均数μ的95%可信区间为

$(\bar{X}-1.96\sigma_x, +\bar{X}1.96\sigma_x)$

2. σ未知，但n足够大（如$n>100$）时　总体均数μ的95%可信区间为

$(\bar{X}-1.96s_x, \bar{X}+1.96s_x)$

3. σ未知且n小时　总体均数μ的95%可信区间为

$(\bar{X}-t_{0.05(v)}s_x \leqslant t \leqslant \bar{X}+t_{0.05}(v)s_x)$

六、t 检验

(一) 假设检验的基本原理

假设检验是用来判断样本与样本,样本与总体的差异是由抽样误差引起,还是本质差别造成的统计推断方法。假设检验的基本思想是小概率反证法思想。小概率思想是指小概率事件($P<0.01$ 或 $P<0.05$)在一次试验中基本上不会发生。反证法思想是先提出假设(检验假设 H_0),再用适当的统计方法确定假设成立的可能性大小,如可能性小,则认为假设不成立;若可能性大,则还不能认为假设不成立。

(二) 假设检验的基本步骤

1. 建立检验假设,确定检验水准　假设有二。一是无效假设,符号为 H_0,假设两总体均数相等($\mu=\mu_0$),即样本均数 $\bar{X}$ 所代表的总体均数 μ 与假设的总体均数 μ_0 相等。$\bar{X}$ 和 μ_0 的差别由抽样误差所致;二是备择假设,符号为 H_1,假设两总体均数不等 ($\mu\neq\mu_0$),即样本均数 $\bar{X}$ 所代表的总体均数 μ 与假设的总体均数 μ_0 不相等。若目的是推断两总体均数有无差别,并不关心 $\mu>\mu_0$ 还是 $\mu<\mu_0$,应用双侧检验,$H_0:\mu=\mu_0$,$H_1:\mu\neq\mu_0$;若从专业知识已知 $\mu>\mu_0$,不会出现 $\mu<\mu_0$(或已知不会出现 $\mu>\mu_0$),则用单侧检验,$H_0:\mu=\mu_0$,$H_1:\mu>\mu_0$(或 $\mu<\mu_0$)。检验水准亦称显著性水准,符号为 α,是假设检验时发生第一类错误的概率。常取 0.05 或 0.01。

2. 选定检验方法,计算检验统计量　根据分析目的、设计类型和资料类型选用适当的检验方法,计算相应的统计量。如计算 u 值或 t 值。

3. 确定 P 值,作出统计推断结论　用算得的统计量与相应的界值作比较,确定 P 值。根据 P 值大小作出拒绝或不拒绝 H_0 的统计推断结论:①若 $P>\alpha$,按 α 检验水准,不拒绝 H_0;②若 $P\leqslant\alpha$,按 α 检验水准,拒绝 H_0,接受 H_1。

假设检验的方法通常是以选定的检验统计量而命名的,t 检验和 u 检验就是统计量为 t、u 的假设检验,两者均是常见的假设检验方法。u 检验(u test)和 t 检验(t test)可用于样本均数与总体均数的比较以及两样本均数的比较。u 检验的应用条件是 σ 已知或 σ 未知但 n 足够大(如 $n>100$)。t 检验的应用条件是:①σ 未知,n 较小;②样本来自正态分布总体;③两样本均数比较时还要求两总体方差相等。

(三) 样本均数与总体均数比较的 t 检验

比较的目的是推断样本所代表的未知总体均数 μ 与已知总体均数 μ_0。有无差别。u 检验用于 σ 已知或 σ 未知但 n 足够大时,t 检验用于 σ 未知且 n 较小时。

例 4.1　根据大量调查,已知健康成年男子脉搏均数为 72 次/分,某医生在山区随机抽查 25 名健康成年男子,求得其脉搏均数为 74.2 次/分,标准差 6.5 次/分,能否据此认为山区成年男子的脉搏高于一般?

$$t=\frac{\bar{X}-\mu_0}{S_{\bar{X}}}\qquad(4\text{-}15)$$

自由度 $\upsilon=n-1$

以算得的统计量 t,根据自由度 υ 和检验水准 α 查 t 界值表,若 $|t|<t_{\alpha,\upsilon}$,则 $P>\alpha$,不拒绝 H_0,差异无统计学意义;若 $|t|>t_{\alpha,\upsilon}$,则 $P<\alpha$,拒绝 H_0,接受 H_1,差异有统计学意义。

$H_0: \mu = \mu_0, H_1: \mu > \mu_0, \alpha = 0.05$（单侧检验）

$$t = \frac{\overline{X} - \mu_0}{S_{\overline{X}}} = 1.692$$

自由度 $\nu = 25 - 1 = 24$，查 t 界值表（单侧）得 $t_{0.05(24)} = 1.711$。算得的统计量 $t = 1.692 < 1.711$，$P > 0.05$，按 $\alpha = 0.05$ 检验水准不拒绝 H_0，尚不能认为该山区成年男子的脉搏高于一般。

（四）配对设计的差值均数与总体均数 0 比较的 t 检验

对于配对设计的两样本均数比较可看成是样本均数 d 与总体均数 $\mu_d = 0$ 的比较。按公式(4-16)计算检验统计量 t。

$$t = \frac{\overline{d} - \mu_d}{S_{\overline{d}}} = \frac{\overline{d}}{S_d / \sqrt{n}} \tag{4-16}$$

式中：$\overline{d}$ 为差值的均数，S_d 为差值的标准差，n 为对子数，$S_{\overline{d}}$ 为差值的标准误。

例 4.2　分别用两种测量肺活量的仪器测得 12 名妇女的最大呼气率(L/min)，资料如表 4-1，问两种方法的检测结果有无差别？

H_0：两仪器检测结果相同，即 $\mu_d = 0$

H_1：两仪器检测结果不同，即 $\mu_d \neq 0$

双侧 $\alpha = 0.05$

$$\overline{d} = \sum d / n = 206 / 12 = 17.17 (\text{L/min})$$

计算得，$S_d = 40.33 (\text{L/min})$，根据公式(3.17)计算 $t = 1.475$（表 4-1）。

表 4-1　两种方法检测 12 名妇女最大呼气率(L/min)结果

被检测者号 (1)	mini (2)	wright (3)	d (4)=(2)-(3)	d^2 (5)
1	525	490	35	1 225
2	415	397	18	324
3	508	512	−4	16
4	444	401	43	1 849
5	500	470	30	900
6	460	415	45	2 025
7	390	431	−41	1 681
8	432	429	3	9
9	420	420	0	0
10	227	275	−48	2 304
11	268	165	103	10 603
12	443	421	22	484
合　计			206	21 426

查 t 值表，得 $t_{0.2(11)} = 1.363$，$t_{0.1(11)} = 1.796$，$1.363 < 1.475 < 1.796$，故 $0.20 > P > 0.10$，按 $\alpha = 0.05$ 水准不拒绝 H_0，尚不能认为两种仪器检查的结果不同。

（五）完全随机设计的两样本均数的 t 检验

可用于两样本含量较小时，且要求两样本总体方差相等。

$$t=\frac{\bar{X}_1-\bar{X}_2}{S_{\bar{X}_-\bar{X}_2}}=\frac{\bar{X}-\bar{X}_2}{\sqrt{S_c^2\left(\frac{1}{n_1}+\frac{1}{n_2}\right)}}=\frac{\bar{X}_1-\bar{X}_2}{\sqrt{\frac{(n_1-1)S_1^2+(n_2-1)S_2^2}{n_1+n_2-2}\left(\frac{1}{n_1}+\frac{1}{n_2}\right)}} \quad (4\text{-}17)$$

$\upsilon=n_1+n_2-1$,式中 $S_{\bar{X}_1-\bar{x}_2}$ 为两样本均数之差的标准误;S_c 为两样本的合并方差。

例 4.3 某医生测得 18 例慢性支气管炎患者及 16 例健康人的尿 17 酮类固醇排出量 (mg/dl),慢性支气管炎患者的均数为 4.454 mg/dl,标准差为 1.324 mg/dl,健康人的均数为 5.299 mg/dl,标准差为 1.382 mg/dl。试问两组的均数有无不同。

$H_0:\mu_1=\mu_2$,即两总体均数相等

$H_1:\mu_1=\mu_2$,即两总体均数不相等

$\alpha=0.05$

$n_1=18$, $\bar{x}_1=4.454$ mg/dl, $S_1=1.324$ mg/dl

$n_1=16$, $\bar{x}_2=5.299$ mg/dl, $S_2=1.382$ mg/dl

按公式(3.19)计算得 $t=-1.82,\upsilon=18+16-2=32$

查 t 界值表,$t_{0.05(32)}=2.037>1.82,P>0.05$,按 $\alpha=0.05$ 水准不拒绝 H_0,尚不能认为慢性支气管炎患者尿 17 酮类固醇的排出量与健康人不同。

(六)t 检验的应用条件和注意事项

两个小样本均数比较的 t 检验有以下应用条件:①两样本来自的总体均符合正态分布;②两样本来自的总体方差齐。故在进行两小样本均数比较的 t 检验之前,要用方差齐性检验来推断两样本代表的总体方差是否相等。判断两样本来自的总体是否符合正态分布,可用正态性检验的方法。若两样本来自的总体方差不齐,也不符合正态分布,对符合对数正态分布的资料可用其几何均数进行 t 检验,对其他资料可用 t' 检验或秩和检验进行分析。进行 t 检验应注意以下事项:

(1) 做假设检验之前,应注意资料本身是否有可比性。

(2) 当差别有统计学意义时应注意这样的差别在实际应用中有无意义。

(3) 根据资料类型和特点选用正确的假设检验方法。

(4) 根据专业及经验确定是选用单侧检验还是双侧检验。

(5) 判断结论时不能绝对化,应注意无论接受或拒绝检验假设,都有判断错误的可能性,即发生Ⅰ类错误或Ⅱ类错误的可能性。

第三节 分类资料的统计描述

对分类变量资料进行统计描述的一般步骤,是先对观察测量得到的变量值(即观察值)进行分类汇总(即"计数")得到分类资料频数表(属于绝对数指标),再在此基础上计算相对数指标(即两个指标之比),才能对分类变量资料进行正确的描述。

一、常用相对数

相对数是两个有关的绝对数之比,通常用百分比、千分比或万分比等表示,是医学研究

中最常用的统计指标之一,常用的指标有率(rate)、构成比(constituent ratio)和相对比(relative ratio)。

(一)率

某现象实际发生数与可能发生某现象的总数之比,用以说明某现象发生的频率或强度,又称频率指标,常以百分率、千分率、万分率或十万分率表示,计算公式为:

$$率=\frac{实际发生某现象的观察数}{可能发生某现象的观察单位总数}\times K \tag{4-18}$$

式中:K 为比例基数,如 100%,$1\,000\%$,万/万,10 万/10 万,等。

在医学上常用的强度相对数有患病率、发病率、感染率、病死率、死亡率及人口自然增长率等。

(二)构成比

事物内部某一部分的观察数与事物内部各部分的观察单位数总和之比,以百分数表说明事物内部各部分所占的比重或分布。计算公式为:

$$构成比=\frac{事物内部某一部分的观察单位数}{事物内部各部分的观察单位总数和}\times 100\% \tag{4-19}$$

(三)相对比

两个有关指标之比,说明一个指标是另一个指标的几倍或百分之几。两个指标可能性质相同或性质不同。计算公式为:

$$相对比=\frac{甲指标}{乙标准}(或\times100\%) \tag{4-20}$$

二、应用相对数的注意事项

(1)计算相对数时,观察单位数应足够多;

(2)分析时构成比和率不能混淆;

(3)观察单位数不等的几个率的平均率不等于这几个率的算术平均值;

(4)相对数的相互比较应注意可比性;

(5)样本率或构成比的比较应做假设检验。

三、率的标准化法

在工作中,比较几个强度相对数(率)时,应注意它们的内部构成是否有差异,当几个率的内部构成不同时,就要先进行率的标准化,而后再做比较,否则容易导致错误的结论。如表 4-2 为甲、乙两医院的治愈率比较。

表 4-2 甲、乙两医院的治愈率

科别	出院人数		治愈人数		治愈率(%)	
	甲医院	乙医院	甲医院	乙医院	甲医院	乙医院
内　科	1 500	500	975	315	65.0	63.0
外　科	500	1 500	470	1 365	94.0	91.0
传染病科	500	500	475	460	95.0	92.0
合　计	2 500	2 500	1 920	2 140	76.8	85.6

从表 4-2 可看出,各科分别比较时,甲医院各科治愈率均高于乙医院,但合计比较时,甲医院的治愈率却低于乙医院。出现矛盾的原因是由于两个医院各科出院患者数的构成不同。外科患者的治愈率一般较内科高,甲医院外科患者少,内科患者较乙医院多。因此,虽然甲医院各科的治愈率都较乙医院高,但全院的治愈率反而低。可见,不分析各科患者数的分配比例,单凭全院治愈率来评价医院的工作质量,容易导致错误的结论。解决这个矛盾的方法是进行率的标准化(简称标化)。

（一）标准化的意义和基本思想

标准化法是指采用统一的标准对内部构成不同的各组频率进行调整和对比的方法。率的标准化可在比较总率时消除混杂因素(confounding factor)的影响,用标准化法将资料变换为符合可比条件。采用统一的标准调整后的率为标准化率,简称为标化率(standardized rate),亦称调整率(adjusted rate)。

（二）率标准化法方法选择

常用的计算标化率的方法有直接法和间接法。直接法的使用条件是已经有被观察的人群中各年龄组的患病率(或发病率、死亡率等)资料。若缺乏各年龄组的患病率资料,仅有各年龄组的观察单位数和总的患病率,则选择间接法。

（三）标准选择

(1) 选择一个具有代表性的、内部构成相对稳定的较大人群作为标准;

(2) 将要比较的两组资料内部各相应小组的观察单位数相加,作为共同的标准;

(3) 从要比较的两组中任选一组的内部构成作为标准。

（四）标化率的计算(直接法)

已知标准组年龄别人口数时

$$p' = (\sum N_i P_i)/N \tag{4-21}$$

以表 4-3 资料为例,进行治愈率的标化时,可采用下列步骤。

表 4-3　甲、乙两医院的治愈率(标化后)

科别	患者数	预期治愈人数		治愈率(%)	
		甲医院	乙医院	甲医院	乙医院
内　科	2 000	1 300	1 260	65.0	63.0
外　科	2 000	1 880	1 820	94.0	91.0
传染病科	1 000	950	920	95.0	92.0
合　计	5 000	4 130	4 000	82.6	80.0

(1) 选定标准构成:选用各科甲、乙两医院出院人数的合计数做标准构成,见表 4-3 患者数栏。

(2) 推算预期治愈人数:将各科的治愈率与标准构成的人数相乘得治愈人数。如:甲医院内科应治愈人数＝2 000×65.0%＝1 300 人;乙医院内科应治愈人数＝2 000×63.0%＝1 260人;余类推,见表 4-3 治愈人数栏。

(3) 求标准化治愈率:将甲、乙两医院各科推算的治愈人数分别相加,再除以标准构成的合计数。如:甲医院标准化治愈率＝4 130/5 000×100%＝82.6%;乙医院标准化治愈率＝4 000/5 000×100%＝80.0%。

经标化后再比较,则甲院的治愈率高于乙院,与各科分别比较的结果相一致。

四、率的抽样误差和总体率的估计

(一)率的抽样误差和标准误

从同一个总体中随机抽出观察数相等的多个样本,样本率与总体率、各样本率之间往往会有差异,这种差异被称作率的抽样误差。率的抽样误差用率的标准误表示,计算公式如下:

$$\sigma_p = \sqrt{\frac{\pi(1-\pi)}{n}} \tag{4-22}$$

式中:σ_p 为率的标准误;Π 为总体的阳性率;n 为样本含量。若不知道总体阳性率 Π,则用样本阳性率 p 来代替。

$$S_p = \sqrt{\frac{p(1-p)}{n}} \tag{4-23}$$

(二)总体率的可信区间估计

1. 正态近似法 当样本含量 n 足够大,样本率 p 或 $1-p$ 均不太小时(如 np 和 $n(1-p)$ 均 >5),样本率的分布近似正态分布,总体率可信区间的估计由下列公式估计:

$$总体率(\Pi)95\%的可信区间:p \pm 1.96 s_p \tag{4-24}$$

$$总体率(\Pi)99\%的可信区间:p \pm 2.58 s_p \tag{4-25}$$

2. 查表法 当 n 较小,如 $n \leqslant 50$,特别是 p 接近于 0 或 1 时,可根据样本含量 n 和阳性数 x 查阅统计学专著中的附表。

五、χ^2 检验

χ^2 检验(chi-square test)是用途很广的一种假设检验方法,主要用于推断两个或两个以上总体率或构成比之间有无差别,也可检验两类事物之间是否存在一定的关系。

(一)四格表资料的 χ^2 检验

例 4.4 某医生用两种疗法治疗肺癌,出院后随访 24 个月。甲疗法治疗 46 例,乙疗法治疗 58 例,结果见表 4-4。问两种疗法治疗肺癌患者的 2 年生存率是否相同?

表 4-4 甲、乙两种疗法治疗肺癌的 2 年生存率比较

处 理	生 存	死 亡	合 计	生存率(%)
甲疗法	22(25.21)	24(20.79)	46	47.83
乙疗法	35(31.79)	23(26.21)	58	60.34
合计	57	47	104	54.81

1. χ^2 检验的基本思想 表 4-4 中 4 个格子的数据 $\begin{array}{|c|c|}\hline 22 & 24 \\ \hline 35 & 23 \\ \hline \end{array}$ 是基本数据,其余的数据都是从这 4 个数据计算得来的。因此,该资料称为四格表(fourfold table)资料。

χ^2 检验需要计算检验统计量 χ^2 值,基本公式为:

$$\chi^2 = \sum \frac{(A-T)^2}{T} \tag{4-26}$$

式中:A 为实际频数(actual frequency),如例 4.4 中两组实际生存与死亡的 4 个频数,即

四格表中的数据;T 为理论频数(theoretical frequency),是根据无效检验假设推算出来的。理论频数的计算公式为:

$$T_{RC} = \frac{n_R \cdot n_C}{n} \qquad (4\text{-}27)$$

式中:T_{RC} 为第 R 行第 C 列格子的理论数,n_R 为 R 行的合计数,n_C 为第 C 列的合计数,n 为总例数。表 4-4 的理论频数计算如下:

$$T_{11} = 25.21 \qquad T_{12} = 20.79 \qquad T_{21} = 31.79 \qquad T_{22} = 26.21$$

将实际频数和理论频数代入公式(4-27),即可计算出检验统计量 χ^2 值(表 4-5)。

表 4-5　χ^2 值、P 值和统计结论

χ^2 值	P 值	统 计 结 论
$<\chi^2 0.05(v)$	>0.05	不拒绝 H_0,差异无统计学意义
$\geqslant\chi^2 0.05(v)$	$\leqslant 0.05$	拒绝 H_0,接受 H_1,差异有统计学意义
$\geqslant\chi^2 0.01(v)$	$\leqslant 0.01$	拒绝 H_0,接受 H_1,差异有高度统计学意义

2. χ^2 检验的步骤　以例 4.4 为例。

(1) 建立检验假设:$H_0 : \Pi_1 = \Pi_2$,$H_1 : \Pi_1 \neq \Pi_2$,$\alpha = 0.05$

(2) 计算理论数和 χ^2 统计量:理论频数前面已经算出,代入公式(4-26),得 $\chi^2 = 1.62$

(3) 确定 P 值和判断结果:$v =$(行数-1)(列数-1)$=(2-1)(2-1)=1$,根据自由度查 χ^2 界值表,$\chi^2_{0.05(v)} = 3.84$,本例 $\chi^2 = 1.62 < 3.84$,$P > 0.05$,不能拒绝无效假设 H_0。

3. 四格表资料专用公式　式中:a、b、c、d 分别为四格表中的 4 个实际频数,n 为总例数。仍以表 4-4 的资料为例,符号标记见表 4-6。

$$\chi^2 = \frac{(ad - bc)^2 n}{(a+b)(c+d)(a+c)(b+d)} \qquad (4\text{-}28)$$

表 4-6　甲、乙两种疗法治疗肺癌的 2 年生存率比较

处 理	生 存	死 亡	合 计	生存率(%)
甲疗法	22(a)	24(b)	46($a+b$)	47.83
乙疗法	35(c)	23(d)	58($c+d$)	60.34
合 计	57($a+c$)	47($b+d$)	104	54.81

将标有 a、b、c、d 的 4 个实际频数代入公式(4-28),则

$$\chi^2 = \frac{(22 \times 23 - 24 \times 35)^2 \times 104}{46 \times 58 \times 57 \times 47} = 1.62$$

计算结果同前。

4. 四格表资料 χ^2 检验的校正公式

(1) $1 \leqslant T < 5$,而 $n \geqslant 40$ 时,需计算校正的 χ^2 值,或用确切概率法。

(2) $T < 1$ 或 $n < 40$ 时,需用确切概率法。

校正 χ^2 值的公式为:

$$\chi^2 = \sum \frac{(|A - T| - 0.5)^2}{T} \qquad (4\text{-}29)$$

四格表资料的专用校正公式为:

$$\chi^2 = \frac{(|ad-bc|-n/2)^2}{(a+b)(c+d)(a+c)(b+d)} \tag{4-30}$$

（二）行×列表资料的 χ^2 检验

行×列表资料的 χ^2 检验可解决两个以上的率（或构成比）差异的比较。

1. 公式和检验步骤

$$\chi^2 = n\left(\sum \frac{A^2}{n_R n_C} - 1\right) \tag{4-31}$$

式中：n 为总例数，A 为实际频数，n_R 和 n_C 分别为与 A 值相应的行和列合计的例数。

例 4.5　某预防医学研究人员调查了 335 例离退休老人的生活满意度和家庭关系，结果如表 4-7 所示，试分析家庭关系类型与老人生活满意度的关系。

表 4-7　335 例离退休老人的家庭关系与生活满意度

家庭关系	满意度		合　计	满意率（%）
	满　意	不满意		
和　睦	174	60	234	74.36
一　般	36	57	93	38.71
差	6	10	16	37.50
合　计	216	127	343	62.97

（1）检验假设

H_0：3 种不同家庭关系类型的老人满意率相同，即 $\Pi_1 = \Pi_2 = \Pi_3$

H_1：3 种不同家庭关系类型的老人满意率不同或不全同，$\alpha = 0.05$

（2）计算 χ^2 值　按公式（7.12）计算得 $\chi^2 = 58.96$

（3）确定概率 P 值和判断结果 $\upsilon = (3-1)(2-1) = 2$，查 χ^2 值表得，$\chi^2_{0.05(2)} = 5.99$，$\chi^2_{0.01(2)} = 9.21$，$\chi^2 > \chi^2_{0.01(2)}$，$P < 0.01$，拒绝无效假设 H_0，接受 H_1 假设，家庭关系中类型不同的老人生活满意率不同。

2. 行×列表资料 χ^2 检验的注意事项

（1）如假设检验的结果是拒绝无效假设，只能认为各总体率或构成比之间总的来说有差别，但并不是说它们彼此之间都有差别，如果想进一步了解彼此之间的差别，需将行×列表分割，再进行 χ^2 检验。

（2）对行×列表资料进行 χ^2 检验，要求不能有 1/5 以上的格子理论数 <5，或者不能有一个格子的理论数 <1，否则将导致分析偏性。

（三）配对计数资料的 χ^2 检验

配对研究的设计包括：①同一批样品用两种不同的处理方法；②观察对象根据配对条件配成对子，同一对子内不同的个体分别接受不同的处理；③在病因和危险因素的研究中，将患者和对照按配对条件配成对子，研究是否存在某种病因或危险因素。

例 4.6　有 50 份痰液标本，每份分别接种在甲、乙两种培养基中，观察结核杆菌的生长情况，结果如表 4-8，试比较两种培养基的效果。

表 4-8　两种结核杆菌培养基的培养效果比较

甲培养基	乙培养基		合　计
	+	−	
+	23(a)	12(b)	35
−	7(c)	8(d)	15
合　计	30	20	50

若 $b+c \geqslant 40$,采用如下公式:

$$\chi^2 = \frac{(b-c)^2}{b+c} \qquad (4\text{-}32)$$

若 $b+c < 40$,采用校正公式:

$$\chi^2 = \frac{(|b-c|-1)^2}{b+c} \qquad (4\text{-}33)$$

检验步骤:

(1) 检验假设 $H_0 : \Pi_1 = \Pi_2, H_1 : \Pi_1 \neq \Pi_2, \alpha = 0.05$

(2) 计算 χ^2 值

$$\chi^2 = \frac{(|12-7|-1)^2}{12+7} = 0.84$$

(3) 确定概率 P 值和判断结果:配对四格表资料的自由度 $\upsilon = 1$,查 χ^2 值表,$\chi^2_{0.05(1)} = 3.84, \chi^2 < \chi^2_{0.05(1)}, P > 0.05$,不能拒绝 H_0。

第四节　流行病学概述

流行病学(epidemiology)起源于研究传染病的发生和流行规律。20 世纪以来,流行病学研究的范围日益扩大,研究方法和理论也日趋成熟。越来越多的学者已把现代流行病学作为一门研究人类心理、生理及病理的群体现象的方法学,而不再只是研究某些传染性疾病的流行规律的学科。现代流行病学不但研究疾病的预防和控制与促进健康的策略和措施,而且作为一门方法学,成为预防医学乃至整个医学的基础学科。

一、流行病学的定义

目前公认的流行病学定义是:"流行病学是研究人群中疾病或健康状态的分布及其影响因素,提出防制措施并对防制措施进行评价的科学"。这一定义说明了流行病学是从人群(群体)出发,研究疾病的分布,以探索病因,提出预防与控制疾病的策略与措施。从方法学来看,流行病学的基本含义和基本内容可以概括为人群、暴露和疾病。

(一) 人群

流行病学以人群,而不是单一的、互不联系的病例作为研究的对象,是流行病学区别于临床医学和其他医学学科的主要方面。以人群为研究的主体,是由流行病学的学科性质所决定的:第一,流行病学研究最终是以达到改善人群健康水平、预防疾病的发生为目的,因此必须研究和掌握人群中疾病或暴露分布特征;其次,流行病学探索病因(暴露)与疾病的联系,仅对某个或几个病例的观察研究是不够的,要排除随机的影响。因此,必须观察大量的人群及其疾病发生、发展的情况,对暴露与疾病的联系进行因果关系的推论。

（二）暴露

在流行病学研究中,常常把一切研究感兴趣的因素称为暴露。例如,研究年龄与疾病的关系,年龄就是暴露因素或简称为暴露;评价一种新药的疗效时,服用新药即为暴露。如暴露是分等级的,则有不同的暴露水平,如研究吸烟与肺癌的关系,吸烟量就可以成为不同的暴露水平。暴露是指一切研究感兴趣的、可能与研究的疾病有关的因素。

（三）疾病

流行病学中把由暴露产生的后果称为疾病（也称为效应、健康效应、结局等）。例如,研究使用电热毯与早产(或流产)的关系时,使用电热毯是暴露,由此而产生的早产、流产称为疾病。

二、流行病学的研究方法

流行病学的研究方法颇多,分类也比较复杂,不同学者对此的看法也不尽一致。目前一般将流行病学研究方法概括成以下 4 个方面。

（一）描述性研究

描述性研究(descriptive study)主要研究疾病在不同人群、不同地点和时间上的分布及其影响分布的因素,以提供有关疾病病因或因果关系的线索,即提出一系列与疾病病因与建立因果关系的问题,形成因果联系的假说。

描述性研究主要有下列一些具体研究方法:①普查与抽样调查,又可统称为横断面研究或现况研究;②筛检;③生态学研究,又称为相关性研究。

描述性研究的一个共同特点是,它在研究的开始阶段,一般均未设立对照组,只是对确定的研究对象的某些特征(因素)进行描绘、叙述。这些研究在时间上一般反映疾病在某时点(或短时间段)的状况。

（二）分析性研究

分析性研究(analytic study)的主要任务是通过病因假设,回答描述性研究提出的问题,找出与疾病(结局)发生有关的危险因素。分析性研究主要包括两种研究类型,即:①队列研究;②病例对照研究。

分析性研究的方法,在设计上均设有对照组,且是一种纵向性研究。

（三）实验性研究

实验性研究(experimental study)的主要特点是研究者具有控制实验条件的能力。研究者按照一定的方案,以随机的方法将研究对象分配到实验组(处理组)和对照组,在控制其他非处理因素的条件下,评价暴露与疾病的联系。实验性研究根据其研究对象的不同,而分为以下三种。

1. 临床试验　这是一大类研究方法的统称,具体有许多特定的设计与研究方法,其研究对象为临床上的患者群体。

2. 现场试验　现场环境下对未患病的易感者作为研究对象。

3. 社区试验　又称干预研究,其研究对象社区人群,而非个体。

（四）理论性研究

理论性研究（theoretical study）又称为数学流行病学，则是通过建立、分析和应用数学模型及电子计算机仿真学来研究各种暴露与疾病的问题，探索其数量关系，阐明其变化规律性。理论流行病学研究结果，只有得到实际资料支持时，才有意义。

三、流行病学的研究范围与用途

随着医学模式的改变和流行病学学科的不断发展，其研究范围与用途也有很大的拓展，主要概括为以下几个方面。

（一）描述疾病或健康状况的分布

流行病学的基本定义是研究人群疾病或健康状况的分布的学科，疾病或健康状况的分布包括人群、时间和地区综合立体的三间分布。其中人群的分布是指疾病或健康状况在不同年龄、性别、职业、种族（民族）等特征上的分布；时间分布是考察疾病或健康状况在同一人群随时间迁移的变化情况，分析其在时间纵轴上的分布特征；地区分布则是描述不同地区包括城乡间的、国家内的、国家间的、洲际的疾病或健康状况的分布。流行病学研究通过以上综合的描述，为疾病的病因探索及相应的防治措施的提出提供客观依据。常用的描述手段有病例个案报告、现况研究等。

（二）探索病因

流行病学的研究大多都围绕着病因学的研究。在病因探索中，常见以描述性研究作为起点，提出病因假设，以分析性研究来检验所提出的病因假设是否成立，最后以实验性研究验证因果关系。

（三）疾病的诊断、疗效评价和预后分析

流行病学的发展也体现在其科学思想或方法向其他学科的渗透方面。医疗卫生的实践告诉人们，一项新的医学技术是否在临床上有效，仅凭临床经验不能正确回答这一问题，而应系统地总结来自随机对照实验等的科学证据，淘汰无效的干预措施。事实上，所有新的医疗技术在临床使用之前都必须经过严格的科学评价，防止无效的干预措施或方法进入医疗卫生服务的实践中。流行病学方法中的诊断方法评价、随机对照临床试验等，正被临床学科和其他医学学科接纳，从而也形成了临床流行病学等分支学科和新兴科学。

（四）疾病预防和卫生决策的评价

流行病学应用于疾病预防措施的评价，计划免疫接种效果的评价已由来已久。流行病学的原理和方法也越来越多被应用于公共卫生策略的制订、卫生决策等方面。在卫生管理实践中，特别是一些大型的社会卫生服务调查工作中，在现场调查设计、信息收集与分析、计划制定与评价，以及为卫生部门提供决策依据、制定政策和策略等方面，流行病学均发挥了重要作用。

四、疾病的分布

疾病的分布是疾病的群体表现，我们要弄清一种疾病在人群中的发生情况，必须要知道这个疾病是在什么地方（where）发生的，在什么时间（when）发生的，以及是在具有哪些特征的人群（who）中发生的，而这就构成了疾病的分布。描述疾病的地区、时间和人群分布特点是流行病学研究的起点。

（一）描述疾病分布的常用指标

描述疾病的分布,是将疾病资料按不同人群、地区和时间分组计算各种率和比。下面介绍一些常用的描述疾病分布的测量指标。

1. 发病率（incidence rate，morbidity）与罹患率（attack rate）

（1）发病率:指在一定期间内（一般为 1 年）某人群中某病新病例出现的频率。

$$发病率 = \frac{一定期间内某人群中某病新病例数}{同时期暴露人口数} \times k$$

式中分子为新病例数。如果观察期间同一个人发病 1 次以上,则应分别计为几个新病例,如流感、腹泻等,故发病率有可能超过 100％。分母为同期暴露人口数。暴露人口是指暴露在某病危险因素之下,有可能患病的人口。在实际工作中,暴露人口数往往难以获得。所以分母都用该人群同时期平均人口数代替。如观察时间为 1 年,则同年平均人口数的计算方法为:①以该年 6 月 30 日 24 时（或 7 月 1 日 0 时）的人口数代替;②年初人口数加年终人口数被 2 除。比例基数 k 可取 100％,1 000‰,或 10 000/万,……,多用 10 万分率。

描述疾病的分布,探讨发病因素,提出病因假设和评价预防措施的效果。

（2）罹患率:与发病率一样是测量新发病例的指标。但观察时间以日、周、旬、月为单位。适用于较小范围或短期间的流行。

$$罹患率 = \frac{观察期内的新病例数}{同期的暴露人口数} \times k$$

$K = 100％$ 或 1 000‰。

2. 患病率（prevalence rate）　患病率也称现患率,是指某特定时间内,总人口中患有某病者（包括新和旧病例）所占的比例。患病率按观察时间可以分为期间患病率和时点患病率。

$$时点患病率 = \frac{某一时点一定人群中现患某病新旧病例数}{该时点人口数} \times k$$

通常时点患病率在理论上是无长度的,但一般不超过 1 个月。

$$期间患病率 = \frac{某观察期间一定人群中现患某病的新旧病例数}{同期的平均人口数} \times k$$

对公式的解释如下:

（1）分子:特定时间内的新旧病例数。

（2）分母:同期平均人口数。

（3）比例基数:$K = 100％$、1 000‰、10 000/万 ……

（4）意义:患病率主要用于病程长的疾病的研究,可用来研究这些疾病的流行因素、防治效果;也可为医疗发展规划和质量评价提供科学依据。

影响患病率的因素如下:

（1）患病率升高的影响因素:病程延长、未治愈者的寿命延长、新病例增加、病例迁入、健康者迁出、诊断水平提高和报告率提高。

（2）患病率降低的影响因素:病死率高、新病例减少,健康者迁入和病例迁出。

因此,患病率的变化可反映发病率的变化,或疾病治愈后的变化,或两者兼有。

患病率与发病率的区别如下:

（1）患病率是观察期间某时点横断面上人群存在某病的频度,是静态的、横向的;而发病率是对疾病进行动态的、纵向的观察。

（2）分子不同：发病率的分子是新发病例数，患病率的分子是新旧病例数；分母不同，发病率的分母是暴露人口数，患病率的分母是平均人口数。

（3）意义不同：发病率用于描述疾病的分布，探讨发病因素，提出病因假设和评价预防措施的效果。患病率主要用于病程长的慢性病的研究，如描述慢性病流行情况，并可为医疗设施规划并估计医院床位、卫生设施及人力的需要量，评估医疗质量和医疗费用的投入等提供科学的依据。

3. 死亡率（mortality rate or death rate）　指在一定期间（通常为 1 年）内，某人群中死于某病（或死于所有原因）的频率。

$$死亡率 = \frac{某人群某年总死亡人数}{该人群同年平均人口数} \times k$$

对公式的解释如下：

（1）分子：以死亡为准。

（2）分母：同年平均人口。

（3）比例基数 K：$K = 1\,000‰$。

（4）粗死亡率与死亡专率：死于所有原因的死亡率称为粗死亡率；死亡率如按疾病的种类、人群的年龄、性别、职业等分类计算，则称为死亡专率。

（5）意义：死亡率反映一个人群总的死亡水平，是衡量人群因伤死亡危险大小的指标，是一个国家或地区卫生、经济和文化水平的综合反映。死亡专率可提供某病死亡在人群、时间、地区上变化的信息，用于探讨病因和评价防治措施。某些病死率高的恶性肿瘤，死亡率与发病率十分接近，其死亡率基本上可以代表其发病率，而且其死亡率准确性高于发病率。因此，常用作病因探讨的指标。

4. 病死率（fatality rate）　表示一定时期内（一般为 1 年），患某病的全部患者中因该病死亡者所占的比例。

$$病死率 = \frac{某时期内因某病死亡人数}{同期患某病的患者数} \times 100\%$$

对公式的解释如下：

（1）分子：因某病死亡人数。

（2）分母：因不同场合而异。如计算医院中某病住院患者的病死率，其分母为该病住院患者总数；如计算某急性传染病某年流行的病死率，其分母就是该年该病发病人数。

（3）比例基数 K：常用百分率表示。

（4）意义：常用来说明疾病的严重程度或医院的医疗水平和诊断能力。用病死率作为评价不同医院的医疗水平时，要注意可比性。因为医疗设备好，规模较大的医院接受危重型患者比较小的医院要多，因而大医院有些疾病的病死率可能高于小医院。

5. 感染率（infection rate）　是指在检查人群中，某病现有感染人数所占的比例。感染率的性质与患病率相似。

$$感染率 = \frac{受检者中阳性人数}{受检人数} \times 100\%$$

感染者不一定有临床表现，故感染率常高于患病率。

意义：主要用于隐性感染较高的疾病的研究，如乙型肝炎、乙型脑炎、脊椎结核和寄生虫病等；用来推论该病的流行态势，也可为防制计划提供依据。

（二）疾病分布的形式

1. 地区分布　疾病的地区分布受自然因素和社会因素的影响。因此,研究疾病的地区分布常可为病因学研究、流行因素的研究提供线索,为制定防治对策提供科学依据。

（1）疾病在国家间的分布:有些疾病只在某一地区存在,如黄热病只见于非洲、南美洲,与埃及伊蚊的分布相一致。而大多数疾病全球各地均可见,但分布不均衡,如亚洲、非洲的肝癌死亡率较高,美洲、北欧和西欧的乳腺癌发病率较高。

（2）疾病在国家内的分布:研究疾病在我国不同地区的分布特点,可为病因学研究提供线索。有些疾病只在某一个或几个地区存在,如血吸虫病仅出现在长江以南的一些省份,这与血吸虫的中间宿主钉螺的分布受自然因素的影响有关。而更多的情况是疾病在全国各地都有分布,但分布不均衡,如全国高血压的发病率从南到北依次增高,与其依次增高的日食盐摄入量有关。

（3）疾病的城乡分布:城市人口密度大、交通方便、流动人口多,居住相对拥挤,容易造成呼吸道传染病的流行,如流行性感冒、流行性脑脊髓膜炎等;近年来我国结核病的复燃,流动人口是原因之一。在农村人口密度小,交通不便,不易发生呼吸道传染病的流行,但农村经济落后、卫生水平差、人口素质相对较低,容易发生消化道传染病的流行。在各种癌症中,肺癌发病率或死亡率城市明显高于农村,这与城市的工业快速发展、造成的环境污染有关。

2. 时间分布　随着时间的推移,不论是传染病还是非传染病的分布情况均在不断变化,了解疾病的时间分布情况及其影响因素,有助于探索病因和流行因素,对疾病的流行进行预测、预防和控制。

（1）短期波动:它是指在一个地区或一个集体的人群中,短期内某病的病例数明显增多的现象。短期波动适用于较大区域和较多数量的人群。如1952年12月上旬伦敦大雾仅1周,支气管炎的死亡人数就较前1周超出9.3倍,全死因死亡高出2.6倍。

（2）季节性:指疾病在一定的季节内呈发病率升高的现象,也称季节性变异。季节性表现有以下两种形式。

1）季节性升高:季节性升高为该种疾病全年均可发生,但在某个或几个季节的发病率升高。如细菌性肠道传染病,全年均有发生,但在夏秋季节升高。出血性脑卒中及冠心病猝死有冬季季节性升高的现象。

2）严格的季节性:有些传染病只发生于某几个月,其他时间几乎不发生。如流行性乙型脑炎,在山东等北方地区仅发生于7、8、9月份。某些非传染性疾病其发病也会有季节性表现,如花粉热、花粉引起的支气管哮喘发生于春夏之交。影响季节性的原因既有自然因素,也有社会因素,如病原体的生长繁殖、媒介昆虫的吸血活动、寿命、活动力及数量,动物传染源的生长繁殖均受到气候条件、地理环境等自然因素的影响。而人的生产和生活方式、风俗习惯、劳动条件、经济条件、医疗卫生水平等社会因素都会影响疾病的季节性变化。有些尚未得到合理的解释。

（3）周期性:它是指疾病依规律性的时间间隔发生流行。如甲型流行性感冒10～15年发生一次世界大流行。再如保定市1950～1979年连续30年间每9年出现一次有规律的流行性脑脊髓膜炎的流行,1980～1988年采取相应的预防接种措施后其发病率明显降低,呈散发。

疾病呈现周期性的原因:①该病的传播机制容易实现;②病后可形成较为稳固的免疫;

③由于新生儿的积累,使易感者的数量增加;④病原体的抗原发生变异,使原来的免疫人群失去免疫力。

(4)长期变异:在一个相当长的时间内(通常为几年或几十年),疾病的发病率、死亡率、感染类型、病原体种类、宿主及临床表现等方面均发生了显著的趋势性变化,这种现象称为长期变异。

3. 人群分布　疾病的分布常常会随着人群的社会特征的不同而呈现不同的分布状况。研究疾病在不同社会特征人群中的分布情况有助于探讨病因和流行因素。

(1)年龄:年龄是人群分布中最重要的因素,年龄与疾病之间的关联比起其他因素的作用都强,差不多所有的发病率与死亡率均显示出与年龄这个变量有关。鉴于年龄不同,大部分疾病的发生频率都有变化。一般来说,慢性病有随年龄增长而发病率增加的趋势,急性传染病则有随年龄的增加而发病率呈减少的趋势。

出现年龄分布差异的原因主要有:①免疫水平差异;②暴露于病原因子的机会和水平不同;③预防接种或某些防治措施的作用。

研究疾病年龄分布的目的:①分析疾病不同年龄分布的差异,有助于深入探索致病因素,为病因研究提供线索;②研究疾病的不同年龄分布,可帮助提出重点保护对象及发现高危人群,为今后有针对性地开展防治工作提供依据;③有助于观察人群自然免疫状况和规律,确定计划免疫和预防接种对象。

(2)性别:疾病在男女间存在差异。在癌症中,除少数男、女独有的疾病,如前列腺癌、子宫颈癌之外,其他男女均可患的癌症一般男多于女,可能与男性接触致癌因子机会较多有关。地方病如克山病和地方性甲状腺肿却女多于男,其原因与女性需碘较多,但供给又不足有关。胆囊炎、胆石症则以中年肥胖女性较多,可能与其生理特点有关。

疾病的性别差异的原因为:①男女社会活动不同,暴露或接触致病因素的机会不同;②两性的解剖、生理特点及内分泌等生物性因素有差异;③男女职业中毒发病率不同与妇女较男性有更少的机会从事一些危险性很大的职业有关;④两性生活方式、嗜好、行为不同。

(3)职业:健康状态及某些疾病在不同职业间存在差别。如煤矿工易患肺硅沉着病(矽肺);脑力劳动者易患高血压、冠心病;教师、商场工作人员等长时间站立的工作者易患静脉曲张等。传染性疾病也与职业有关,如制革工人易患炭疽,伐木工人易患森林脑炎等。

(4)种族与民族:不同民族和种族之间的疾病发病频率和死亡频率可有明显差异。美国黑种人和白种人的发病率和死亡率有很显著的差别。黑种人多死于高血压性心脏病、脑血管意外、结核、梅毒、犯罪和意外事故。而白种人死亡率比较高的是血管硬化性心脏病、自杀和白血病。另外,宫颈癌在黑种人中显著多发,乳腺癌在白种人中特别多。

疾病种族民族差异的主要原因:①遗传因素;②生活和风俗习惯;③民族定居点所处的自然环境和社会环境。

(5)婚姻/家庭:婚姻状况对人的健康有很大的影响,有配偶并住在一起会使平均寿命增加5岁。家庭成员的数量、年龄、性别、免疫水平、文化水平、风俗习惯和嗜好不同等对疾病分布频率也会产生影响。

(6)行为:世界卫生组织(WHO)将不良的行为方式和健康的行为方式分别归纳如下。不良的行为生活方式:吸烟、过量饮酒、不适当的服药、体育活动少、高热量和高盐饮食、轻信巫医、社会适应不良和破坏生物节律。良好的行为生活方式:心胸豁达、情绪乐观,劳逸结合、坚持锻炼、生活规律、善用闲暇、营养适当、防止肥胖、不吸烟、不饮酒、家庭和谐、适应环境、与人为善、自尊自重、爱好清洁、注意安全。

（三）疾病的流行强度

疾病的流行强度是指疾病在某地某人群中一定时期内发病数量的变化及其病例间联系的程度。常用的指标有散发、流行和爆发。

1. 散发 是指某病在一定地区的发病率呈现历年来的一般水平，且各病例间无明显联系。历年的一般发病率水平可参照当地前 3 年该病发病率平均水平 95％的可信区间上限。

2. 流行 是指某地区某病发病率明显超过历年的散发发病率水平。明显超过一般是指超过 3～10 倍。流行的判定应根据不同病种、不同时期、不同历史情况进行。有时疾病迅速蔓延可跨越一省、一国或一洲，其发病率水平超过该地一定历史条件下的流行水平时，称为大流行，如流感、霍乱的世界大流行。

3. 爆发 爆发是指在一个局部地区或集体单位短时间内突然发生许多相同的患者现象。爆发的患者大多具有共同的传染源或传播途径（或致病源），大多数患者常出现在该病的最长潜伏期内，如集体食堂的食物中毒等。爆发的特点：范围小、时间短、累及人数多，多具有共同的传染源或传播途径。

第五节 现 况 研 究

现况调查又称现患率调查（prevalence study）或横断面研究（cross-sectional study），是一种常用的描述性流行病学调查方法，是其他流行病学研究的基础。

一、现况调查概述

（一）概念

现况调查是按照事先设计的要求在某一人群中应用普查或抽样调查的方法收集特定时间内有关因素与疾病或健康状态的资料，以描述当前疾病或健康状态的分布及某些因素与疾病或健康状态的关系。

现况调查因其所收集的资料既不是过去的记录，也不是常规报告资料或将来的随访资料，而是调查当时所得到的疾病、健康和其他有关资料而得名。由于得到的频率指标为患病率，故又称现患率调查。从时间上说，现况调查是在特定时间内进行的，即在某一时点或在短时间内完成，它反映的是某人群在这个时间断面上的情况，故又称为横断面研究。

现况调查适用于病程较长而发病频率较高的疾病。现况调查中的相关因素选择有一定的限制，一般所涉及的暴露因素最好是持续不变（或很长时间内不变）的，比如血型、性别、职业等，这些变量的目前信息与其以往的信息同样有效。

（二）现况研究的目的

1. 描述分布 描述疾病或健康状况的三间分布情况，即在特定时间内对某一地区人群进行调查，得到某种疾病或几种疾病在某地区、时间和人群中的分布，从而发现高危人群，为疾病的防治提供依据。

2. 提供疾病致病因素的线索　　通过描述某些因素或特征与疾病之间的关系,寻找病因及流行因素线索,以逐步建立病因假设。

3. 疾病监测　　进行疾病监测并为评价防治措施及其效果提供有价值的信息。

4. 确定高危人群　　达到早期发现患者、早期诊断和早期治疗的第二级预防的目的。

5. 确定各项生理指标和正常参考值范围　　通过测定人群中生理生化指标,可以制定相应指标的正常参考值范围。

（三）现况研究的种类

1. 普查

（1）概念:普查(census)是指在特定时间内对特定范围内人群中的每一成员进行的全面调查或检查。普查应答率一般要求在85%以上。普查适用于有下列特点的疾病:①患病率高;②有简便诊断方法;③有切实治疗方法。

（2）普查的优缺点:①优点:能提供疾病分布情况和流行因素或病因线索;能起到普及医学科学知识的作用;能发现人群中的全部病例,使其得到及时治疗。②缺点:工作量大,难免有遗漏;需大量人力、物力,成本高;一般不能获得发病率资料。

2. 抽样调查

（1）概念:抽样调查(sampling study)是指按一定的概率或特定的方法对抽取某研究人群中有代表性的一部分人进行调查,以所得的结果估计该人群某病的患病率或某些特征的情况,即以样本推论总体的调查方法。在现况研究中,除对疾病进行普查普治外,绝大多数研究采用抽样调查法。随机化和样本含量适当是抽样调查要遵循的原则。

（2）抽样调查的优缺点:①优点:省时间、人力和物力,调查范围小,调查工作容易做得细致,适于调查发病率较高的疾病。②缺点:设计、实施与资料分析均比较复杂;重复、遗漏不易发现,且不适于变异过大的资料。

二、现况调查的设计与实施

（一）确定研究目的

必须首先明确本次调查目的是为了描述疾病的三间分布,还是为寻找疾病病因提供线索;是为确定高危人群,进行疾病的三早预防,还是确定各项生理指标和正常参考值范围;是为了进行疾病的监测,还是评价疾病防治措施的效果。

（二）确定研究对象

选择研究对象首先要考虑研究目的。若为进行疾病的"三早"预防,则应选择高危人群;如果是为了获得疾病的三间分布资料或确定某些生理、生化指标的参考值,则要选择有代表性的人群。

（三）确定研究类型和方法

研究类型的确定也要以研究目的为依据,如目的是为了疾病的"三早",则可以选择其高危人群进行普查;若为确定某些生理、生化指标的正常值范围或了解疾病的分布,则可以采用抽样调查。

调查方法要根据调查目的和调查对象的情况确定。方法包括面访、信访、电话访问、自我管理式问卷调查等;有时还要同时进行体格检查和有关的实验室检查。

（四）抽样方法与样本含量估计

1. 抽样方法 为了保证所抽取的样本具有良好的代表性，必须根据具体情况，选择合适的抽样方法。抽样方法有以下几种。

（1）单纯随机抽样：按一定方法从总体中随机抽取部分单位组成样本。如果研究范围小，可用抓阄、抽签的方法；如果研究范围较大，可以用随机数字方法。以随机数字方法为例，说明其抽样过程。

（2）系统抽样：又称机械抽样、等间隔抽样，它是先将总体按一定的顺序编号，再每隔若干个观察单位机械地抽取一个观察单位组成样本的抽样方法。

抽样比＝样本例数/总例数，抽样间隔为抽样比的倒数。如抽样比为 5%（1/20），则抽样间隔为 20。

系统抽样优点是简便易行，样本的观察单位在总体中分布均匀，抽样代表性较好。缺点是如果总体各单元的排列顺序有周期性，则抽取的样本可能有偏倚。

（3）分层抽样：是将调查的总体按照不同的特征，如性别、年龄、居住条件、文化水平和疾病的严重程度等分为若干层，然后在每层中进行抽样的方法。

分层后要求各层层内差异尽量小、层间差异尽量大，以保证分层抽样后的样本更具代表性，分层抽样的抽样误差最小。

（4）整群抽样：是从总体中随机抽取若干群体为抽样单位，组成样本，对群内所有观察单位进行调查的方法。整群抽样适用于群内变异大而群间变异小的总体，整群抽样的抽样误差最大。

以上 4 种抽样方法的抽样误差由小到大依次为：分层抽样＜系统抽样＜单纯随机抽样＜整群抽样。

（5）多级抽样：又称多阶段抽样，是将上述抽样方法综合运用的方法。具体方法是从总体中先抽取范围较大的单元，称为一级抽样单元（如省、自治区、直辖市），再从每个抽中的一级单元中抽取范围较小的二级单元（如县、区、街道），最后抽取其中部分范围更小的三级单元作为调查单位（如村、居委会、学校）。

2. 样本量的估计 如果是抽样调查，应该确定合适的样本含量。样本太大会造成不必要的人力、物力、财力及时间的浪费，且工作不容易细致；样本太小则抽样误差大、代表性差。

样本含量大小取决于以下因素：①预计现患率：预计现患率或阳性率高，则样本含量可以小些；②研究单位之间的变异程度：变异程度大，则样本含量越大；③精确度（α）：对调查结果精确性的要求高，即容许误差小，则样本含量要大些；④检验效能：又称把握度（$1-\beta$），检验效能要求高，则样本含量要大。检验效能是指在 H_1 成立情况下，对 n 个个体作研究时，有 $1-\beta$ 的把握可得出差别有统计意义的结论（即 H_1 成立）。

样本量计算公式：不同的资料类型、不同的抽样方法及不同的研究内容所选用的计算样本含量的公式也不一样。

（1）抽样调查率时样本量计算公式：

$$n=\frac{t_a^2 pq}{d^2}=\frac{2^2 pq}{d^2}$$

式中：n＝样本数，p＝预期现患率或感染率，$q＝1-p$，允许误差为 d。

当抽样误差 $d=0.1p$ 时，则 $n=400q/p$；

当抽样误差 $d=0.15p$ 时,则 $n=178q/p$。

例:欲调查某市居民肺结核的患病率,预定 $\alpha=0.05$,则 $t\approx2$,从以往全国结核病流行病学调查的资料获知,以往我国的结核病患病率为 367/10 万,若调查的容许误差定为 50/10 万,则所抽取的样本含量应为多大?

根据题意,$t=2$,$p=367/10$ 万 $=0.003\ 67$,$q=1-P=0.996\ 33$,$d=50/10$ 万 $=0.000\ 5$,则 n 为:

$$n=2^2\times0.003\ 67\times0.996\ 33/0.000\ 5^2=58\ 500(人)$$

(2)抽样调查均数时样本量计算公式:

$$n=(u_a\sigma/\delta)^2$$

式中:n 为样本数,u_a 为正态分布中自左向右的累积概率为 $\alpha/2$ 时的 u 值,$u_{0.05}=1.960$,σ 为标准差,δ 为允许误差,一般取总体均数可信限的一半。

当 α 取 0.05 时,S 为样本的预期标准差,d 为允许误差,则 $n=4S^2/d^2$。

例:欲调查肝硬化患者的血红蛋白含量,预定 $\alpha=0.05$,则 $t\approx2$,从正常人群的资料查知一般人群的血红蛋白标准差约为 3.0 g/100ml,调查的容许误差为 0.2 g/100ml,则所抽取的样本含量应为多大?

根据题意,$t=2$,$S=3.0$ g/100ml,$d=0.2$ g/100ml,则 n 为:

$$n=t^2S^2/d^2=4\times9/0.04=900(人)$$

(五)确定研究变量和制定调查表

1. 确定研究变量　现况调查的研究变量具体可分为疾病指标(包括死亡、发病、现患、伤残、生活质量、疾病负担等),人口学资料(包括姓名、年龄、性别、职业、文化程度、民族、住址),以及相关因素变量(主要是指某些可能与研究疾病相关的特征,例如吸烟、饮酒、身高、体重、饮食习惯等)。

2. 调查表的设计　调查表又称问卷(questionnaire),是流行病学研究的主要工具,其设计好坏,关系到资料收集的成败,需精心设计,并在正式使用以前做预调查。

调查内容应该包括以下几个方面:①个人的基本情况:年龄、出生日期、性别、民族、文化程度、婚姻状况、家庭人口数、家庭经济状况等;②职业情况:具体工作性质、种类、职务、从事工作年限、与职业有关的特殊情况等;③生活习惯及保健情况:饮食情况、吸烟史及量、饮酒史及量、医疗保健条件、身体锻炼状况等;④妇女生育情况:月经史、生育史、避孕方式等;⑤环境资料:生活环境和工作环境的某些数据;⑥人口学资料:抽样总体数,按不同人口学分组的人口数。

编制调查表的一般步骤为:首先,将根据研究目的确定的调查内容归纳为几大项,再将大项分别分为若干个小项,然后将各小项变为具体的问句。在调查表的编制过程中,应注意以下问题:①调查表上问题的排列除了考虑各项问题相互之间的逻辑性外,还应考虑被调查者的心理活动。应将调查者易于接受的问题安排在前面,难于接受的问题(如涉及隐私的问题)安排在后面,此可提高被调查者对调查的依从性或应答率。②调查表上问句的措词要明确、易懂,应尽量避免使用专业术语和使人难堪或反感的词句。问句不能带有导向性,即暗示被调查者选择某一答案。③调查表的表式根据要求回答的形式,分为"闭关式"和"开放式"两种。"闭关式"调查表每个小题后有 n 个备选答案,要求被调查者只能选定其中的一个答案或多个答案。因此答案的范围就相当于测量的尺度,而这个尺度应包含对这个问题可能出现的所有答案,并且各个备选答案应互斥。调查表根据是否采用计算机来作资料处理分为编码调查表和非编码调查表。为方便使用计算机进行数据分析,目前对调查表大都采用编码设计,并多采用封闭式问题的方式;④表中应有核实被调查者回答问题正确性的项目。如询问有关年龄资料时,可以同时设置"您今年多大年纪(实足岁)?"和"您是哪年哪月哪日出生的?"这是通过设计形式上不同,但所问的是同一内容的问题来核实被调查者对这一内容的回答是否正确,进而也可借以评估整个调查内容是否正确。

另外,调查表内容中应有调查开始和结束时间等项目记录,以核查调查员在调查时的认真程度。

编制调查表需要相当的经验和技巧,一份好的调查表往往几经试用和修改。在正式开始调查前,应对拟好的调查表进行预试验(预调查),以确定调查表的可行性。

(六)培训调查员

在调查之前应对调查员进行培训。不但要求调查员采取实事求是的科学态度和高度的责任心,而且要求用统一的标准进行调查与测量。

(七)资料的整理、分析及结果解释

1. 资料的整理　正确的研究结果来自于准确而全面的资料,因此在对资料分析之前必须对原始资料进行检查与核对,并进行逻辑检错。在原始资料准确无误的基础上进行分组、归纳、编码和录入计算机。

2. 资料的分析　研究的目的不同所用的分析方法也不一样,以下对其进行简要叙述。

当描述疾病或健康状况的分布特征时,可以计算的指标为:分类变量计算现患率、检出率等,数值变量资料可以计算平均数、标准差等。

患病率是横断面研究的最基本的分析指标,是将现况调查资料按人口学的不同特征和时间、地区、某种生活习惯等计算疾病的患病率。现况调查中还常用到感染率、病原携带率、抗体阳性率、某因素的流行率(如吸烟率)等指标,此外还可能用到一些比、构成比等指标,如性别比、年龄构成等。

当对比暴露因素及疾病或健康状态的差异、建立病因假设时,根据资料类型进行不同的分析方法,如计量资料应用 t 检验或方差分析,计数资料应用卡方检验。当进行疾病预测时可采用回归分析;当分析暴露因素与疾病关系需要控制混杂因素的影响时,可利用分层分析、多因素分析,为探讨病因提供线索。

3. 结果解释　首先应解释研究对象的来源,如是抽样调查,应说明抽样方法,说明样本的代表性。然后分析调查中有无偏倚,偏倚的大小、方向、控制方法。最后说明此次调查的三间分布规律和因素分析的结果。应注意的是,现况调查资料因果同存,不能确定因果关系。

(八)现况调查的质量控制

质量控制应贯穿于调查的始终,在设计阶段抽样应遵循随机化原则,在正式调查前应进行预调查,完善调查表,制定统一的调查方法,统一培训调查员,抽取一定的比例进行复查,尽可能提高应答率。

三、现况调查中的偏倚及其控制

误差是指事物某一特征的度量值偏离真实值的部分,因此,必须有"金标准"或相对可靠的标准来度量真实性,才能度量误差。误差可分为随机误差和系统误差。随机误差即抽样误差;系统误差又称偏倚,它不是由随机抽样所引起,而是由某些不能准确定量的但较为恒定的因素所致。现况调查出现的偏倚有选择偏倚和信息偏倚两种。

(一)选择偏倚

选择偏倚是由于不正确地选择了研究对象,使被选择的研究对象或样本人群与其代表的总体间的某些特征具有系统的差别,因而导致研究结果与真实情况之间产生差异,如无应答偏倚、志愿者偏倚。

(二)信息偏倚

在资料收集阶段,由于观察和测量方法上的缺陷,使各比较组所获得的信息产生系统误差,即为信息偏倚,如报告偏倚、观察者偏倚和测量偏倚。

现况调查中偏倚的控制:①在抽取调查对象时,必须严格遵守随机化原则;②提高抽中对象的受检率,最好是一个不漏地接受调查;③选用不易产生偏差的仪器、设备;④培训调查员、组织调查员开展互相监督和复查工作。

第六节 社区干预试验

一、社区干预试验的概念

社区干预试验(community intervention trial)是现场试验的一种扩展,是以一个完整的社区或行政区域为基本单位,以人群为研究对象,对某种预防措施或方法的效果进行考核或评价所开展的实验观察。在社区干预试验中,接受某种处理或干预措施的基本单位是整个社区,或某一特征的人群,如幼儿园、学校、工厂等。在实验过程中,研究者通常需要选择两个社区,对其中一个社区施加干预措施,而以另一个社区作为对照,然后追踪观察两个社区人群某种疾病的发病率或死亡率有何差别,从而判断干预措施或方法的效果。社区干预试验还可以通过观察改变环境条件或某些不良行为习惯等以消除某种可疑病因后疾病发病或死亡的变化情况,从而进一步来验证这些因素的致病作用。如氟中毒地区,通过改水措施降低饮水中氟的含量来预防氟中毒亦属此类研究。社区干预试验的特点:

(1)社区干预试验通常是非随机对照的现场试验,干预措施所涉及的对象不是单个个体,而是社区中的人群,是以整个社区人群为基础给予干预措施。因为在社区人群中进行现场试验,要做到完全随机分组难度很大,条件不易控制。

(2)常用于对某种预防措施或方法的效果进行考核或评价。

(3)为了评价预防措施或方法的效果,通常仍需设立同期对照组,也可不设立同期对照组,可以将研究结果与国内外同类研究进行比较,或与干预试验前的结果比较。

二、社区干预试验设计的组成部分

社区干预试验一般包括以下几部分内容。

1. 计 划 制定干预目标。目标是研究项目预期达到的收益或将要解决的问题,是评价项目成败的标准。干预目标包括主要目标、中期目标和具体目标。

主要目标应该根据社区实际和认识到的健康需求来决定。一般情况下,通过社区诊断确定该社区的常见病和影响人群健康的最严重疾病为社区干预的主要目标,采取综合干预措施,提高整个社区人群的健康水平。

中期目标是减少已确定的危险因素在人群中的水平,对已知的危险因素采取综合干预措施,降低人群的发病率。

具体目标根据工作内容的不同可分为工作目标、行为与危险因素目标及疾病目标。要求这些目标是可测量的,可定量的。

2. 干预计划的实施 根据干预的目标和制定的干预计划,有条不紊地开展工作。但是在具体操作过程中,要有灵活性,根据实际情况对社区中出现的未预见到的问题做出适当调整。此外,在项目实施前,应对参与项目的有关人员进行培训,使其了解开展此项干预的意义,并掌握相关的标准;在项目实施过程中,应保证足够人力、物力和财力,尽可能动员社区所有相关人员共同参与,并争取必要的政府支持和媒体的参加,以促进工作的顺利开展。

3. 干预效果的评价 根据干预措施最终要达到的目标,制定客观的评价标准。评价应贯穿于项目开展的整个时期,在项目进行的不同阶段,采取不同的方式,应用不同的指标对项目情况和干预措施的效果进行评价。

4. 结果总结 社区干预项目结束后,对项目实施过程中收集到的资料进行整理和统计分析,最后确定干预措施的效果。在结果总结时,要形成文字材料,即撰写总结报告或研究论文。总结干预措施是否改变了目标人群的行为、是否降低了危险因素的存在数量、干预后与干预前比较疾病的发病率或死亡率是否降低了、人群的总体健康状况是否提高了。此外,还可探讨人群行为改变和危险因素的减少等是否与有关疾病的发病率和死亡率的变化有关。

三、社区干预试验的设计原则

(一)设计原则

社区干预试验是一项较大的系统工程,涉及大量的人力、物力,而且需要较长的时间,如果没有科学严谨实验设计,则很难得出客观真实的结果,因此在干预试验前,要做好研究设计。在干预试验方案设计时,要掌握以下几条原则:

(1)干预的目标要明确,设计方案中的每一步要具体;

(2)干预措施要具体,可操作性强,干预措施的实施要有针对性,而且保证对人安全、无害;

(3)人群的选择要与干预措施相对应,还要考虑人群对干预措施的可接受性;

(4)随访的期限,应该以出现某种可测量的结果为期限;

(5)干预效果的评价指标应客观、特异、易观察,最好能定量观察;

(6)资料收集后,根据资料的性质选择相应的统计学方法进行分析处理;

(7)符合伦理,现场干预试验的对象是人群,所以必须考虑伦理问题,整个实验要符合Helsingen宣言中的伦理问题;

(8)成本效益,在研究中所实施的干预措施及对干预措施效果的随访,应本着有效、经济的原则,尽可能用较少的费用获得较大的利益。

(二)社区干预试验设计时注意的问题

1. 干预试验对象的选择 社区干预试验中,干预对象的选择取决于干预措施针对的条件和干预试验的目的,干预试验对象的选择应考虑以下几方面。

(1) 选择预期发病率高的人群:因为干预疾病的发病率越高,实验所需的样本人群就越小,而且样本人群也容易获得。

(2) 选择能从干预试验中获得最大利益的人群:这种人群代表了公共卫生规划实施干预措施的目标人群,也是疾病受累的最严重的人群。例如,在疟疾流行的地区,大部分疟疾发病和死亡病例是婴幼儿,因此婴幼儿就是这一地区实施疟疾疫苗接种的目标人群。

(3) 应排除对干预措施有较大风险的人群:通常从社区干预试验中排出的人群包括严重疾病患者、高龄老人、幼儿和孕妇,排除这些人群就是干预措施的特定目标人群。

(4) 选择稳定的人群:进行社区干预试验时,应选择人口相对稳定、流动性小的人群,避免因人口流行而影响干预措施的效果。

(5) 研究疫苗的预防效果时,应选择近期内未发生过该病流行的地区或人群。

2. 干预措施的实施 干预措施可以综合应用,如改水、改厕、污水治理、改善环境卫生、加强劳动防护和健康教育等。

3. 干预后的随访 干预措施实施后的效果,应在随访后确定。根据随访收集得到的数据,通过统计分析可确定干预措施是否达到预期的效果。随访的结局可以包括干预措施的急、慢性效应,或对健康的危害减少,如疾病的发病率或死亡率下降。此外,还要考虑随访的结局是否能被准确地记录,由于社区干预试验涉及人群众多,所以很难像临床试验那样做精细的随访记录,而需要建立社区登记系统来收集干预措施效果的资料,如人口学资料,发病或死亡资料等。一般情况下,研究疫苗的预防效果以抗体反应作为随访结局时,观察的时间可短些;如果通过综合干预减少病因的致病作用,以疾病的发病率或死亡率降低作为随访结局时,观察的时间应该长些,避免出现假阴性结果。

4. 社区干预试验常用的指标 根据干预措施的种类和作用的结果不同,评价干预措施效果的指标也各异,常用的指标如下:

(1) 评价疫苗预防效果的指标

1) 保护率 $= \dfrac{\text{对照组的发病率} - \text{实验组的发病率}}{\text{对照组的发病率}} \times 100\%$

2) 效果指数 $= \dfrac{\text{对照组发病率}}{\text{实验组发病率}}$

3) 抗体阳转率 $= \dfrac{\text{疫苗接种后抗体阳性人数}}{\text{疫苗接种人数}} \times 100\%$

(2) 评价综合干预措施的效果:如发病率、患病率、死亡率和行为改变率等。

5. 资料的分析方法 从上述社区干预试验常用指标可以看出,社区干预试验常用保护率、抗体阳转率、发病率、患病率、死亡率等频率指标进行统计描述,因此对这些相对数进行比较时应注意,必要时需进行标准化处理,即计算标准化率,这样就可以消除社区之间因人口构成不同所产生的偏倚。

四、社区干预试验的适用范围

目前社区干预试验主要用于以下几方面,通过采取适当的干预措施减少疾病的发生,提高人群的健康水平。

1. 评价预防措施的效果 疫苗或其他干预措施(如某种药物)都可用来预防感染或疾

病,通过接种疫苗预防传染病的发生是众所周知的,然而有时将其他干预措施在群体基础上应用,通过供水或食物施加于整个社区,来预防某些地方病的发生。例如,水中加适量氟预防龋病,食盐中加碘预防地方性甲状腺肿,食盐掺入海群生预防丝虫病,或是改善供水设施降低水中氟,预防地方性氟中毒等。

2. 评价媒介生物控制的效果 媒介生物控制措施常常是针对环境的预防性干预措施,需要评价的措施包括:杀虫剂的新配方和新的使用方法;防治媒介生物的新的、改良的生物制剂;减少媒介生物滋生地的工程技术;社区参与消除媒介生物繁殖场所和开展诱捕技术;为减少媒介生物的接触而对住房和纱窗等屏障的改进及多种方法综合应用的新策略。

3. 评价健康教育的效果 有些干预措施是通过教育和宣传手段去改变人们的行为以控制疾病的发生。例如,通过健康教育提高安全套的使用率、减少人群的吸毒率和控制艾滋病的发生等。

4. 评价环境改变 许多最为有效的控制传染病、地方病或职业病的方法都涉及环境改变。通过改变环境,减少病原体的传播和环境致病因素存在。

第七节 疾病筛检

筛检起源于19世纪的结核病预防。一直以来广泛运用于慢性病的早期诊断。从疾病防治的过程来看,它属于一级和二级预防;从对象和目的来看,它具有突出的公共卫生意义;从实施来看,它要求检测方法快速、简便、经济、安全。通过"全面撒网,重点捕捞;点面结合,经济实效"的筛检工作,能够达到疾病防控的疏而不漏。

一、基本概念

（一）筛检的定义

筛检（screening）是通过快速的试验、检查,或其他方法,将有病或可能有病但外表健康的人,同那些可能无病的人鉴别开来。

筛检是从健康人群中早期发现可疑患者的一种措施,不是对疾病做出诊断。筛检试验将受检人群分为两部分。筛检试验结果阴性者为健康群体,结果阳性者为可疑患者群体,并建议作进一步的诊断和治疗,因此筛检可以达到早期发现、早期诊断、早期治疗的二级预防目的。筛检也可用于发现人群中某些疾病的高危个体,从病因学角度采取预防措施,以减少疾病的发生,达到一级预防的目的。如筛检高血压预防脑卒中,筛检高胆固醇血症预防冠心病。

（二）筛检目的

筛检的主要目的有3个:①发现某病的可疑患者,并建议做一步诊断和早期治疗,达到二级预防;②确定高危人群,采取病因预防措施,达到一级预防;③了解疾病自然史,开展流行病学监测。

（三）筛检的分类

1. 按筛检对象范围分类

（1）整群筛检（mass screening）:对一定范围内人群的全体对象开展普遍筛查,也称普查。普查往往用于疾病患病率很高的情况。如对 35 岁以上的妇女作阴道细胞涂片筛检宫颈癌。

（2）选择性筛检（selective screening）：根据流行病学特征选择高危人群进行筛检。如对某些慢性病的筛检应选择 40 岁以上的人群。

2. 按筛检的项目多少分类

（1）单项筛检（single screening）：用一种筛检试验检查某一疾病。如以儿童呼吸次数筛检可疑儿童肺炎。

（2）多项筛检（multiple screening）：同时使用多个筛检试验方法筛查一种或多种疾病。如同时进行胸透、查血、尿等发现可疑肺结核、糖尿病或肝癌等，然后再做进一步确诊。

二、筛检的评价

筛检可疑患者的检测方法应符合快速、简便、经济、安全以及真实可靠的原则。随着社会的进步和科学技术的发展，新的筛检试验不断涌现，我们必须有一套科学的方法对其做出评价。

（一）筛检的评价方法

要研究某项筛检试验对某种疾病的筛检价值和临床意义，最基本的方法是将该项筛检试验与诊断该病的"金标准"（gold standard）进行盲法和同步比较。

1. 金标准的确定　所谓"金标准"是指当前临床医学界公认的最可靠的疾病诊断方法，寻求金标准也就是寻找一个能衡量新的诊断试验是否符合真实情况的标准方法。用"金标准"来正确区分研究对象"有病"与"无病"的状态。

常用的"金标准"有组织病理学诊断（活体组织检查和尸体解剖）、外科手术探查、冠状动脉造影或长期随访的结果等。由此可见，这些金标准的试验结果是精确的，但试验本身是有创的、危险的或昂贵的。如诊断冠心病的"金标准"是冠状动脉造影术，诊断肾炎的"金标准"是肾穿刺活组织检查。所以说，在实际工作中，金标准的应用并非总是可行的，只要我们采用的标准是公认的、最好的、最合适的临床诊断方法，就可以作为金标准。金标准的确定一定要密切结合临床的实际情况。

2. 研究对象的选择　诊断试验的研究对象应包括两组：即一组为被"金标准"确定为有病的患者组；另一组为被"金标准"证实为无该病的患者或人群，作为非患者组（对照组）。

病例组应包括各种病例，典型和非典型，轻、中和重型，早、中、晚期，治疗和未治疗等。对照组应包括确实无本病而易与本病相混淆的疾病，这样的对照方具有临床鉴别诊断价值。

3. 样本含量估计　与研究样本含量有关的因素有：①待评价试验的灵敏度；②待评价试验的特异度；③显著性检验水平 α；④容许误差 δ。当特异度和灵敏度均接近 50％时，可用近似公式 4-34。

$$n=\left(\frac{u_\alpha}{\delta}\right)^2(1-p)p \qquad (4\text{-}34)$$

式中：n 为所需样本含量。u_α 为正态分布中累积概率等于 $\alpha/2$ 时的 u 值，如 $u_{0.05}=1.96$ 或 $u_{0.01}=2.58$。δ 为容许误差，一般定在 $0.05\sim0.10$。p 为待评价试验的灵敏度或者特异度。用灵敏度估计患者组所需样本含量，用特异度估计对照组所需样本含量。

当待评价试验的灵敏度或特异度<20％或者>80％，样本率的分布呈现偏态，需要对率进行平方根反正弦转换,并用公式 4-35 计算样本含量。

$$n=\left[57.3u_a/\sin^{-1}\left(\delta/\sqrt{p(1-p)}\right)\right]^2 \tag{4-35}$$

4. 整理与评价研究结果 "金标准"判定的患者组和对照组,由待评价的试验对研究对象测试后所得到的阳性和阴性结果列四格表进行运算、分析和评价。

表 4-9 确定诊断试验指标的四格表

诊断试验	金 标 准		合 计
	患 者	非 患 者	
阳性	真阳性(a)	假阳性(b)	$a+b$
阴性	假阴性(c)	真阴性(d)	$c+d$
合计	$a+c$	$b+d$	N

表中的真阳性(true-positive,TP)是指"金标准"确诊有该病的患者组中,应用待评价试验检出的阳性病例数;真阴性(true-negative,TN)是指"金标准"确诊无该病的对照组中,待评价试验检出的阴性病例;假阳性(false-positive,FP)是指无该病的对照组中,待评价试验检出的阳性例数;假阴性(false-negative,FN)是指"金标准"确诊有病的患者组中,由待评价试验检出的阴性病例。由表 4-9 可以看出待评价试验与金标准判定有无疾病之间的关系,并由此四格表中的参数推算出各项评价指标。

在评价试验结果报告的时候,不能仅仅简单比较分析所研究的诊断试验与金标准的结果差异,报告单纯的 t 检验或者 χ^2 检验的结果,而应全面分析、评价和报告待评价试验的真实性、可靠性和收益等各种指标,同时应如实报告试验中出现的难以解释的结果或现象,以评价、分析和处理待评价试验中可能出现的偏倚或者随机误差。

(二) 筛检的评价指标

1. 真实性(validity) 真实性也叫做效度或准确性,是指测量与实际之间的符合程度。

(1) 灵敏度(sensitivity):是指由金标准确诊有病的病例组中,诊断试验检出阳性例数所占的比率(%),也就是真阳性率。表明该试验方法能检出所有确实患此病患者的能力。

$$灵敏度=\frac{a}{a+c}\times100\% \tag{4-36}$$

灵敏度高的试验在下列情况下具有重要意义:①疾病漏诊可能造成严重后果;②怀疑某患者有几种疾病时,灵敏度高的试验阴性可以排除某病的诊断,从而有利于鉴别诊断;③筛检无症状而发病率低的疾病,如果临床试验阴性,患此病的可能性就非常低,目的在于减少漏诊。

(2) 特异度(specificity):是指由"金标准"确诊无病的对照组中,该诊断试验检出阴性结果所占的比率(%),也就是该试验的真阴性率。表明了该方法能正确识别确实未患某病的能力。

$$特异度=\frac{d}{b+d}\times100\% \tag{4-37}$$

一项特异度高的诊断试验适用于:①试验结果阳性时可以确诊;②试验结果阴性可以排除相应的疾病;③凡假阳性结果会因采取不正当的诊断和防治措施,给患者或家属造成肉体或精神上的危害。如将肺部良性病变误诊为肺癌而行手术治疗。

由四格表可以看出假阴性、假阳性分别代表漏诊和误诊部分,故假阴性率$[c/(a+c)\times$

100%]和假阳性率[$b/(b+d)\times100\%$]分别称为漏诊率和误诊率。灵敏度(真阳性率)与漏诊率(假阴性率)是互补的,两者之和应为1,即灵敏度=1-假阴性率,所以灵敏度高的试验漏诊率低。依此类推,特异度=1-假阳性率,特异度高的试验误诊率低。

(3) 正确指数:也叫做约登指数(Youden index),是灵敏度与特异度之和减去1。指数范围在0~1之间。正确指数表示筛检试验发现真正患者与非患者的总能力。指数越大真实性越高。

$$正确指数=(灵敏度+特异度)-1 = 1-(假阴性率+假阳性率) \tag{4-38}$$

(4) 似然比(likelihood ratio,LR):反映灵敏度和特异度特征的综合指标,比灵敏度和特异度更稳定,且不受患病率的影响。因为试验结果有阳性与阴性,故似然比也分为阳性似然比(+LR)和阴性似然比(-LR)。

1) 阳性似然比:是指筛检试验的真阳性率与假阳性率之比。说明筛检试验正确判断阳性的可能性是错误判断阳性可能性的多少倍。比值越大,试验结果阳性的时候为真阳性的概率就越大,筛检试验的价值越高。

$$+LR=真阳性率/假阳性率=灵敏度/(1-特异度)=灵敏度/误诊率 \tag{4-39}$$

2) 阴性似然比:是指诊断试验的假阴性率与真阴性率之比,它表明筛检试验获得阴性结果时仍有多大可能性患本病。越小,筛检试验的价值越高。

$$-LR=假阴性率/真阴性率=(1-灵敏度)/特异度=漏诊率/特异度 \tag{4-40}$$

(5) 受试者工作特性曲线(receiver operator characteristic curve,简称 ROC 曲线)。

上述各指标分别从不同角度评价筛检试验的真实性,但这些指标与筛检试验的界值选取有关。为了更全面地评价筛检方法的真实性,必须考虑不同界值下筛检试验的真实性,这就需要进行 ROC 曲线分析。

ROC 曲线以灵敏度为纵坐标,假阳性率(1-特异度)为横坐标。具体计算是选择一系列的截断值计算出各自的灵敏度和特异度,然后列出各截断值的灵敏度和假阳性率,标在图上并将各点连起来形成 ROC 曲线。曲线坐标的左上部,随着灵敏度的下降,特异度上升,反之亦然。通常将最接近 ROC 曲线左上角的那一点确定为最佳临界点。除了 ROC 用以确定筛检试验的临界值之外,还可以帮助我们比较两种或两种以上筛检试验的真实性。

2. 可靠性(reliability) 也叫做信度、精确度或者可重复性。是指在相同条件下用某种试验重复检测同一个受试对象的时候获得相同结果的稳定程度。评价可靠性的指标主要是一致率。一致率又称为符合率,是指两次或多次筛检试验结果的稳定程度。

$$一致率=\frac{两次筛检结果一致的受检者人数}{受检者总人数}\times100\% \tag{4-41}$$

3. 预测值 是指应用筛检试验的结果来估计受检者患病和不患病可能性的大小。根据筛检试验的阳性与阴性结果分别称为阳性预测值(positive predictive value)和阴性预测值(negative predictive value)。

阳性预测值是指诊断试验阳性者患该病的可能性。

阴性预测值是指诊断试验阴性者不患该病的可能性。

从总体上讲,筛检试验的灵敏度越高,阴性预测值越高;诊断试验的特异度越高,阳性预测值越高。此外,预测值与受检人群该病患病率(P)的高低密切相关。阳性预测值、阴性预测值与患病率、灵敏度、特异度的关系用公式表示为:

$$阳性预测值=\frac{灵敏度\times患病率}{灵敏度\times患病率+(1-患病率)(1-特异度)} \tag{4-42}$$

$$阴性预测值＝\frac{特异度×（1－患病率）}{特异度×（1－患病率）＋（1－灵敏度）×患病率} \tag{4-43}$$

从上述公式中可以看出,当疾病患病率低时,人群中绝大多数是正常人,使用灵敏度与特异度均高的试验进行筛检时,试验阳性者中将包括大量假阳性,此时阳性预测值较低。如果筛检试验的特异度略有下降,假阳性将上升,阳性预测值将下降。当灵敏度与特异度不变时,阳性预测值随患病率的增加而上升,对阴性预测值影响甚微。故一般认为在患病率较高的人群中开展筛检的意义较大,将会有较高的收益。例如糖尿病的筛检工作应该在 40 岁以上、肥胖者或者有糖尿病家族史的人群中进行。另外,不同医院就诊人群中某种疾病的患病率不同,其预测值也就不同,应该引起注意。

（三）提高筛检试验效率的策略

由于多数筛检试验的灵敏度和特异度都不会达到 100％,单用某一项筛检试验所获结果的概率往往既不特别高又不特别低。为了提高效率,可以采用联合试验的方式,即采用两种或两种以上试验方法以并联或串联的方式进行联合,从而获得较高的灵敏度或特异度。

1. 并联试验　又称平行试验,同时进行的两种或多种筛检方法,这些试验中任何一项阳性即判定为患病。应用并联试验比单项诊断试验的灵敏度和阴性预测值均可提高,漏诊的可能性减少;另一方面,假阳性率增高,特异度和阳性预测值均降低。

2. 串联试验　又称系列试验,系指"接力式"地做一系列筛检试验,串联试验中的所有试验结果均阳性的时候才能判定为阳性结果。串联试验与单项诊断试验相比,可以提高特异度和阳性预测值,减少误诊,获得阳性结果时对确诊该病的可靠性大;但灵敏度和阴性预测值却有所降低,这就增加了漏诊的可能性。

（四）筛检效果的评价

对于一项已经完成的筛检工作,需要进行效果评估以确定其价值,并作为进一步改进的依据。对筛检效果的评价可从个体收益、社区受益的生物学和社会经济学效益等方面进行。主要包括:收益、检出患者的预后、卫生经济学评价等。

1. 收益　也叫做收获量,是指经过筛检后能使多少原来未发现的患者得到诊断和治疗。为了提高筛检收益,应尽可能多地从人群中发现无症状患者,通常采取下列方法:

（1）选择患病率高的人群（高危人群）,有些疾病在不同年龄、性别、种族和职业暴露等特征人群中有较高的患病率,在这些高危人群中开展筛检,即选择性筛检,所获得的收益比在一般人群要高得多。这样既可发现较多患者,又可提高阳性预测值,进一步增加筛检收益。

（2）选择灵敏度高的试验,一项筛检计划必须能筛出相当数量的病例。如果筛检试验的灵敏度低,只能筛出少量患者,不管其他因素怎样,收益依然是低的。

（3）采取联合试验,在实施筛检的时候,可采用多项筛检试验检查同一对象,以提高筛检的灵敏度或特异度,增加筛检的收益。

2. 生物学效果评价　通过比较筛检与非筛检人群的病死率、死亡率和生存率,对筛检的生物学效果进行评价。

3. 经济学效果评价　从公共卫生的角度讲,筛检效果的评价还应从卫生经济学的角度进行。原则上,一项好的筛检计划,要求发现和确诊的患者要多,而投入的卫生资源要少。该评价可从以下 3 个方面进行:

（1）成本-效果分析:指研究实施筛检计划投入的费用及其获得的生物学效果。同样可估计平均每个病例筛检成本(直接与间接),以及在健康改善方面所取得的效果(临床指标的改善和生存期的延长等等),并以此计算成本效果比率(每延长1年生存期所消耗的成本)。

(2)成本-效益分析:指研究实施筛检计划投入的费用及其获得的经济效益比值。投入费用和经济效益均以货币单位衡量,可用直接和间接投入的成本与直接和间接获得的效益进行比较。

(3)成本-效用分析:是指研究实施筛检计划投入的成本与取得的生命质量改善之间的分析评价方法。

三、筛检实施的原则

实施筛检工作的最基本原则和条件是:①选择适当的筛检方法;②有确诊该疾病的诊断方法;③具备有效的治疗手段。3条原则缺一不可,否则将导致卫生资源的浪费,给筛检试验阳性者带来生理和心理上的伤害。1968年Wilse和Junger提出了实施筛检计划的10条标准,具体如下:

(1)所要筛检的疾病或状态是该地区当前的重大公共卫生问题;

(2)所筛查的疾病或状态经确诊后有可行的治疗方法;

(3)所筛检的疾病和状态有可识别的早期症状和体征;

(4)对所筛查疾病的自然史有比较清楚的了解;

(5)用于筛检的试验必须具备快速、经济、有效的特点;

(6)用于筛检的试验必须易于被群众接受;

(7)对于筛检试验阳性者,保证提供进一步诊疗措施;

(8)对患者的诊疗标准有统一规定;

(9)必须考虑整个筛检、诊断与治疗的成本、效益问题;

(10)筛检计划具有连续性,应该定期进行,不能一查了之。

总之,对某种疾病的筛检工作应尽量满足以上10条标准,为满足标准越多说明筛检计划越成熟。

四、筛检实施的伦理学问题

不论是医疗实践还是医学研究,筛检试验对受试者的影响均具有不确定性,受试者都可能面临一定程度的风险。因此在实施筛检时,必须遵守尊重个人意愿、有益无害、公正等一般伦理学原则。

筛检的宗旨是给受检查者带来益处,作为筛检计划的受试者有权对所涉及的问题"知情"。并且,筛检工作的技术人员有义务向受试者提供足够的信息,包括参与这项计划的利益与风险,并使他们理解提供的信息,受试者据此决定是否同意参加。

有益无害原则在筛检实施的标准中有明确的体现。如筛检试验必须安全可靠,易于被群众接受,不会给被检者带来躯体和精神上的伤害。对筛检阳性者有进一步的诊断、治疗的手段,不会给他们带来不必要的心理负担,对健康产生负面影响。另外,筛检所得的健康资料属于个人隐私范畴,应受到尊重,除非得到允许,不得向外泄漏。

(上海中医药大学　　施　榕)

第五章 疾病监测

第一节 概述

监测(surveillance)原意为监视,当时主要针对社会上可疑者进行监视,后被应用在国境检验上,主要监视可疑的烈性传染病患者及接触者,即称之为留验。17～18世纪,Graunt、莱布尼兹、Farr等学者将监视应用在疾病中,形成了早期疾病监测,19～20世纪初,疾病监测主要针对天花、霍乱、鼠疫、黄热病等烈性传染病,以便通过及时隔离来防止传播。系统性疾病监测始于美国,1946～1955年美国开展了系统性疟疾、脊髓灰质炎疾病监测,与此同时,1943年丹麦建立癌症登记制度,成为非传染病监测的开端。随着疾病谱和医学模式的改变,监测范围不断扩大,从传染病到非传染病,从疾病影响因素到行为学、危险因素、干预措施效果、环境、营养监测等,种类繁多,形成了现在的疾病监测,又称为公共卫生监测(public health surveillance)。

一、疾病监测的定义

疾病监测(disease surveillance)是指长期持续性、系统性收集、分析疾病资料,找出疾病分布、趋势及影响因素,为制定卫生决策和工作计划提供科学依据,对疾病防制(干预)措施评价其效果。

二、疾病监测的目的

疾病监测最主要目的是掌握人群中疾病的发展趋势、主要危险因素,为预防控制疾病、卫生决策、卫生干预等提供科学依据和必需的信息。具体监测目的有以下几种。

(1)定量描述或估计疾病在人群中的发病强度、分布特征,动态监测疾病的发展趋势。

(2)找出疾病的高危人群和低危人群,以及主要危险因素,为制定合理、适宜的干预措施提供科学依据。

(3)通过疾病的现患率、发病率、死亡率等变化长期监测,为制定控制策略与措施提供依据,确定需优先干预的健康问题,评价干预措施的效果。

(4)预测疾病趋势,验证预测结果与实际情况。

(5)为制定卫生决策,卫生干预,社会医疗、康复、保险、环境保护,以及老年卫生保健、妇幼保健等服务提供依据。

三、疾病监测的几个基本概念

（一）实际病例与监测病例

1. 实际病例　是指确实患有某种疾病的人。在传染病诊断方法中，病原学和血清学检查是发现诊断传染病实际病例较为可靠的方法，但对发病率较高且缺乏临床特异症状的传染病，不可能对每个疾病都用病原学或血清学诊断，如用其他标准去诊断，则会出现假阴性或假阳性、临床上误诊等，可能会遗漏一部分实际病例。

2. 监测病例　是指在大范围的疾病监测中，由于技术、经费等方面的问题，而确定一种较为稳定的临床诊断标准，来观察疾病动态变化，以及这种情况下确认的病例。目前，我国很多传染病监测上报的病例均属于监测病例。有的监测病例的诊断标准与实际病例标准较为接近，如依靠临床症状和大便脓血球镜检诊断细菌性痢疾，病毒性肝炎诊断靠临床症状和肝功能检查；也有的监测病例的诊断标准与实际病例标准相差太大，如流行性感冒，通常用流感样病例的诊断标准来诊断，诊断的病例不列为流感病例，而称为"流感样病例"。

（二）被动监测与主动监测

1. 被动监测　指下级单位按照常规上报监测资料，上级被动接受，如法定传染病报告就属于被动监测范畴。

2. 主动监测　指根据上级制订的方案，下级单位严格按要求收集、上报资料，如居民传染病漏报调查、实施重点传染病监测属主动监测。主动监测质量优于被动监测。

（三）常规报告与哨点监测

1. 常规报告　指法定传染病报告系统等，其特点是报告的病种多，报告范围覆盖全国，主要由基层卫生人员开展，由于诊治水平的差异，报告质量悬殊不一，这样不可避免地带来漏报率高、监测质量低的问题。

2. 哨点监测　监测哨点则往往以一所医院、一所诊所或一个戒毒中心等形式来确定，监测人群往往不属同一抽样总体，而大多以非概率抽样（即非随机抽样）选择监测人群来监测收集某类疾病的流行和分布资料，如腹泻门诊通过就诊腹泻患者监测霍乱；性病门诊通过对性病患者进行人类免疫缺陷病毒（HIV）感染情况监测等。

监测哨点是组成监测系统的最基本单位。监测哨点确定与所监测疾病的生物学特点、流行模式、具体监测目的、投入的人力和资金有关，选择部分能代表一个地区或国家若干个医院组成的哨点监测系统。由于分布合理，报告及时，监测结果与常规报告结果相结合，目前认为此方式省钱、省力、效益高的监测方式。如20世纪90年代建立的全国疾病监测系统，就是根据监测的疾病特点，按照经济文化综合指标划分的4类地区和按人口划分的大、中、小3类城市，采用随机抽样选取145个监测点组成的，以此代表全国的情况。

（四）监测哨点与监测系统

监测点是开展传染病监测工作重要环节，也是组成监测系统的最基本单位。监测点确定与所监测疾病的生物学特点、流行模式、具体监测目的、投入的人力和资金有关。选择的监测点能代表监测地区情况，如20世纪90年代建立的全国疾病监测系统，就是根据监测的疾病特点，按照经济文化综合指标划分的4类地区和按人口划分的大、中、小3类城市采用随机抽样选取145个监测点组成的，可以代表全国的情况。

（五）直接指标与间接指标

1. 直接指标　监测得到的发病数、死亡数以及经过分析后获得的发病率、死亡率等指标，称为直接指标。直接指标常常用于分析传染病疫情趋势。

2. 间接指标　对监测中往往不易获得直接监测指标的疾病，常采用间接指标，如在流行性感冒监测中，对每一例流行性感冒病例做出诊断常较困难，即使对流行性感冒死亡做出诊断，也涉及死因归类等问题，很难区分患者是因流行性感冒还是因肺炎死亡。这种情况下，可以用"流行性感冒和肺炎死亡数"作为监测间接指标，同样可以达到流行性感冒疫情监测目的。

（六）无关联监测

无关联监测是指当监测目的不是为了发现病例，而是为了解人群的流行状况，可利用为其他目的收集的资料，在不识别个人的情况下开展监测。例如，某个人群健康体检时要采血开展乙型肝表面抗原（HBsAg）检测，则可利用这些人群的血样标本开展 HIV 抗体检测，但不是去认别个人，而是了解该人群中的 HIV 感染率。

（七）记录联接

记录联接是指把两个不同来源的资料联接起来进行分析，组成一个新的信息库来扩大它们在监测中的应用。如出生资料中没有关于未来发病或死亡的记录，在婴儿死亡资料中也没有既往关于出生体重的记录，如将这两类资料联接在一起进行分析，则可获得不同出生体重婴儿死亡率。

第二节　疾病监测的方法与监测系统分类

一、疾病监测的方法

疾病监测的方法有多种，对某种疾病而言其监测方法包括疫情监测、健康人群血清学监测、病原学监测等。从广义疾病监测而言，采用何种方式方法要与所监测的疾病性质、监测的目的有关，同时因考虑到经费、人力等因素。目前，主要有下列 3 种监测方法。

1. 人群监测　一般人群监测方式有利于了解人群中疾病分布和疾病的变化趋势，全国设置的疾病报告信息监测系统和采用的疾病报告监测方式就属一般人群监测。但这种监测方式耗费的人力、财力相对大，同时较难控制质量。

2. 哨点监测　是指通过随机或非随机方法选择一定数量报告单位和报告人作为监测哨点来开展监测，如全国 HIV 感染高危人群监测等就属于哨点监测。哨点监测系统优点是投入费用低、报告数据和资料质量得以保证。要使得哨点监测的数据达到监测的目的，关键在哨点布局合理，能代表或解决代表性（人口、地域、卫生状况和医疗资源等）的问题。

使用哨点监测获得的数据，可用于疾病变化趋势的描述，发现暴发和流行，还可用来推算总体发病水平，满足实现普遍报告的常规监测系统大部分功能。但对消灭或列入消灭、消除的疾病，对需要及时采用隔离等控制措施的疾病，需要尽可能去发现所有病例，不宜采用该系统监测方法。

3. 监测系统 是指为达到特定目标而对某种疾病或某个公共卫生问题开展的有组织、有计划的监测而形成的系统。建立一个监测系统需满足以下几个条件:由多个监测点组成,且监测点具有代表性;配有完整的监测方案或计划,以及监测组织、人员、技术条件和保证运作所需的经费;监测工作有质量控制体系,保证上下能按照制定的统一要求开展相关监测工作。监测系统优点是它是一种耗费低、效率高的监测方法,监测结果可获得准确性高,且及时、简单、灵活和代表性强等优点。

二、疾病监测系统分类

监测系统一般分为以下 3 种类型。

1. 以人群为基础的监测系统 我国运行的全国法定传染病报告系统、全国疾病监测点监测系统和全国妇幼卫生监测系统及美国食源性疾病监测网、行为危险因素监测系统等,均属于以人群为基础的监测系统。此类监测系统以人群为现场开展监测工作,关键在于监测系统的基本单位监测点选择,如选择的监测点能代表覆盖的整个目标人群常规监测系统,并且显示良好的代表性,此时监测系统优点将会大大显露出来,所获得的结果准确、可靠、及时。

2. 以实验室为基础的监测系统 这类系统主要利用实验室方法对病原体或其他致病因素开展监测,如我国流行性感冒监测系统、美国疾病预防控制中心建立的肠道细菌耐药分子分型监测系统(plus-net)和世界卫生组织的沙门菌全球监测网(GSS)等均属于以实验室为基础的监测系统。该监测系统主要任务是按照规范要求收集上报监测疾病的实验室检测数据和资料,以获得疾病病原体变异、耐药等情况,及早发现同源性暴发、新发传染病病原体发现等。该系统可以作为一个独立的监测系统运行,亦可作为疾病监测系统的一部分开展监测工作。

3. 以医院为基础的监测系统 这类系统以医院为现场开展监测工作,如全国建立的医院感染监测系统、全国传染病疫情报告系统就属于以医院为基础的监测系统。该系统主要以医院为监测现场,收集、上报到医院就诊的病例相关资料。该监测方式的缺陷是存在轻症病例漏报的情况。

第三节 疾病监测的种类

随着疾病谱和医学模式的改变,监测、实验室技术和网络、计算机技术的发展与应用,监测范围不断扩大,疾病监测的内容亦不断丰富,从传染病到非传染病,从疾病影响因素到行为学、危险因素、干预措施效果、环境、营养监测和针对出现的其他卫生问题开展监测等,形成多种类型的疾病监测。

一、传染病监测

传染病监测(infectious disease surveillance)是疾病监测中的一种,亦是最早应用与开展的监测工作,多年来监测工作实践表明,传染病监测已成为疾病预防控制中不可缺少的一项工作,是传染病防治的基础工作。

1. 传染病监测的目的　主要是长期、连续、系统地收集传染病发病及其影响因素的资料,分析传染病发病动态及分布特征,确定传染病发生相关的危险因素和高危人群,找出疾病规律,并将信息及时反馈,以便对传染病流行采取干预措施,并评价其效果。

2. 传染病监测方法

(1)被动监测(传染病报告):2004年全国人大常务委员会颁布的《中华人民共和国传染病防治法》将法定报告的传染病分为甲、乙、丙3类共37种,2008年和2009年又分别将手足口病、甲型H1N1流感列入法定报告的丙类、乙类传染病。

防治法规定了凡在我国领土范围内发现法定管理的传染病患者、传染病死亡患者、传染病暴发或流行,所有责任报告单位和报告人都应当向当地疾病预防控制机构报告。

(2)主动监测:根据传染病发病流行特征,结合监测目的而实施的监测工作。主动监测包括设置能代表某个地区情况的监测点,按监测方案开展的哨点监测;建立由多个点组成的监测系统,按监测方案开展的哨点监测。针对某种疾病监测方法还有疫情监测、病原学监测、血清学监测、干预措施效果监测等。

3. 传染病监测内容　主要包括基本资料收集,传染病发病、死亡率及其"三间"分布特征等,人群免疫水平监测,病原体的型别、毒力、变异、耐药及其变迁等,动物宿主和病媒昆虫的种类、分布、季节消长及病原体携带状况等,水源、食品等外环境病原体污染监测,相关危险因素监测和防制措施及其效果评价等。

二、非传染病监测

随着疾病谱的变化和公共卫生监测内容的扩大与发展,恶性肿瘤、心血管系统疾病、糖尿病、职业病、精神病、出生缺陷等非传染性疾病已成为我国一个重要的公共卫生问题,为了预防控制这类疾病造成的危害,近年来利用监测技术与方法开展了非传染性疾病的监测。

1. 监测目的　非传染病监测的目的主要是长期、连续、系统地收集非传染病发病及其影响因素的资料,分析掌握非传染病发病动态及分布特征,确定非传染病发生的相关危险因素和高危人群,对非传染病采取干预,达到预防控制。

2. 非传染病监测方法

(1)被动监测:目前,已建立了恶性肿瘤、心血管系统疾病、糖尿病、职业病、精神病、出生缺陷等疾病病例报告系统,利用报告的病例资料开展监测。

(2)主动监测:是指根据传染病发病流行病学特征,结合监测目的、方案要求而实施的设置监测点,建立监测系统监测工作,如美国疾控中心建立的劳动场所安全与健康监测系统和儿童营养监测系统、国家健康与营养监测系统等。监测方法包括疾病早期筛查、监测对象危险因素问卷调查、病例-对照调查、身体测量和实验室检测等。

3. 监测内容　非传染病监测内容主要有病例发生与分布特征监测;利用疾病早期筛查手段开展的肿瘤、糖尿病、高血压、出生缺陷病例早期发现监测,开展与疾病相关危险因素监测及干预措施效果监测等。

三、行为危险因素监测

随着疾病模式的改变,人们发现慢性疾病、伤害、性传播疾病不仅成为影响人类健康的一个主要卫生问题,而且与个人不良行为有密切的关系。如仅监测发病和死亡,无法全面掌握疾病全貌,尤其是发病的因素。随着监测技术发展和监测领域不断拓展,行为危险因素监测工作越来越受到重视,亦成为疾病监测的一个组成部分。

我国及各国针对吸烟、饮酒、性行为、饮食习惯、肥胖等建立监测系统,美国疾控中心建立的行为危险因素监测系统、青少年危险行为监测系统,以及上海市疾病预防中心建立的艾滋病行为综合监测系统、社区意外伤害监测系统等,收集分析与慢性疾病、伤害及艾滋病等的相关行为因素。

四、针对其他卫生问题的监测

主要包括出生与死亡监测、环境监测、药物不良反应监测、计划生育监测、营养卫生与营养性疾病监测、学生健康状况监测和学生常见病监测等,种类繁多。为了解决存在的各种卫生问题,达到特定的工作目标,还可以开展其他各种内容的公共卫生监测。

第四节 疾病监测的步骤和内容

一、疾病监测的步骤和内容

1. 监测内容 在开展对某一个具体疾病进行监测时,应考虑疾病特点、预防控制需要和人力、物力、财力实际情况,选择和确定必需的内容开展监测。基本监测内容包括:监测点人口及生命统计相关资料,包括出生、死亡及迁入、出人口数,性别、年龄人口数。相关的自然和社会因素资料包括监测点的气象、地理、经济水平、居住环境及医疗卫生服务等相关数据和基本资料;疾病发病、死亡等相关监测;疾病发病、死亡及其"三间"分布特征、变动趋势、相关疾病流行因素、发病危险因素等相关监测;疾病预防控制工作、干预措施和防制与干预效果等监测等。

2. 监测步骤 疾病监测工作步骤主要包括,了解背景资料,帮助确定监测的病种、监测项目、监测指标;制订监测方案;建立监测点或监测系统;组建监测队伍,开展技术培训;实施监测,进行质量控制;监测资料收集、分析、反馈与利用,其中监测质量控制、资料收集、分析、反馈与利用是开展疾病监测步骤几个重要环节。

二、监测质量控制

1. 监测质量控制方法与要求 主要是针对按监测方案要求开展监测工作过程进行质量控制,目的是为了能及时发现偏离方案要求或工作中存在质量不高的地方,及时拨正并按方案制订的轨道执行。质量控制的方法主要有制定统一监测规范或操作规程,包括统一监测对象、监测方法与内容、统一表式、统一使用的实验室诊断试剂和实验方法等,以减少盲目性、随心所欲开展监测;按照统一监测方案培训监测人员,使监测人员掌握统一监测要求和操作规范,以保证监测工作的质量;开展监测工作质量控制督导与检查或与采用随机抽样调查的监测对象进行复核基层单位调查质量,或发放未知的考核实验标本,或采集监测对平行标本进行质量的检查。

2. 监测数据的质量控制   监测数据的质量控制的意义在于能及时发现并纠正统计数据中的人为因素造成的错误,使各监测点正确收集、整理、汇总和分析统计数据资料。监测数据的质量控制内容有:监测数据收集、登记获得的资料数据与客观实际的符合程度的正确性控制;对监测点上报的监测数据力求做到完整、无缺项、模糊不清等控制;获得监测数据与资料和实际情况可信程度即可靠性控制;监测数据与资料不仅可描述监测地区疾病的发生趋势,而且可以用全国、全省、市,或全人群的分析比较的监测资料进行可比性控制。

三、监测资料收集

1. 监测资料的种类   由于监测病种、目的和制订的监测方案不同,在监测工作中应按照监测方案确定的监测内容要求进行资料收集。收集的监测资料归纳成两类:一类为基本资料,包括监测点内的人口基本资料,监测点的气象、地理、经济水平、居住环境及医疗卫生服务等相关数据和基本资料,所监测疾病的发病、死亡率等资料。另一类为依照监测目的、内容而开展主动监测所获得的资料,包括实验室检测资料,相关危险因素调查资料,防制、干预措施获得结果等相关资料及监测有关的专题(暴发、漏报调查、抽样、现况调查等)资料。

2. 对监测资料的要求   在监测资料过程中,须对上报、收集的资料逐个进行检查其完整性、正确性,监测资料是否存在不清楚或重复性,有些资料涉及患者的隐私应注意妥善保密、保存。

四、监测资料分析

分析资料实际上就是把原始的资料经过整理加工使其成为有价值的信息过程。分析监测资料有统计分析、决策支持图形、预测预报、数据通讯和交流。近年来随着计算机信息技术的发展,利用计算机技术加工分析监测资料已成为疾病监测的主要手段。监测资料的分析概括为以下几类。

1. 描述性分析   将获得的各监测点的监测资料汇总分析,描述所监测疾病的流行趋势和变化,疾病在时间、地区、人群中分布特征,探索某些因素与监测疾病之间的关联,为今后开展疾病监测或流行病学研究提供基础,为制定疾病预防控制对策与措施提供有价值的信息。

2. 趋势分析   对监测的疾病发生或死亡情况从时间上进行纵向分析,以观察监测地区疾病流行趋势变化,有利于探索致病因素与对疾病的发生和流行情况作出预测。

3. 干预性分析   当监测点针对监测疾病采取了某些干预措施后,从而形成了措施组、对照组,以应用于干预性分析来评价这些干预措施的作用,以帮助验证疾病的病因或影响因素,并评价各种干预措施的效果,为今后对监测的疾病开展一级预防提供有效依据。

五、监测资料反馈

监测资料反馈是监测工作中的一个组成部分,使所有单位和个人能及时获得信息,以便迅速对疫情作出反应。监测资料反馈应注意以下几点。

1. 反馈对象   有纵向反馈,包括向上反馈给能制定干预措施、决策的卫生行政部门及其领导,向下反馈给下级监测结构及其工作人员;横向反馈包括反馈给有关医疗机构医务人员和公共卫生专家等。

2. 反馈内容 包括疾病当时发病水平、发病情况预测、监测报告评价、疾病预防控制建议与意见等。

3. 反馈形式 可以是定期召开会议,编写监测书面简报、通讯等形式进行反馈,如世界卫生组织的疫情周报(Weekly Epidemiological Record)、美国疾病预防控制中心的发病和死亡周报(Morbidity and Mortality Weekly Report)、中国疾病预防控制中心的疾病监测等形式进行反馈,也可以是某一疾病信息的反馈形式。

六、监测信息利用

监测信息(资料)利用是疾病监测的一个十分重要环节,它对疾病预防控制、公共卫生及社会保障等提供了科学依据。疾病信息利用主要表现在以下几方面。

1. 疾病预防控制 通过疾病监测资料收集、整理和分析,将获得结果(信息)用于掌握疾病流行情况、分布与动态变化,探索和制定有效防制对策与措施,开展疾病预测预报及防制措施或干预措施效果评价等。

2. 制订规划与卫生决策 可利用监测的结果(信息),针对本地区疾病严重性和公共卫生问题及防制对策可行性,确定优先与重点领域,制定年度、中长期防制规划与计划。监测信息还能为政府部门作卫生决策提供科学依据。

3. 社会保障与服务 疾病监测信息中包括社会人口学、社会经济学、基本健康及卫生资源与服务等资料。这些信息可用在城乡居民医疗卫生服务需求与利用、居民健康水平及发展趋势等医疗卫生、康复医疗等服务;监测到的有关环境资料能应用于环境保护、饮用水安全与食品安全等。此外,还可利用于老年服务与老年卫生保健服务、妇幼保健服务、交通安全服务及科学研究等。

第五节　常见的疾病监测系统

随着疾病谱和医学模式的改变,使得疾病监测由最初的传染病监测到非传染病、行为学、危险因素、干预措施效果、环境、营养监测等,种类繁多,形成了公共卫生监测(public health surveillance)。

近年来,随着监测技术、计算机与软件技术的发展和应用,以及实际工作中广泛应用监测系统开展疾病监测获得的益处,越来越多地将疾病监测系统应用于公共卫生、临床等领域。下面介绍几个疾病监测系统。

一、全国传染病监测系统

中华人民共和国成立后,我国首先建成的就是传染病监测系统,对发现并诊断的传染病患者开展传染病报告,传统的传染病监测系统中的信息管理主要采用的是医疗保健机构填写传染病报告卡,并制成日、旬、月、年报表上报区县疾病预防控制中心,区县疾病预防控制中心制成全区县传染病日、旬、月、年,年龄别,性别及地区等报表上报市疾病预防控制中心,市疾病预防控制中心汇总分析制成全市传染病日、旬、月、年,年龄别,性别及地区等报表上报市卫生局和卫生部。全国各省均是按这一模式进行信息管理的。

2004 年 1 月 1 日起,在全国实施了一个能覆盖全国的统一传染病网络直报系统。该系统最大的优点是纵向到底,横向到边,监测垂直,分级管理,形成三级平台(地市、省、中央)的统一网络系统。该系统的特点是医疗卫生保健机构凡发现并诊断为法定管理的传染病疫情,按照统一传染病报告单要求填写,并按统一传染病报告要求进行录入式报告。该系统具有上报、审核、修改、查询及统计分折等功能,能开展动态监测、时实预警,保证了数据信息不被丢失,改变了以往各地信息分散、信息交换利用滞后和失真的状况。该系统建成和运用及信息分析利用对传染病的预警能力提高,相关单位及时组织开展监测、调查、救治及预防控制都发挥着重要作用。

二、中国妇幼卫生监测系统

该系统由卫生部妇幼保健司协调,华西医科大学负责的监测系统,是由原来的全国出生缺陷监测网、孕产妇死亡监测网和 5 岁以下儿童死亡监测网合并组建的监测系统。

(1)在全国抽取 116 个县、市县级及以上的医院、妇幼保健院为监测点,建立以人群为基础的全国监测系统,开展以孕产妇、5 岁以下儿童死亡率、死亡疾病、死亡原因和死亡前利用卫生服务状况等内容的监测。

(2)在全国抽取 132 个县、市县级及以上的医院、妇幼保健院为监测点,建立以医院为基础的全国监测系统,开展 23 类出生缺陷的发生率和可疑危险因素等内容的监测。

(3)该系统提供的监测信息较为正确,可靠地反映了我国妇女和儿童的健康状况,为制定我国开展妇幼卫生、计划生育工作决策提供依据。

三、全国碘缺乏病防治监测系统

该系建于 1995 年,由当时全国地方病防治办公室牵头负责。在全国建立以省为单位,监测内容包括碘盐监测和病情监测两部分。

1. 碘盐监测 主要以县为单位进行监测,即每 1～3 个月分别对碘盐的加工企业、营销单位和居民用户,抽取一定量的标本(25～30 份样品)开展盐碘含量的检测。

2. 病情监测 以省为单位,每两年开展一次病情监测。方法为先抽取 30 个县,每个县抽取 40 名小学生检查甲状腺大小、尿碘水平的检测;抽取 30 名新生儿检查脐带血促甲状腺激素水平。

该系统是我国消除碘缺乏病工作的一个不可或缺的工作,监测系统所获得的监测信息可用来评价干预措施执行情况和干预效果,同时也为改善和今后开展疾病预防控制工作提供了科学依据。

四、艾滋病行为危险因素监测系统

监测系统建于 1995 年,由中国疾病预防控制中心艾滋病预防控制中心负责。在全国 30 个省、市、自治区建立了 146 个监测点组成的监测系统,开展艾滋病相关高危人群感染情况、行为危险因素监测。

1. 高危人群感染情况监测 各监测点每年 2 次针对的是高危人群,包括暗娼、吸毒者、性病门诊就诊者等,重点人群包括长途运输司机、外来务工人员、宾馆从业人员等,一般人群包括青年学生、计划生育门诊就诊者、人工流产者、结核病患者等 3 类目标人群采集血标本,并开展艾滋病血清学监测,以了解掌握本市不同地区、不同特定人群艾滋病性病感染率、危险因素及流行趋势,为艾滋病的干预措施和干预效果评价提供相关信息和依据。

2. 行为危险因素监测 各监测点每年监测期对暗娼、吸毒者、男性同性恋者、性病门诊就诊者,以及监测点所在地区大学、大专、中专、职高及高中校园内在读的学生,使用统一设计的问卷对监测对象进行一对一的面对面调查(对青年学生人群可采用自填问卷的调查方式),定期收集目标人群的危险行为、知识、态度等信息。不同的目标人群使用不同的调查问卷,以掌握目标人群中艾滋病性病感染率和相关行为现状及时间变化趋势,为艾滋病流行提供早期预警。

五、上海市恶性肿瘤报告系统

上海市恶性肿瘤报告系统始建于 1962 年,"文革"中曾一度中断,1972 年重新恢复,当时主要针对市区发生的肿瘤新发病例。2002 年起在全市范围开展了肿瘤报告。目前,上海的肿瘤报告系统覆盖的人群是世界最大的肿瘤登记系统。上海市恶性肿瘤报告系统是依据上海市卫生局制定下发的《上海市恶性肿瘤报告办法》建立的,上海市疾病预防控制中心制定了报告办法工作规范,并按要求建成了类似传染病疫情网络报告系统。所有报告卡、随访卡的信息输入《上海市恶性肿瘤登记报告信息管理系统》进行管理,做好信息及时修改与补充。

上海市恶性肿瘤报告系统要求全市具有肿瘤诊断能力的 180 家医院作为报告单位,最后确诊肿瘤的医务人员按照统一的恶性肿瘤报告卡的内容与要求填报,定期由医院集中寄送所在区县疾病预防控制中心。各区县疾病预防控制中心负责按户籍地址分发至社区卫生服务中心,社区卫生服务中心负责对患者按照统一的随访卡内容与要求开展定期随访,了解病程(生存)情况,开展康复指导,实施医疗照顾。

六、上海市出生、死亡监测系统

上海市出生、死亡监测系统是为了统一信息管理工作,充分利用出生信息,由上海市疾病预防控制中心 2002 年建成的,并统一信息管理。目前,已形成市疾病预防控制中心—区县疾病预防控制中心—医院—社区卫生服务中心网络报告系统。

该系统监测内容主要有制定统一的出生医学记录单,由负责接出生的每一例活产婴儿医疗保健机构填报,区、县疾病预防控制中心负责每月收集辖区内医疗保健机构填报的出生医学记录单,并完成编码和录入后报市疾病预防控制中心。

该系统制定统一的死亡医学证明书,采用国际疾病分类标准(ICD-10)进行分类编码,由医疗机构负责对每一例死亡者填报,区、县疾病预防控制中心负责每月收集辖区内医疗机构填报的死亡医学证明书,并分发至社区卫生服务中心,由社区卫生服务中心负责开展死亡登记、死亡个案调查、编码和录入等工作。

(上海市疾病预防控制中心　　顾宝柯)

第六章　健康教育与健康促进

第一节　概　　述

健康教育与健康促进是社区卫生服务的主要工作之一。20世纪70年代以来,医学科学已从单纯的技术服务发展为技术服务与知识服务并重,作为卫生知识的重要服务领域,健康教育与健康促进的重要性越来越受到社会的重视,健康教育与健康促进的理论已经渗透到医学以及公共卫生的各个领域,健康教育与健康促进的理论和实践有了长足的发展。WHO在2002年世界卫生报告中将改善人们的行为定位为当前减少疾病风险的最重要策略,而改善人们健康相关行为的任务必须通过健康教育与健康促进的实践去实现已成为人们的共识。

一、健康教育与健康促进的定义

世界卫生组织已把健康教育与健康促进列为当前预防和控制疾病的三大措施之一,列为21世纪前20年全世界减轻疾病负担的重要政策策略。健康教育与健康促进的理论、方法和实践是健康教育学的学科内容。健康教育学是一门新的、综合的、交叉的学科,也是一门实践性很强的学科。自从现代的健康教育理论形成以来,已经有很多权威性的定义。

（一）健康教育的定义

1. 定义　1988年第13届世界健康大会提出:健康教育(health education)是一门研究以传播保健知识和技术,影响个体与群体行为,消除危险因素,预防疾病,促进健康的科学。健康教育通过有计划、有组织、有系统、有评价的教育活动,帮助对象人群或个体改善健康相关行为的系统的社会活动,采用健康信息传播和行为干预等方法,促使群体或个体自觉采纳有利于健康的行为和生活方式,消除或减轻影响健康的危险因素,预防疾病,促进健康和提高生活质量。

2. 健康教育与卫生宣传的区别　健康教育与以往的卫生宣传相比,既有联系又有本质的区别。联系是指卫生宣传是健康教育发展的一个前期过程,而且,卫生宣传目前仍然是健康教育的主要手段之一。

两者的区别是明确的。首先,健康教育与健康促进有特定的工作目标、有特定的目标人群、有具体的信息内容、有一套完整的工作方法,而不仅仅是某一种疾病知识的单向传递。其次,健康教育与健康促进是双向的,既有健康信息的传递,也有受传者对信息接受的反馈。再次,健康教育与健康促进活动有科学的实施过程和严格的评价体系,需要形成一个完整的项目周期。最后,健康教育与健康促进已经逐步形成了较为完整的学科理论与方法体系。

（二）健康促进的定义与内容

1. 健康促进的定义　目前国际上比较公认的健康促进的定义有3个,其一是1986年第一届世界健康促进的重要文献《渥太华宪章》中所述:"健康促进是促进人们提高、维护和改善他们自身健康的过程、是协调人类与他们环境之间的战略,规定个人与社会对健康各自所负的主任。"强调了健康促进对于提高人类健康水平的意义。其二是美国健康教育学家格林(Lawrence. W. Green)教授提出的:"健康促进是指一切能促使行为和生活条件向有益于健康改变的教育与环境支持的综合体"。其中环境包括社会的、政治的、经济的和自然的环境,而支持即指政策、立法、财政、组织、社会开发等各个系统。表达了健康促进是健康教育加环境支持,是一个指向行为和生活条件的"综合体"。其三是 1995 年 WHO 西太区办事处重要文献《健康新视野》(New Horizons in Health)提出:健康促进是指个人及其家庭、社区和国家一起采取措施,鼓励健康的行为,增强人们改进和处理自身健康问题的能力。该定义强调了改进健康相关行为的问题是一个社会问题,必须在个人、家庭和社区几个层次上进行。

2. 健康促进的内容

(1)健康促进涉及整个人群的健康,包括人们日常生活的各个方面,而不是仅限于造成疾病的某些特定危险因素;

(2)健康促进主要是直接作用于影响健康的病因或危险因素的活动;

(3)健康促进是采用多学科、多手段的综合方法促进群体的健康,包括传播、教育、立法、财政、组织、社会开发及当地群众自发性地参与维护健康的活动;

(4)健康促进特别强调群众的有效和积极地参与,要求进一步启发个体和群体对自身健康问题的认识并做出决策;

(5)健康促进主要作用于卫生和社会领域,而非单纯的医疗服务,它包括广泛的专业合作。由于近 10 余年来健康促进在全球受到广泛重视,并且发展迅速,内容不断扩大,因此,有关它的定义目前尚在不断发展和完善之中。

二、健康促进的活动领域与策略

(一)健康促进的 5 个活动领域

1986 年在加拿大首都渥太华召开的首届国际健康促进大会通过的《渥太华宪章》,明确指出了健康促进涉及的以下 5 个主要活动领域。

1. 制定能促进健康的公共政策 健康促进的含义已超出卫生保健的范畴,把健康问题提到各个部门,各级政府和组织的决策者的议事日程上,健康促进明确要求非卫生部门实行健康促进政策,目的就是要使人们更容易做出更有利于健康的选择。

2. 创造支持的环境 健康促进必须创造安全的、满意的和愉快的生活与工作环境,系统地评估快速变化的环境对健康的影响,以保证社会环境和自然环境有利于健康的发展。

3. 加强社区的行动 社区人民有权决定他们需要什么,以及如何实现其目标,因此提高社区人民生活质量的真正力量是他们自己。只有在社区层面上进行健康教育与健康促进项目,才能有人人参与的结果。

4. 发展个人技能 健康促进通过提供健康信息、健康教育和提高生活技能,以支持个人和社会的发展。这样做的目的能使群众更有效地维护自身的健康和他们生存的环境,并做出有利于健康的选择。

5. 调整卫生服务方向 调整卫生服务也要求更重视卫生研究及专业教育与培训的转变。这就要求卫生服务部门态度和组织的转变,并立足于把对一个完整的人的总需求作为服务对象。

（二）健康促进的基本策略

1. 倡导（advocacy）　倡导政策支持，倡导激发群众对健康的关注，倡导卫生及相关部门去满足群众的需求和愿望，倡导支持环境和提供方便，使群众更容易做出健康选择。

2. 赋权（empowerment）　帮助群众树立正确的观念、科学的知识、可行的技能，激发其健康潜力，使群众获得控制影响自身健康的决策和行动的能力，以保障人人享有卫生保健及资源的平等机会；使社区的集体行动能在更大程度上影响和控制与社区健康和生活质量相关的因素。

3. 协调（mediation）　健康促进需要协调个人、社区、卫生机构、社会经济部门、政府和非政府组织（NGO）等在健康促进中的利益和行动，组成强大的联盟和社会支持体系，共同努力实现健康目标。

三、健康教育与健康促进的关系

1. 健康教育与健康促进的联系

（1）健康教育需要健康促进的指导与支持：行为的改善需要一定的环境和条件，仅依靠信息传播不能达到改善行为的目的，必须是一种系统的社会活动，所以，健康促进的理论为健康教育提供了指导与支持。

（2）健康促进需要健康教育的推动和落实：健康促进战略及其 5 个领域的活动的开展，必须依靠具体的健康教育活动的开展来推动。健康促进战略的实施和目标的实现，为健康教育的发展提供了机遇并提出了挑战，也促使健康教育在一个相当长的时间内，作为公共卫生和医学领域的一个独立、具体的专业学科而存在，并使其认识、策略和方法得以深化发展。

2. 健康教育与健康促进的区别　健康教育与健康促进的区别见表 6-1。

表 6-1　健康教育与健康促进的区别

健康教育	健康促进
知识	立法支持、约束
技能	政策支持、约束
服务	财政
教育是基础	社会开发、组织
重个人与社会参与	广泛的专业合作

健康促进融主观参与和客观支持为一体，重在个人行为的改变、政府行为（环境）的改变，发挥个人、家庭、社会各自的潜在能力。应该说健康促进是健康教育的发展，而健康教育是健康促进的基础。

四、健康教育与健康促进的发展过程

纵观全球健康教育与健康促进的发展大致可分为 3 个阶段。

（一）医学阶段

20 世纪 70 年代前，是以疾病为中心的生物医学年代，强调治疗与预防疾病时主要考虑生理学危险因素。如高血压的预防只强调早期筛检、高血脂高胆固醇的检出等。研究是以

机体的功能机制为出发点,是以疾病为中心的生物医学模式阶段,忽视社会的公正与平等,忽视非卫生部门的干预作用,忽视群众对自己生活和健康的作用,局限了社区资源的开发。

（二）行为阶段

20 世纪 70 年代早期,随着科学技术的发展和生活水平的提高,人类的疾病谱发生了根本性改变,生物医学模式在预防疾病、提高生活质量方面显得苍白无力。随之提出健康生活方式即改变行为危险因素的观点并付诸实施,使医学理论又增加了教育、行为、传播等学科,以及社会政策和市场营销等理论,大大地拓宽了健康教育的研究领域,超越了生物医学预防的范畴。

（三）社会、环境阶段

20 世纪 80 年代以后,人们注意到行为与生活方式的改善很大程度上取决于社会与自然环境因素的制约,因而健康促进概念得到长足的发展。

（四）健康促进的发展简史

1986 年在加拿大的渥太华召开了世界第一届健康促进大会,发表了著名的《渥太华宪章》,该宪章中明确指出了健康的必要条件和资源是和平、住房、教育、食品、经济收入、稳定的生态环境、可持续的资源、社会的公平与平等,并倡导健康促进的重点在于实现健康方面的平等。健康促进行动的目标在于缩小目前健康状况的差别,并保证同等机会和资源,以促使所有人能充分发挥健康潜能。包括在选择健康措施时,能获得支持环境的稳固基础、知识、生活技能以及机会。除非人们有可能控制这些决定健康的条件,否则不能发挥他们最充分的健康潜能。在这方面男女应该平等享有。

1997 年在印度尼西亚的雅加达召开了第四届国际健康促进大会。会议主题是"新世纪中新角色——健康促进迈向 21 世纪"。这是第一次在发展中国家召开的国际健康促进大会。会议重申健康是基本人权之一,是社会和经济发展的基础,也是一项最有价值的投资。会议提出健康的先决条件是和平、住房、教育、社会安定、社会关系、食物、收入、妇女权利、稳定的生态体系、持续的资源利用、社会公正、尊重人权和平等。上述所有方面,贫穷是对健康的最大威胁。《雅加达宣言》指出:世界各国的大量研究和调查证明,健康促进策略对发展和改变人们的生活方式并创造健康的社会、经济环境,是十分有效的。这次大会确立了 21 世纪健康促进的优先地位并确定以下工作机制。

1. 提高对健康的社会责任感 包括:避免损害他人的健康,保护环境和保证持续可得的资源,限制有害商品、物质,如烟草和武器的生产、交易及影响健康的市场竞争,对在市场和工作场所工作的市民、工作人员应加强防护,评估妨碍平等对健康的影响,以供制定政策的需要。

2. 增加健康发展的投资 指出对健康的投资应能反映某些人群如妇女、儿童、老人、少数民族以及贫苦人和移民的需求。

3. 巩固、扩大健康领域中的伙伴关系 健康促进需要在各级政府和社区中寻求卫生与社会发展各部门之间的伙伴关系。每一个合作伙伴都必须坚持透明度、负责任,并建立在一律平等的原则基础上,相互理解、相互尊重,必须遵守世界卫生组织的指导原则。

4. 提高社区能力并赋予个体权力 健康促进需要由群众自己执行,并与群众一道共同开展,而不是居于群众之上,或居于群众之外。

5. 保证健康促进所需的基础设施 "健康的场所"代表着健康促进所需的基础设施的组

织。所有国家都应当开发支持健康促进所需的适宜的政策、法规,提供教育的、生活的和经济的环境。

<h1>第二节 健 康 传 播</h1>

健康教育的根本目的是改变人们不利于健康的行为,健康教育的重要策略是传播健康信息,促使人们接受、相信并自觉自愿地采纳有利于健康的行为,从而"达到身体、心理和社会适应的完美状态"。人们能否接受我们传播的卫生信息,决定于我们能否从社会、心理、文化、生活各方面评估和分析人们对健康知识的需求;决定于我们是否按照传播的理论、讲求传播的方法、反馈传播的效应;决定于人们接受传播后,是否相信并树立相应的健康信念,进而产生动机、转变行为。并由改变个人行为到改变群体行为以至于改变社会行为和组织行为。

一、传播的概念

1. 传播(communication) 可译为交流、交往、通讯,通常是指人与人之间通过一定的符号进行的信息交流与分享,是人类普遍存在的一种社会行为。传播学是研究人类制作、储存、传递和接受信息等一切传播活动,研究人与人之间交流与分享信息的关系的一般规律的学科。

2. 健康传播(health communication) 是健康教育与健康促进的重要手段和策略,它是指以"人人健康"为出发点,运用各种传播媒介、渠道和方法,为维护和促进人类健康目的而制作、传递、分散、分享健康信息的过程。健康传播是一般传播行为在医学领域的具体和深化,有其独到的特点和工作规律。

二、健康传播的基本模式与要素

(一)传播模式

健康传播就是健康信息传播的过程,其基本模式是传播学最著名的 1948 年由美国的政治家哈罗德·拉斯韦尔提出的五因素传播模式,即拉斯韦尔公式或五 W 模式。拉斯韦尔提出描述传播行为的一个简便方法是回答下列 5 个问题:谁说(who say)? 说了什么(what)? 通过什么渠道(through what channel)? 对谁(to whom)? 取得了什么结果(with what effect)?

图 6-1 表示"拉斯韦尔公式"中各要素的关系及其相应的传播过程:

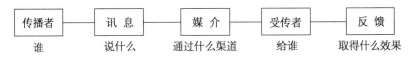

图 6-1 拉斯韦尔公式及其相应的传播过程要素

(二)传播模式中的基本传播要素

1. 传播者(communicator) 又称传者,是传播行为的引发者和传播媒介的控制者。在传播过程中是信息的主动发出者。传播者可以是个人、群体或组织。传播者的职能是收集信息、加工制作讯息、发出讯息和收集与处理反馈信息。健康教育组织及其工作者都是从事传播者工作的,作为健康信息传播者,必须要有专业知识和科学的态度,以及了解传播的过程和掌握传播的技巧。

2. 信息(information)与讯息(message) 信息泛指消息、数据、信号等有关周围环境的知识;讯息是指由一组相关联的有完整意义的信息符号,经过选择、转换、分类、组块后加工制作的一则具体的信息。一般意义上讲,信息经过加工后,转变为讯息才能传播出去。健康讯息是一切有关人的健康的知识、技术、技能、观念和行为模式,是健康成本中传、受双方所传递和分享的内容。因此,健康讯息要有针对性、科学性和指导性;信息符号要通俗、准确、易于接受;表达形式应根据传播目的和受传者的需求而设计。

3. 媒介(media) 又称传播渠道(channel),是讯息的载体,也是将传播过程中各种要素相互联系起来的纽带,同时是实践中我们需要考虑的信息的传播途径。根据信息传递的特点,传播途径通常可以分为以下 5 类,在实践中可结合地加以综合运用。

(1) 口头传播:包括演讲、报告、座谈和咨询等。

(2) 文字传播(印刷媒介):包括报刊、杂志、书籍、传单等。

(3) 形象化传播:包括图画、标本、实物、模型和照片等。

(4) 电子媒介传播:包括电影、电视、广播、幻灯、投影和计算机网络等。

(5) 综合传播:包括行政立法、展览和文艺演出等。

4. 接受者或受传者(audience) 指接受信息的一方。当信息接受者人数众多时称为受众,信息接受者是个人或个别团体时称为受方。健康传播的受传者是社会人群,应根据受传者的特点制定传播策略。受传者在接受健康信息过程中共同的心理特征是 3 个选择:选择性注意、选择性理解和选择性记忆;5 个求:求真、求新、求短、求近和求情厌教。

5. 效果(effect)和反馈(feedback) 是指受传者接收了信息后在感情、思想、态度和行为等方面发生的反应。信息反馈有两种情况:一是传播者在面对面直接传播中获得受传者的主动情况反映;另一种是在间接传播中,传播者需要运用反馈机制去收集受传者的反应或听取受众的意见,才能形成反馈。

三、传播的分类

人类的传播活动多种多样,但按照传播活动的主客体及其构成的相互关系所体现出的特征,人类的健康传播活动与其他传播活动一样,分为 4 种类型:

(一) 人际传播

1. 定义 人际传播可以分为个人与个人之间、个人与群体之间、群体与群体之间 3 种形式。个人与个人之间的传播形式有交谈、访问、劝服、健康咨询等。个人与群体之间的传播形式有授课、报告、演讲、讲座等。群体与群体之间的传播形式有会谈、座谈、讨论等。人际交流的技巧包括:演讲的技巧、倾听的技巧、提问的技巧和反馈的技巧,在社区健康教育工作中应该注意运用。

2. 人际传播的特点

(1) 人际传播一般不需要借助任何非自然媒介,不受机构、媒介、时空等条件的限制,可以比较随意地进行。

（2）在交流过程中,交流双方形成双向性信息或感情的交流,交流直接、充分和准确。

（3）交流双方使用统一的或相通的语言或非语言表达方式。

（4）在人际传播活动中,交流的双方可以立即得到反馈。就信息的发出者和接收者而言,交流的双方可以互为传播者和受传者。接受信息的一方可以将做出的反馈及时传递给传播者,这时,传、受双方的角色互换。所以,在人际传播活动中交流双方和多方都在不断地交换着自己的传受角色,不断地接受信息和发出信息。由于反馈及时、交流充分,交流的双方可以最大限度地了解对方对信息的接受程度和传播效果。

（5）人际传播针对性强,传、受双方可根据需求选择时间、地点、方式,传播者可以充分运用和发挥人际交流的技巧,对受方的态度和行为产生更深刻的影响。

（6）与大众传播相比较,人际传播信息比较局限,信息流动范围窄、覆盖面小、速度慢、费时间,在人际交流的传播过程中信息有时容易出现变形。

（二）组织传播

组织传播也称为团体与团体之间的传播,是指组织之间、组织内部成员之间的信息交流活动,是有组织、有领导进行的有一定规模的信息传播。作为现代管理方法,已经发展成为一门独立的新兴学科,即公共关系学。

（三）大众传播

1. 定义　大众传播（mass communication）是指由经过训练的职业性的信息传播机构和人员,运用广播、电视、电影、报纸、杂志、书刊等大众媒介和特定传播技术手段,向范围广泛、为数众多的社会人群传递信息的过程。具有间接传送、覆盖面广、面向社会、具备时效性。大众传播的信息可以生产和复制,具有信息量大、质量高、瞬态化、系统化、规范化、科学化和主体化的特征。在社区健康信息传播中使用较多。

2. 大众传播的特点

（1）信息的发送者是职业性的传播机构和人员,需要借助非自然的传播技术手段,并控制着传播的过程和内容。

（2）传播的信息是公开的、公共的,是面向全社会广大人群的,负有重大的舆论导向和社会责任。

（3）受众为数众多,分布广泛,互不联系,是匿名的和自由的。

（4）传播渠道是大众传播媒介和技术手段,是以先进技术为基础的分发系统和设备,因此决定了信息的物理性质稳定,以及时空范围、速度和信息质量的高标准。传播材料的批量生产和重复利用,可保证信息的规范化和标准化。

（5）传播的信息量大、扩散距离远、传播速度快、覆盖区域广泛。

（6）基本上是单向传播,不能及时和充分的得到反馈,不能随时互换传、受角色,所以反馈缓慢且缺乏自发性。

四、健康信息传播的步骤

由格兰·威连斯与联合国儿童基金会合作编写的《一切为了健康——生命知识宣传手册》一书中介绍了健康传播的 12 个步骤,清楚地讲解了如何组织好有效的健康传播活动,体现了传播与教育并重,传播更注重解决目标人群的健康行为问题的新观念。健康传播的 12 个步骤为：

（1）明确所要推广的健康行为；

（2）明确传播的对象（目标人群）；

（3）了解在传播信息的同时是否需要传播某些技能；

（4）掌握传播对象现有的健康知识、观念和行为；

（5）了解所要传播的健康信息是否已经在当地做过宣传；

（6）调查目标人群现有的健康信息的来源；

（7）选择最容易使目标人群接受的传播方式或渠道；

（8）设计健康传播的讯息；

（9）制作健康传播材料并作预试验；

（10）健康传播工作应与其他卫生服务措施相配套；

（11）评价所推广的有利于健康的行为被采纳情况；

（12）不断重复和调整传播内容。

五、健康传播的效果

健康传播的效果是指受传者接受健康信息后，在情感、思想、态度、行为等方面所发生的反应。健康传播的效果体现了传播者的意图和目的实现程度，一般分为 4 个层次。

1. 知晓健康信息　是传播效果中的最低层次。主要取决于信息传播的强度、对比度、重复率、新鲜度、定位点和创意性等传播信息的结构性因素。知晓健康信息是促使有效思考所必需的。

2. 健康信念认同　受传者接受所传播的信息，并对信息中倡导的健康信念理解、认同一致。这是由认知进一步形成一个人价值观的基础和先导。只有以受传者个人为中心所形成的价值观才能真正地影响其行为和态度。受传者就会自觉或不自觉地按照这样的信念，对其在健康方面的态度、行为表现和客观环境进行分析判断，有利于受传者态度、行为的转变以及对健康环境的追求和选择。

3. 态度向有利于健康转变　受传者的态度是其行为的先导。健康传播者通过健康信息的传播，使受传者获得健康知识，促进其态度从不利于健康的方面向有利于健康的方向转变。健康的态度一旦形成，就具有固定性，成为一种心理定势，一般不会轻易改变。

4. 采纳健康的行为和生活方式　这是健康传播的最高层次。受传者接受健康信息后，在知识增加、健康信念认同、态度转变的基础上，改变其原有的不利于健康的行为和生活方式，采纳有利于健康的行为和生活方式，并改变健康状况，提高生活质量，这也是健康传播的最终目的。

第三节 | 健康相关行为改变的理论

运用健康教育与健康促进的理论与方法，改变不利于健康的行为是十分有效的。通过健康教育，改变人们的生活方式和行为，使许多疾病的发病率和死亡率明显降低。世界各地的研究和个案调查提供了令人信服的证据：近 20 年来发达国家冠心病死亡率下降了 1/3，脑血管病死亡率下降了 1/2,吸烟率每年下降 1.1‰。美国从 1963～1980 年,吸烟率和食用动物油分别下降 27％和 38％,植物油和鱼的消费量增加了 57.6％和 22.6％;冠心病与脑血管病死亡率分别下降近 40％和 50％;芬兰的北卡利里亚 15 年内总吸烟率从 52％下降到 35％,净吸烟量下降 28％,奶制品摄入量的减少使血清胆固醇水平下降 11％,中年男性缺血性心脏病死亡率下降 38％。北卡利里亚的项目效果已扩展到全国,芬兰是全球冠心病死亡率最高的国家之一,从 1972 年实施综合性的健康教育与健康促进规划,20 年后男性冠心病死亡率下降 52％,女性下降 68％。冠心病的危险因素也出现了令人瞩目的下降;美国约翰霍普金斯大学门诊高血压患者健康教育随访研究,在控制体重、血压以及提高依从性方面取得了明显效果,5 年间健康教育组较对照组总死亡率降低 57.3％;英国 1975～1985 年,男性缺血性心脏病死亡率减少 12％。大量事实证明许多严重危害人类健康的多发病和过早死亡率通过人类行为改变是可以预防的。

一、健康相关行为

（一）行为的定义

人的行为(behavior)是指具有认知、思维能力、情感、意志等心理活动的人,对内外环境因素做出的能动反应。行为是机体在外界环境刺激下所引起的反应,包括内在的生理和心理变化。表示为:

S ——————————— O ——————————— R

刺激　　　　　　　　　　　有机体　　　　　　　　　　行为反应
(stimulus)　　　　　　　　(organization)　　　　　　(reaction)

人类的行为表现错综复杂,体现为同一个体在不同环境条件下行为的表现不同,不同个体在相同环境条件下行为表现亦有所差异;即使同一个体在同样的环境条件下由于生理、心理等状态的不同,行为表现也不尽相同。然而,人类需要维持自身生存和种族的延续,需要适应复杂的以及变化发展的环境,其行为特征仍具有一定的规律性。

（二）健康相关行为

健康相关行为(health related behaviors)是指人类个体与群体与健康和疾病有关的行为。按这类行为对行为者自身和他人健康的影响,可分为促进健康的行为和危害健康的行为。若把健康与疾病视为一个过程的两端,那么根据健康相关行为发生于这个过程的不同阶段,可以将其分为"预防行为"、"疾病行为"和"患者角色行为"和"康复行为"。

预防行为是指自觉健康的、没有疾病征兆的个体为了预防疾病、促进健康而采取的行为;疾病行为是指自觉有病或不适的个体为寻求适当的诊治以确定自身健康状况而采取的行为;角色行为是指被诊断为有疾病或被周围人群认为有疾病的个体所表现出的一组行为;康复行为是指疾病后恢复期所表现的行为。

（三）促进健康的行为

促进健康的行为是指个体或群体表现出的在客观上有利于自身和他人健康的一组行为。即促进健康的行为包括 3 层含义:首先,这些行为必须与个人和社会的健康期望相一致;其次,作为促进健康的行为要表现得相对明显,即有一定的强度;第三,作为促进健康的行为一般表现较稳定,即有一定的持续时间,一过性的行为表现不能称为促进健康的行为。

1. 促进健康行为的基本特征

(1) 有利性:是指行为的表现有利于自身、他人乃至整个社会的健康,如不吸烟。

(2) 规律性:是指行为表现要有一定的重复性和规律性,如饮食的定时定量。

(3) 同一性:首先表现在外显行为和内隐动机与能力协调一致,即表现某种行为时,无冲突存在,包括心理冲突、机体冲突和社会冲突,这是内在的同一性;其次行为还有外在同一性,即行为与所处环境条件无冲突。

(4) 适宜性:是指行为的强度在常态水平及有利健康的方向上,如体育运动运动量太小,达不到锻炼身体的目的;运动量过大则有损于机体。

(5) 整体性与和谐性:即要求个体的行为反映自己固有的个性特征,若与他人与环境发生冲突时,能够随自身的特征和外界的条件变化来调整自己的行为。

2. 常见的促进健康行为

(1) 基本健康行为:是指一系列个人日常生活中的健康行为。

(2) 预警行为:是指那些防止事故发生和事故发生后正确处理的一类行为,如传染病的预防、乘飞机时系安全带、车祸发生时及时自救和他救。

(3) 保健行为:是指正确、合理应用医疗保健服务,以维护自身健康的行为,如预防接种、定期体检和产前检查等。

(4) 避开不良环境危害的希望,如不带婴儿到环境差的公共场所、不去不卫生的餐饮点用餐等。

(5) 戒除不良嗜好的行为:是指戒除吸烟、酗酒,乱用药物和对某些药物的依赖等。

(四) 危害健康的行为

所谓危害健康的行为是指偏离个人、他人乃至社会健康所期望的方向上表现出来的一组的行为。主要特点是:第一,危害性,该行为与个人和社会健康期望不一致,对己、对人、对社会健康有直接或间接的危害作用;第二,稳定性,该行为对健康的危害需要有一定的作用强度和保持相当的时间;第三,该行为是个体在后天生活经历中习得。一般而言,危害健康的行为对健康的影响有以下特点:潜伏期长、特异性差、协同作用强、变异性大和广泛存在。

1. 常见的危害健康的行为

(1) 不良的生活方式和生活习惯:是一种习以为常的、对健康有害的行为习惯,包括能导致成年期慢性退行性病变的生活方式,如吸烟、酗酒、静坐不活动、高盐高脂饮食、不良进食习惯(饮食过度、低纤维素饮食、偏食、喜食含致癌物质的食品等)、肥胖、生活节奏太快等,与心血管系统疾病、早衰、癌症等的发生关系密切。

(2) 致病行为模式:指导致特异性疾病发生的行为模式,国内外研究较多的是 A 型行为模式和 C 型行为模式。

A 型行为模式是一种与冠心病发病相关的行为模式,其特征表现为雄心勃勃、争强好胜、富有竞争性和进取心。对工作十分投入,有时间紧迫感。警戒性较高,敌对意识较强,具有攻击性,往往主动挑战,一旦受挫极易恼怒。有研究表明,A 型行为者冠心病的发生率、复发率和病死率均显著高于非 A 型行为者。

C 型行为模式是一种与肿瘤有关的行为模式。其核心表现是情绪过分压抑和自我克制,且爱生闷气。有研究表明,C 型行为者宫颈癌、胃癌、结肠癌、肝癌、恶性黑色素瘤的发生率高于其他人 3 倍左右。

（3）不良疾病行为：可能发生在个体从感知到自身有病到疾病康复全过程的任何阶段。常见的行为表现有：疑病、恐惧、讳疾忌医、不及时就诊、不遵从医嘱、迷信，乃至自暴自弃等。

（4）违反社会法律、道德的危害健康的行为：吸毒、性乱等危害健康的行为属于此类行为。这些行为既直接危害行为者个人健康，又严重影响社会健康和社会安定。如吸毒可直接产生成瘾行为，导致吸毒者身体极度衰竭，静脉注射毒品还可传播乙型肝炎、艾滋病等。性乱可损伤少女健康，导致性传播性疾病的流行，还败坏了社会风气和社会道德。

2. 危害健康行为的特点

（1）潜伏期长：危害健康的行为形成之后，一般经过很长时间才能影响健康并出现明显的致病作用，这一特点使人们不容易发现并理解危害健康行为与疾病的关系，加之行为的习惯性，改变起来也很困难。

（2）特异性差：危害健康的行为与疾病之间没有明确的对应关系，表现为一种行为可能与多种疾病和健康有关；而一种疾病或健康问题也可能与多种危害健康的行为有关。

（3）协同作用强：多种危害健康的行为共同作用的结果将大于单一行为作用之和。

（4）变异性大：危害健康的行为对健康危害的程度、所致疾病时间的早晚存在着明显的个体差异。

（5）广泛存在：广泛存在于人们的生活之中，对健康的危害也是广泛的。

二、影响行为改变的因素

任何行为的改变都受到 3 类因素的影响，即：倾向因素、促成因素和强化因素。

（一）倾向因素

倾向因素（predisposing factors）作用于行为改变之前，是产生某种希望行为的动机（motive）或愿望，包括知识（knowledge）、态度（attitude）、信念（belief）和价值观（values）。倾向因素也可以诱发某种行为的发生。

知识是个体和群体行为改变的基础和先决条件。一般情况下，随着知识的增长和积累，需求和愿望也会随之增加，并逐步渗透到信念、态度和价值观之中。

态度是个体对人、事、物的反应倾向，建立于价值观之上，主要特征是评价性。态度的评价指向具体的人或事物，具有持久性和一致性的倾向。态度的结构包括 3 部分：认知成分、情感成分和意向成分。认知成分反映人们对特定对象赞同不赞同、相信不相信；情感成分反映人们对特定对象喜欢不喜欢、积极或消极；意向成分反映人们对特定对象的行动意图和行动准备状态。

信念是指对某一现象和某一事物的存在确定无疑。信念通常来自于长辈或其他受尊敬的人，以指导人们的行为。

价值观是态度的心理基础，其评价的层次超越了具体的事物，所以比态度的评价更具一般性而不容易改变。

（二）促成因素

促成因素是指促使某种行为动机或愿望得以实现的因素，包括实现某行为所必需的技术和资源。若健康教育中只强调目标人群主观的倾向因素而不为其创造客观条件，行为和环境改变的目标是难以实现的。

（三）强化因素

强化因素是激励行为维持、发展和减弱的因素。主要来自社会支持、同伴的影响，以及领导、亲属、保健人员的劝告，也包括人们对行为后果的感受。

三、健康相关行为改变的理论

国内外健康教育实践中常用的健康相关行为改变的理论较多，应用于个体水平的理论有知信行模式（KAP）、健康信念模式（HBM）、行为变化阶段理论、计划行为理论等。主要针对个体在行为改变中心理活动来进行解释、预测健康相关行为并进行健康干预活动。

（一）知、信、行模式

知、信、行模式是应用于个体健康教育行为改变的理论模式，是认知理论和动机理论在健康教育中的应用，是有关行为改变的较成熟的理论。知、信、行模式主要是针对目标个体在行为改变中的心理活动来解释、预测健康相关行为并指导健康教育干预活动，它将人们行为的改变分为获取知识、产生信念与形成行为 3 个连续的过程。知、信、行模式可用下式表示：

$$知 \longrightarrow 信 \longrightarrow 行$$

"知"是知识和学习，"信"是正确的信念和积极的态度，"行"指的是行动。知、信、行理论认为：知识是基础，信念是动力，行为改变过程是目标。知识，是行为的基础；信念或态度是对知识有根据的独立思考而逐步形成的，由知识转变成信念或态度就能支配人的行动。信念是人们对自己生活中应遵循的原则的信仰，通常与感情、意志一起支配人的行动，所以，信念的转变在知、信、行中是关键。行为转变是一个复杂和困难的过程。知而不行的问题，其中可能有文化原因、社会原因和心理原因的影响。健康教育实际工作中经常提及的术语"KAP 研究"或"KAP 调查"就是来源于知、信、行理论模式。

知、信、行就是将已经知道，并且相信的东西付之于行动。知识、态度、个人行为、群体行为四者相比，转变所需的时间和难度是不同的，主要是因为①知识的知晓率的转变，容易达到；②态度的转变，因受情感与意识的影响，改变较困难，历时也长；③个人行为转变费时，且影响因素较多；④组织与群体行为的转变最难。

知、信、行是因果关系，但是，人们从接受知识到改变行为是一个非常复杂的过程。人们掌握了某种知识，有可能不按照它去行动，或不完全按照它去行动。所以，知识与行为之间并不一定有必然的联系，即"认知不协调"。这种情况可能因为某个人在某一时刻存在着相互冲突的需要和动机而发生；也可能因为认知元素（知识、信念、态度、价值观等）之间存在着矛盾而发生；还可能因为某些情景因素而发生。例如，许多人明知吸烟有害健康，也明确表示不希望自己的孩子吸烟，但自己却不去戒烟。

（二）健康信念模式

健康信念模式（the health belief model, HBM）是 Hochbaum 于 1958 年提出，后经 Beker、Rosenstock 等社会心理学家修订逐步完善，是目前用以解释和指导干预健康相关行为的重要理论模式。半个世纪以来，健康信念模式在世界上被成功地应用于促进汽车安全带的使用、尊医行为和健康筛查等方面的健康教育工作。

1. 健康信念模式的基本内容　健康信念模式认为，人们要接受医生的建议而采取某种有益于健康的行为或放弃某种危害健康的行为，需要具有以下几方面的认识。

（1）知觉到某种疾病或危险因素的威胁，并进一步认识到问题的严重性。

1）对疾病严重性的认识是指个体对罹患某种疾病的严重性的看法，包括对疾病引起的临床后果的判断，如死亡、伤残、疼痛等；对疾病引起社会后果的判断，如工作烦恼、失业、家庭矛盾、社会关系受影响等。

2）对疾病易感性的认识是指个体对自己罹患某疾病或陷入某种疾病状态的可能性的认识，包括对医生的判断的接受程度和对自己的疾病发生、发展以及疾病复发的可能性的判断等。

（2）对采取某种行为或放弃某种行为的结果进行估计。相信这种行为与上述疾病或危险因素有密切联系，包括该行为可能带来的好处；同时也认识到采取行动可能遇到的困难。

1）对行为有效性的认识是指人们对于实施或放弃某种行为后，对能否有效降低患病的危险性或减轻疾病后果的判断，包括减缓病痛、减少疾病产生的经济损失和不良社会后果等。只有当人们认识到自己的行为确实有效时，人们才会自觉地采纳这种行为。

2）对实施或放弃行为的障碍的认识是指人们对采取该行为的困难的认识。如有些预防行为花费太大、可能带来痛苦、与日常生活的安排有冲突、不方便等，对这些困难认识的充分并考虑到应对的措施，是使行为巩固持久的前提。

（3）效能期待：效能期待是指对自己实施和放弃的某种行为的能力和自信，也可称为自我效能。即一个人对自己的行为能力有正确的评价和判断，相信自己一定能通过努力成功地采取一个达到期望结果（如戒烟）的行动。自我效能的重要作用在于当认识到采取某种行为转变的行动会面临障碍时，需要有克服障碍的信心和意志，才能完成这种行动。

健康信念模式还非常重视影响到一些行为发生的提示物的存在，如某种标志或者信号；同时，也很重视行为者的个人特征对行为的影响，如年龄、性别、教育水平、家庭结构及其成员态度、团体氛围及其帮助等。

2. 健康信念模式的应用　健康信念模式是从目标人群的需要出发考虑问题，并且应用了关于认知、意志和价值期望理论。即健康信念模式是假设一个人是否采取或放弃某种行为取决于这个人是否认识到某个负面结果对自己的健康和利益（经济、家庭、社会地位等）是严重的威胁，而且这种威胁是现实存在的；然后产生一个正向期望，即通过采取一个专业机构或人士推荐的行为的实施，将能确实地避免该负性健康结果的发生，如减少每日食盐量将会有效降低高血压病发生的可能性；最终确信自己能克服困难，并且成功采取所推荐的行为，如改变饮食习惯。如果健康教育能够有针对性地在上述几个方面有效地帮助目标人群，就有可能促使其实现预防保护行为。

认识到的易感性→认识到的严重性→认识到的利益→认识到的障碍→行动号召。

为了完善健康信念模式对于行为影响因素的复杂性的解释与预测，近年发展的"保护动机理论"提出两个与某些作用时间长且可能给行为人带来"收益"的行为相关概念：一是"内部回报"，即实施有害健康行为所带来的主观的愉悦感受，如吸烟所致的兴奋与快感；二是"外部回报"，即实施有害健康行为所带来的某种客观"好处"，如吸烟所致的人际交往便利等。显然，健康教育实践中必须充分估计到这两个因素。

健康信念模式已经得到大量实验结果的验证，对于解释健康相关行为和预测健康相关行为改变、帮助设计健康教育调查研究和问题分析、指导健康教育干预都有很高的应用价值。但因涉及因素较多，模式的效度和信度检验较困难。

四、危害健康行为的干预

(一)危害健康行为的特征

(1)对健康有直接或间接的、明显或潜在的危害作用。

(2)对健康的危害有相对的稳定性,即具有一定的作用强度和作用时间。

(3)是个体在后天生活经历中习得的,故又被称为"自我创造的危险因素"。

(二)常见的危害健康的行为

吸烟(smoking)、酗酒(alcohol abuse)、吸毒(drug abuse)是常见的对人类健康造成极大危害的成瘾行为,也是具有代表性的危害健康的行为。

成瘾行为亦称依赖性行为(dependence behavior),指成瘾后表现出的一系列心理、行为表现。瘾是指各种生理需要以外的超乎寻常的嗜好。成瘾是指养成嗜好的过程。致瘾原是指导致人上瘾的物质,并使易成瘾者产生强烈的欣快感和满足感。致瘾原分强致瘾原和弱致瘾原。强致瘾原如毒品,引起的欣快感强烈持久,并且极易产生依赖性;弱致瘾原如香烟和酒,带来的欣快感相对较弱,持续时间短暂。致瘾原越强,促其行为转变的过程就越艰难。

成瘾行为一旦形成,便会出现一系列心理和行为的表现:第一,已成为成瘾者生命活动中的必需部分,由此产生强烈的心理、生理、社会性依赖。生理性依赖:已在体内形成包括循环、呼吸、代谢、内分泌系统的生理基础,以适应烟、酒、毒品等原本是额外的需要;心理性依赖:成瘾行为已完全整合到心理活动中,成为完成智力、思维、想象等心理过程的关键因素;社会性依赖:一进入某种社会环境或某种状态,就出现该行为。第二,一旦终止成瘾行为将立即引起戒断症状。这种症状如空虚、无聊、无助、不安、嗜睡、流涎、绝望、寻死觅活等,是一组心理和生理的综合改变。烟、酒、毒品在成瘾后各有特异的戒断症状,但有一点是共同的:一旦恢复成瘾行为,戒断症状将完全消失,同时产生超欣快感。

成瘾行为的健康教育和健康促进在三级预防观念上,应高度重视一级预防,即把重点放在成瘾行为的诱导阶段。强调预防的目的是去除易感性,或避免易成瘾者暴露于致瘾原及其外界诱发因素,从而防止成瘾行为的发生。

(三)戒烟

1. 戒烟工作的现况   我国是世界上最大的烟草生产国和最大的烟草消耗国,有超过66%的男性吸烟。我国的吸烟问题有以下特点:无论城市或乡村,吸烟率都很高;吸烟起始年龄小;吸烟量大;吸劣质烟(含更多的煤焦油等)的比例高。因此,吸烟现阶段仍然是我国重要的健康问题。在社区卫生服务中应该运用以下策略进行控烟的健康教育和健康促进。

(1)执行有关政策和创建控烟的社区环境,加强部门协调与合作,执行公共场所禁止吸烟的法规,限制向青少年售烟、扩大无烟场所。

(2)加强健康教育,利用各种传播渠道,宣传吸烟有害健康的基本信息和控烟的动态报道。进行学校、工作场所等的控烟教育和控烟知识竞赛等。

(3)改变个人行为和提高个人技能,包括介绍戒烟技巧,对医生和教师进行控烟技能的培训等。

(4)开展社区活动,争取政府和非政府组织支持,包括爱国卫生委员会、传媒、教育、商业、税务、医疗和行业组织等。争取医生、教师、学生、家长、妇女、职业人群,以及烟民的广泛支持与参与。在社区开展无烟家庭、无烟单位、世界无烟日等活动。

2. 戒烟的方法　DEADS 方法对戒烟的技巧做了很好的概括，即推迟(Delay)：如想吸烟，将吸烟的时间推迟；躲避(Escape)：看到别人吸烟时，尽可能避开；回避(Avoid)：回避吸烟的动机；分散(Distraction)：分散注意力；支持(Support)：争取周围人、家庭和社会的支持。

（四）酗酒的预防与控制

1. 酗酒对社会和健康的危害　酗酒是指无节制的饮酒。酗酒对健康的危害分急、慢性两类。急性者引致乙醇中毒、损伤、车祸、斗殴和意外死亡等；慢性者可出现乙醇慢性中毒综合征、肝硬化、心血管疾病和神经、精神疾患等。长期酗酒引起的酒精性肝硬化、脑血管疾病（如中毒），以及酗酒同时大量吸烟的协同作用，都是成年期死亡的重要原因。

2. 酗酒的预防与控制　长期过量饮酒，酒精（乙醇）及其代谢产物乙醛可增加肝脏疾患与硬化、胃癌、心肌损害和脑卒中（中风）猝死的危险性。以心血管疾病为例，饮酒量与心血管疾病的危险度呈"U"字形，即适量饮酒，血液中对心脏有保护作用的高密度脂蛋白胆固醇（HDL－C）含量增高。所以，减少酒精摄入量对高血压患者控制血压水平，正常血压人群预防高血压都是有效的，建议饮酒应该适量、少饮，以低度酒为宜（白酒＜1 两/日；葡萄酒＜4两/日；啤酒＜1 瓶/日；黄酒＜4 两/日，且每周饮酒不要超过 4 次，1 两＝50 g）。

第四节　健康教育计划的设计

一个完整的健康教育与健康促进项目，包括项目计划的设计、实施与评价三个阶段。计划设计是一个组织机构根据实际情况，通过科学的预测和决策，提出在未来时期内所要达到的目标及实现这一目标的方法、途径等所有活动的过程。计划设计是科学管理的体现，有利于选择优先项目，有利于提高社区资源的利用，有利于协调各有关部门和有关人员共同行动。计划是项目质量控制的标准和项目评价的依据。所以，计划设计要遵循健康教育与健康促进的理论与方法，使项目计划具有科学性、前瞻性和可操作性。

一、计划设计应遵循的原则

1. 目标原则　既要有明确的总体目标，又要有切实可行的具体目标。使计划活动紧紧围绕目标开展，以保证计划目标的实现。

2. 整体性原则　健康教育是整个医疗卫生系统中的一个子系统。在制订计划时必须明确医疗卫生发展的总体目标，如："人人享有卫生保健"是当前卫生服务的宏伟目标，任何项目都不能够背离。

3. 瞻性原则　计划的制订和执行都应该考虑长远和未来，都需要把握发展和进步，如果目标过低，将失去项目的推动和激励作用。

4. 弹性原则　预计项目执行过程中可能出现的变故，应制定相应的对策。但弹性原则并不意味着计划可以随意改动，只有在有指征的情况下，经过科学的评价和专家的论证才能由计划制定者做出修改。

5. 从实际出发原则　计划必须遵循从实际出发的原则。设计计划时一要借鉴历史的经验与教训；二要做周密细致的调查研究。

6. 参与性原则 只有把计划的目标与目标人群关心的问题密切结合起来,才能鼓舞和吸引社区个别和群众积极参与项目的制定和项目的各项活动。

二、计划设计的基本程序

1. 联合国儿基会模式 联合国儿基会关于健康教育计划设计有9个基本步骤:①问题与政策分析;②形势分析;③目标人群分析;④制定目标;⑤确定教育策略;⑥材料制作和预试验;⑦人员培训计划;⑧活动与日程管理;⑨监测与评价。其中前三部分为计划前研究阶段,即正式设计计划之前的准备工作阶段,重点是评估需求;后六部分为计划活动研究阶段,中心任务是确定策略。

2. 格林模式(PRECDE-PROCEED模式) 该模式由美国著名的健康教育学家劳伦斯·格林(Lawrence W. Green)主创。是世界上应用最广、最具权威性的模式。PRECDE-PROCEED模式具有两个特点:一是从结果入手的程序,即用演绎的方法进行推理思考——从最终的结果追溯到最初的起因,先问"为什么",再问"如何去进行",避免以主观猜测代替一系列的需求诊断。二是考虑了影响健康的多重因素,显示出一切个人和群体行为与环境变革的努力,必须是多元的,因此健康教育与健康促进计划的设计也应该是多层面的。

3. 社区健康计划策略(PATCH) 20世纪80年代由美国疾病控制中心和州或地区的卫生保健部门与社区合作,共同建立的一种以社区为基础的计划模式。即关于专业部门与多个社区共同计划、实施、评价健康促进项目和疾病控制项目的一套工作程序。此程序吸取了PRECDE-PROCEED模式的框架内涵,能够帮助社区建立健康促进组织,收集利用社区数据,提出需要优先解决的健康问题,设计并评价干预项目。PATCH模式分5个阶段:①动员社区阶段;②组织和收集资料阶段;③选择主要的健康问题;④制订综合的干预计划;⑤评价PATCH项目(此阶段强调一要监测和评价各阶段的工作进展;二要评价干预措施的效果)。

4. 健康教育与健康促进计划设计的基本程序 健康教育与健康促进计划的设计的模式虽然多种多样,但基本程序都是相同的,一般分为以下几个步骤:①进行社区需求评估;②明确优先需要解决的健康问题;③确定目的和目标;④制定干预策略;⑤建立体系、评估计划。

(1) 社区需求评估

1) 社会诊断。

2) 流行病学诊断:流行病学诊断的目的是:客观地确定目标人群的主要健康问题,以及引起健康问题的行为与环境因素,以确定健康教育与健康促进项目的行为目标和环境目标。

健康教育与健康促进项目中通用的流行病学诊断的标准是5-D指标:死亡率(death)、发病率(disease)、伤残率(disability)、不适(discomfort)不满意(dissatisfaction),以此确定健康问题的相对重要性。大多数的社区健康教育与健康促进项目计划的设计是从流行病学诊断开始,因为社区需求评估一般在社区卫生服务的开始阶段已经完成了。

3) 行为诊断:行为诊断目的是:区别引起健康问题的行为因素与非行为因素、重要行为与不重要行为、预防性行为与治疗性行为、高可变行为与低可变行为,依此制定行为目标。

4) 环境诊断:环境诊断包括物理环境(生态环境)与社会环境。物理环境诊断需要区分有利于健康的生态环境和不利于健康的生态环境。社会环境诊断包括分析了解当地的政治制度、经济、文化、风俗和相应的管理与政策。目的是确定各种环境因素在引起健康问题中的重要性,以明确环境目标。

5)教育诊断:任何健康行为都受倾向、促成与强化三类因素的影响。

目的:了解三类因素中积极的正向的一面和消极的负向的一面,在发挥正向因素积极作用的同时,把干预的重点放在负向因素方面。

6)进行社区需求评估的资料收集:除应用预防医学中"卫生统计学"、"流行病"学的有关科研设计、资料整理和分析方法外,还需要应用社会学的调查方法。社会调查研究包括问卷调查、开调查会、访谈、观察、案例调查和专家反馈咨询(Delphi 法)等。

(2)确定优先实施的健康项目:确定优先实施的健康项目需要考虑一些实际存在的问题,如社区重点的健康问题与卫生服务提供者所确定的重点健康问题是否一致;与政府所确定的重点健康问题是否一致;与健康问题在社区的发病率或严重性是否一致。还要研究引起健康问题的一些复杂性因素,并要了解卫生系统内部分工与协作的问题。健康教育与健康促进有一个平等的原则,对于性别平等、贫富平等和重点人群的健康问题也要提到议事日程之中。明确优先需要解决的健康问题应遵循重要性、有效性和可行性的原则,对于社区存在的各种健康问题应该从以下几方面进行排序:

1)依据对人群健康威胁的严重程度排序;

2)依据健康问题的可干预性即可行性排序;

3)依据成本-效益的估计排序,即用最低的成本达到最大的效果和最高的效益。

在确定优先健康问题时根据问题的重要性和干预措施可行性进行判断,可以讲干预措施分成以下四类:

A. 问题非常重要,且干预效果非常好,应当首选。如预防慢性非传染性疾病行为和生活方式进行干预、计划免疫预防一些传染病等。

B. 健康问题非常重要,但干预效果不佳,可以考虑选择,如流行性感冒的干预等。

C. 重要性不高,但干预效果好,除非特殊需要,一般不选。

D. 重要性低,即病历数很少,且干预效果亦不佳,绝对不选。

(3)提出目标:目标一般分为两类:总体目标和具体目标。

总体目标——目的(Goal):计划理想的、最终的结果,是宏观的,不可测量的。例如,"造就不吸烟的下一代","提高社区人群健康水平","人人享有卫生保健"等。

具体目标——目标(objective):为实现总体目标设计的,具体的、可量化的指标。制定具体目标的要求是:SMART,即:具体的(Special)、可测定的(Measurable)、可完成的(Appropriate)、可信的(Realistic)和有时间安排的(Time bound)。

为了使每个健康教育与健康促进计划的具体目标达到 SMART 的要求,制定具体目标时必须回答 4 个"W"和 2 个"H"的问题,即:

Who? 对谁(目标人群是谁)?

What? 实现什么变化(知识、信息、行为和发病率等)?

When? 在多长时间内实现这种变化?

Where? 在什么范围内实现这种变化?

How much? 变化程度多大?

How to measure it? 如何测量这种变化?

例:通过某社区青少年控烟计划实施 1 年后,使 15～22 岁青少年的吸烟率由计划执行前的 50％ 下降到 30％，2 年后下降至 20％。

（4）制定策略、拟定实施计划

1）确定目标人群：即确定干预对象。

一级目标人群：指计划直接针对的人群，即计划希望这些人群将实施所建议的健康行为。

二级目标人群：对一级目标人群有重要影响的人，或能激发、教育和加强一级目标人群行为和观念的人。

三级目标人群：决策者、经济资助者和其他对计划的成功有重要影响的人群。

2）制定干预策略：即按照社区诊断的情况，制定健康教育策略（进行信息交流、技能培训、组织方法等）；政策策略（制定政策、法规、正式或非正式的规定、政府行为、与非政府部门的合作等）；环境策略（提供支持计划的客观社会环境和生态环境等）；资源策略（充分发挥社区的人、财、物和信息资源优势），以保证目标的实现。

3）确定教育活动的日程和场所：健康教育和健康促进项目的活动日程大致可分为调研计划、准备、执行和评价总结 4 个阶段；确定干预场所是将干预策略付诸实施的有效途径，干预场所可以选择学校、医疗单位、工作场所、公共场所和居民家庭等。

4）确定组织网络与执行人员：确定组织网络与执行人员是保证计划顺利进行的根本保证。社区健康教育与健康促进项目需要建立多层次、多部门、多渠道的组织和领导机构，这些结构包括政府部门、大众传播机构、卫生行政部门和教育机构等。以专业人员为主体，专、兼职结合，培训上岗的执行机构。

5）确定具体的实施计划：实施计划除填写封面和扉页外，书写内容包括：摘要、引言、问题的提出或必要性的评估、目的和目标、方法、效果评价、预算、参考资料 8 个方面。

6）制订计划总预算表主要分两类：一类为人头费用；一类为设备费、供应费和其他费用，通常以年为时间单位进行预算。

（5）确定评估计划

1）设计形成评价、过程评价、效果评价和总结评价的权重和指标体系。

2）设计制定基线调查、监测、评价的工具表格、计划及时间表。

3）预测评估影响因素，并确定干预对策。

综上所述，计划设计需要回答的以下 4 个问题：做什么？（What?）为什么？（Why?）怎么做？（How to do?）如何评估？（How to measure?），这样可以理清思路，明确目标，取得好的效果。

第五节 健康教育的实施与评价

一、健康教育的实施

当一项健康教育与健康促进计划的设计完成并得到批准之后，应该通过有效的实施使计划制定的目标得以实现，获得预期的效果。

（一）制定实施时间表

要按时间完成计划目标，首先需要一个科学的进度表，在时间表制定出来并得到批准之后,各项实施工作则应按照时间表的要求,有条不紊地进行,以期实现阶段目标和总体目标(表6-2)。时间表也是一个对照表,可以用来进行目标管理,对照检查各项工作的进展速度和完成情况。在进行项目过程评估时,时间表是一个主要的依据。评估人员首先要依据时间表检查各项工作是否按计划进行,有哪些工作滞后于时间表上所规定的时间,应寻找原因和解决问题的方法。

表 6-2 计划时间表

时间	内容	地点	具体负责人	经费预算(元)	特殊需求	备注
—	县级动员会	县礼堂	×××	000	扩音设备	
—	材料制作	县广播局	×××	00000	制作设备与人员	
—	基线调查	乡、村	××× ×××	0000	交通工具	
—	效应评估	乡、村	××× ×××	0000	交通工具、计算机	

时间表的制定是以时间为顺序列出各项实施工作的时间、内容、地点、具体负责人员、经费预算和特殊需求等。

1. 工作内容 指项目实施的具体的、大的活动,如"县级社会动员会"、"乡镇干部培训班"和"材料制作"等,但不宜划分成过细的活动。

2. 工作地点 要求指明活动发生的地点,如"县级社会动员会"的地点是"××县礼堂"。

3. 负责人员 指该项活动的具体负责人员。

4. 经费预算 是对该项活动的费用估计。

5. 特殊需求 指该项活动所需要的特定设备、资料、场所以及外请人员等。如幻灯机、投影仪、放像机、交通工具、摄影棚、摄影师、司机、审计人员以及各种传播材料等。

时间表的制定,重点是时间的规划和经费的预算。时间表的制定者在计划每项活动的时间时应考虑到实际操作和运作过程中可能遇到的影响因素,根据实际条件,结合以往的经验做出科学的安排。在实施工作中许多活动是交叉进行的,在时间上是相互重叠的,因此在考虑时间安排的同时,必须考虑人员投入,以免力不从心或人浮于事,影响实施工作和影响计划的完成。

经费预算也是一个重点,它直接影响到计划的顺利进行。正如格林在PRECDE-PROCEED模式中所说:"精确制定预算既是一种技巧,也是一门艺术"。既要保证各项活动有必需的经费,又要做到经费的合理使用和分配,避免出现活动经费浪费或者活动经费短缺的情况。编制经费预算要考虑多种因素,如活动内容、所需人力、所需工作日、所需设备物件、传播材料制作和活动发生地点等,与地点有关的是旅费和当地物价。还有一些其他因素也应考虑进去,如物价上涨一般在时间跨度大的项目中应是被考虑的因素之一。

从经费使用的角度也可以计算出一个执行率:

$$经费执行率 = 按期使用的经费数额/预算的经费数额 \times 100\%$$

$$执行率(工作完成率) = \frac{计划完成的工作项}{计划中的工作总项} \times 100\%$$

(二) 实施质量控制(过程质量管理)

健康教育与健康促进计划的实施过程中,运用过程评估的方法和手段对实施过程进行监测和评估,了解实施进程和实施效果,发现和解决实施工作存在的问题,及时调整实施策略和工作方法,调整人力、财力和物力的分配,控制实施质量,是运用过程管理的理论,保证计划顺利实施和取得预期效果的重要环节。细节决定成败,过程保证效果。因此,在实施工作一开始就应该建立起有效的监测与质量控制体系。

1. 质量控制的内容

(1) 对工作进程的监测:健康教育与健康促进计划不仅内容庞杂、活动多,活动覆盖的地域范围大,分项目负责人也多。因此,应要求每个分项目的负责人按照实施工作的管理要求,按时汇报实施工作的进展情况,必要时还可以通过召开会议来收集信息,了解哪些活动需要在时间、人员和资金方面进行调整。对于项目进展情况的监测有利于保证实施工作按预定时间表进行。

(2) 对活动内容的监测:对活动内容的监测主要是检查实际开展的活动在内容上、数量上是否如计划的要求进行,包括了解活动的组织准备工作;参与活动的部门和人员是否符合要求等。例如开展一项培训工作,对其活动内容的监测主要是培训的内容是否符合计划目标,课程设置、教学时数、教材和教师是否符合要求,学员的数量与质量是否符合要求等。

(3) 对活动开展状况的监测:对项目活动开展的状况进行监测主要是对实施人员工作状况、目标人群参与状况和相关部门配合状况 3 个方面进行监测。对实施人员工作状况的监测主要是了解实施人员是否按计划进入岗位,是否按要求接受了培训,是否了解本项目的目标和背景,是否掌握了项目所需的知识与技能,以及他们工作的责、勤、能、绩等;对目标人群参与状况的监测主要是了解目标人群的参与率以及目标人群对项目活动的态度[例如某项妇女健康教育计划要求 80% 的新婚至 35 岁的妇女接受该项教育,但监测的结果发现只有 60% 的目标妇女参与活动,那么该项活动的有效水平(effectiveness level)$EL = (60/80) \times 100\% = 75\%$。目标人群的参与情况可以反映出实施人员发动目标人群的工作成效和计划进展的情况,可进一步分析问题形成的原因和制定相应的策略]。

对相关部门配合状况的监测主要是监测与活动实施相关的各个部门能否在项目领导机构的协调下相互配合、统一行动。这样就有利于不断协调各部门之间的关系,促进有关机构的合作。在很多情况下,项目活动实施开始时所建立起来的合作关系如果缺少了监测和不断地协调,往往会随着时间的推移而造成部门之间的合作关系疏远或互相推诿,从而影响项目的顺利进行。

(4) 对人群知、信、行(KAP)及影响因素的监测:健康教育干预的主要目的在于提高人群在预防疾病方面的知、信、行(KAP)水平,减低影响健康的危险因素尤其是行为和生活方式的危险因素。在项目执行过程中,检测人群 KAP 水平的变化和健康危险因素改变,有利于掌握项目活动的针对性和有效性。所反馈信息既可了解项目进行的质量,也是在必要时作为调整干预方法的主要依据。

(5) 对经费开支的监测:对各分项活动经费开支情况进行监测有利于及时调整各分项目经费投入,有利于控制整体预算,以保证计划顺利实施。经费开支情况的监测包括两个方面:一是审计具体活动的实际开支与预算的符合程度;二是分析经费开支与预算之间出现差距的原因。监测经费开支与预算之间的差距,其目的一是为了作相应经费调整;二是为了评估预算和实施工作的质量,只有分析清楚其内在原因才能做出正确的调整。

2. 质量控制的方法

(1) 记录与报告方法:健康教育项目一开始实施就要求各分项目的负责人切实做好实施的原始记录(实施日记),记录可以反映项目实施的过程、内容、方法以及现场情况,同时也可以记录一些重要的信息,如活动发生的地点、时间,参加活动的人员,经费使用情况,参与人员对活动的意见等。对于掌握实施的全过程和控制实施质量有着重要意义。记录是报告的基础,也是报告的依据。无论是书面报告还是口头报告,都应以记录为依据。记录不能随意更改,缺失率必须控制在10%以内。

定期或不定期的报告制度有利于领导小组和实施负责人了解实施情况、监控实施质量。一些大型项目更是需要建立定期报告制度,具体要求可以根据项目实施范围大小、时间长短和参与人员多少等情况决定。

(2)现场考察和参与方法:为了监测实施过程和控制实施质量,主管人员可以对实施活动现场进行考察,或者亲自参与实施活动,在考察和参与中了解项目实施情况,及时发现问题和解决问题。现场考察和参与活动应是有计划的,同样应列入实施时间表。监测活动可以是监测小组的集体活动,也可以由专业人员或管理人员有目的地单独进行工作。监测人员应作好监测记录,供评估报告和讨论用。

(3)审计方法:审计方法主要用于财务方面的监测。对于一些大型项目的经费开支情况必须做好分项目审计、阶段性审计和总体审计。审计的目的是监测经费的管理和使用情况,审计的结果可用来指导经费的管理和分配,调整预算,保证经费的使用质量;亦可用来向资助人报告经费的使用情况,还可在经费不足时争取补足经费。

(4)调查方法:通过调查来获取资料、监测实施过程和控制实施质量也是一种常用的方法。调查方法可以分为定量调查、半定量调查和定性调查。严格的定量调查需要耗费较多的人力、物力和时间,一般只用于基线调查和效果评价,在实施过程的监测活动中使用不多。半定量调查和定性调查则常用于实施过程中的质量监测,也可选用专题小组讨论、或访谈、观察等定性调查方法获取。

(三)建立实施的组织机构

在开始实施一项社区健康教育与健康促进计划时,首要的任务是建立实施工作的领导机构和具体承担实施任务的执行机构,并确定协作单位。

1. 领导机构　一项健康教育计划有时只涉及一个单位、一个社区,而有时则可能涉及更广泛的区域。项目实施的领导机构应根据计划所涉及的层面来确定。一般而言,一个领导机构(如领导小组)应该包括与该项计划实施直接相关的部门领导和主持实施工作的业务负责人。领导机构成员应该了解和熟悉计划内容,对项目预期的效果具有信心,全力支持该项目,并具有决策能力。一个具有影响力和决策能力、办事效力高的领导机构是顺利实施项目计划的基础。领导小组的职责是审核实施计划和预算,听取项目进展报告,提供政策支持,解决项目执行过程中的困难和问题。国际上的成功经验特别指出,在领导机构中应设立一个专家顾问小组,科学和客观地论证计划和活动内容,并对项目进展进行科学的指导。

2. 执行机构　执行机构是指具体负责操作和运行计划的机构。除特殊情况需要另成立专门机构外,一般执行机构往往设置在某一相关业务部门内,其成员大多由专业人员组成。根据我国国情和以往的经验,执行机构的确定或组成往往取决于计划项目申请单位和经费的来源。执行机构的职责是分解计划中的每项活动,将计划的意图付诸实施,开展活动,以实现目标。同时,执行机构有责任向领导机构汇报工作进展情况,听取和接受领导机构的意见。

3. 组织间的协调与合作　健康教育与健康促进计划的实施是一项系统工程,需要多个政府部门的合作和社会组织、机构、团体(非政府组织 NGO)的参与,组织间的协调与合作是关系到计划能否顺利实施、实施工作能否获得预期效果的一个重要因素。其他章节中所论及的"社会动员"则是其理论基础。在健康教育与健康促进活动中充分应用社会动员功能,协调并建立起多个部门的联合是成功实施计划的一项重要保证。

4. **政策支持** 政策是政府部门就某些方面的内容制定发布的相关条例、方针或规章制度。在健康教育与健康促进计划实施地区出台有利于计划实施的政策对于实施工作具有重大影响。这类支持性政策可以动员社区资源(包括经费、人力、物力、信息)的投入;可以开创多部门协调合作的局面;可以影响当地群众参与的态度;可以创建有利于项目实施的工作环境。实施的领导机构应该积极促成支持性政策的出台。

(四) 实施人员与培训

1. **实施人员的选定及其相关知识技能** 健康教育与健康促进计划的实施需要有工作团队,人员的组成与结构应根据计划的具体内容确定,既要考虑到人员的数量,又要考虑到人员的专业能力。实施人员主要是从执行机构中选定,即专职人员。必要时可以从相应业务部门聘请人员共同工作,称为兼职人员。实施人员应该掌握与实施该项计划有关的知识与技能。虽然实施人员原有的知识、技能和经验十分重要,但上岗前的培训也是十分必要的。培训内容包括:①管理知识:如年度计划的制定,年度和阶段性总结报告的书写,人员、经费、物件的管理和调配,与上级领导部门和相关协作单位的联络等;②专业知识与专业技能:除有关的健康信息外,还应包括调查方法、行为干预方法、传播知识与技巧,以及资料收集方法和报告书写方法,定性研究方法、成人培训方法、传播材料预试验方法等;③对当地专业人员的培训:帮助当地专业人员掌握项目相关知识和技能,提高当地专业人员的知识水平和业务能力,它是人力资源的开发、是保证干预的可持续发展和干预过程质量的有力措施。

2. **人员培训的方法**

(1) 健康教育的培训过程是"教"与"学"两个主体相互作用的过程,培训者、学员、培训内容、教学环境是培训过程中相互联系、相互作用的 4 个基本要素。而教学过程、学习过程和评价/反馈过程是一个系统的培训过程中互相影响的 3 个环节。评价/反馈过程贯穿于整个培训过程之中,对教学和学习的效果进行评价,有助于对培训过程的改进。

(2) 健康教育培训应注意学习对象所具有的独立性和自主性,培训内容要强调职业性和实用性;教学活动应注意参与性和实践性与培训活动和生活工作的交互进行。在健康教育培训中应强调按需施教的原则、学用结合的原则、参与的原则、少而精的原则和灵活性的原则。

在培训开始以前由培训工作负责人制订培训计划。在制订计划之前必须全面了解培训内容和评估培训对象。培训计划包括培训时间、地点、课程、教师、教材、教学大纲,还包括培训对象基本情况及其需求分析、培训的具体目标、评价方法、培训前后的测试问卷、教材选定、所需教具、经费预算和后勤服务等。

(3) 培训方法多采用参与式教学:参与式教学要求教师能够调动学员的积极性,鼓励学员积极参与回答提问、讨论、游戏、角色扮演、现场实习、模拟练习等教学活动。学员的参与可以大大提高学员学习的积极性和热情,共享学习的知识和经验。同时,参与式教学可以帮助学员理解和记忆。常用的参与式教学方法有小讲课、小组讨论、头脑风暴、角色扮演、案例分析、游戏、辩论和技能比赛等。近年来还提倡自动、自主、自我负责的自我导向式的学习方法和同伴教育的方法。

培训评价是培训工作中不可缺少的一部分。评价工作主要包括对培训效果的评价,对教师和教材的评价,对组织和后勤工作的评价,以及对培训远期效果的评价等。

（五）实施所需的健康教育材料及设备物件

1. 健康教育材料　在执行健康教育项目时,如何选择和制定合适的教育材料（传播材料）是一项关键性的工作。为了保证科学的制作,正确地使用和提高传播活动的效果,材料制作应遵循以下程序:分析需求和确定信息,制定材料制作计划（计划应该包括制作材料的种类、使用范围、发放渠道、使用方法、数量、经费预算、时间安排、评价方法以及承办人员等）形成初稿,将材料初稿进行预试验,生产、发放与使用,评价。以保证传播材料的科学性、教育性、技术性与艺术性完美结合。

2. 实施所需的设备物件　健康教育与健康促进计划的实施工作需要设备物件的支持。这些设备物件包括:交通工具类、印刷设备类、音像设备类、办公设备类、医疗仪器类（如血压计、温度计、尿糖试纸、体重计、量杯等）和教学设备等。

二、健康教育项目的评价

评价（evaluation）是指客观实际与预期目标进行的比较。项目评价是一个系统的收集、分析、表达资料的过程,旨在确定健康教育与健康促进项目的价值,帮助健康教育与健康促进决策。

（一）健康教育项目评价的类型

健康教育与健康促进项目评价根据评价的内容、评价指标、评价时间和研究方法的不同,评价可分为以下几种类型。

1. 形成评价（formative evaluation）　形成评价是一个为健康教育计划设计和发展提供信息的过程,主要发生在项目计划执行之前的阶段,但部分职能将延续至项目实施早期阶段。形成评价的具体内容包括了解目标人群的基本特征、了解干预策略、活动的可行性、进行传播材料、测量工具等的预试验与完善和收集反馈信息,在充分论证的前提下,对计划进行适度调整。

2. 过程评价（process evaluation）　起始于健康教育项目计划实施开始之时,贯穿计划执行的全过程。可以对项目实施的过程进行有效的监控,可以为项目实施的结果提供丰富的信息,可以保障和促进计划的成功。过程评价主要是针对目标人群的参与、针对项目实施的质量与进程、针对政策与环境的改变的评价。过程评价指标有项目活动执行率、干预活动覆盖率、干预活动暴露率、有效指数、目标人群的满意度和资源使用进度指标等。过程评价方法一般采用内部质控与外部质控相结合,查阅记录和档案资料、目标人群调查、现场观察等。

3. 效应评价（impact evaluation）　效应评价安排在项目即将结束之时,评估健康教育计划导致的目标人群健康相关行为及其影响因素（倾向因素、促成因素、强化因素）的变化。与健康结果相比,健康相关行为的影响因素及健康相关行为较早发生变化,故可称之为近期和中期效果评价。

4. 结局评价（outcome evaluation）　结局评价着眼于评价健康教育项目导致的人群健康状况乃至生活质量的变化。因不同的健康问题从行为改变到出现健康状况的变化所需的时间长短不一,但均在行为改变之后,才可能观察到健康状况的改变,所以结局评价也被称为远期效果评价(主要包括健康状况的改变和生活质量的变化),如慢性病管理。效应评价可评价知晓率和治疗率,而结局评价时才可有控制率的变化。

5. 总结评价(summative evaluation)　是指形成评价、过程评价、效应评价、结局评价的综合,以及对各方面资料做出总结性的概括。可全面地反映计划的成败和计划完成情况,以及对成本-效益等做出总的判断。

(二)评价方案设计

一个健康教育项目可能涉及多种评价方案,选择哪种方案主要取决于评价的目的以及项目周期的长短、资源和技术等。常用的方案有以下几种。

1. 不设对照组的前后测试　是评价方案最简单的一种,适用于周期比较短或资源有限的项目评价。

2. 简单时间系列设计　不设对照组,在对目标人群进行干预前和干预时多次观察,有可能了解干预前健康相关行为变化的自然规律和揭示干预与行为改变之间的计量反应关系。但由于观察点多(有学者认为至少 50 个时间点)、不易获得,周期长所需的人力、物力也较大。

3. 非等同比较组设计　需设立对照组,通过实验组、对照组在项目前后的比较,有效地消除一些混杂因素。但对照组的选择在实际操作中比较困难。

4. 复合时间系列设计　本设计是简单时间系列设计与非等同比较组设计的组合,由于增加了干预前对对照组的多点观察,所以不仅增加了资源的消耗,也增加了对照组人群失访的可能性。

5. 实验研究　理论上讲最为理想,但在健康教育与健康促进实际操作中很困难。

(三)影响评价的因素

1. 时间因素　也称历史性因素,是指项目周期中所发生的干预计划之外的重要事件能导致参与者发生某些可能对结局有影响的变化,这也称为自然变化或长期趋势变化。如某些有自愈倾向的疾病,可能把自愈的结果误认为是药物的效果;又如爱国卫生运动、世界无烟日、食物供应变化、自然灾害和社会变革等均可影响计划结果。可通过设立对照组和过程追踪排除这些因素的影响。

2. 测试或观察因素　它包括测试者、测量工具、目标人群 3 方面的原因。如调查者的态度、素质及其对调查内容的熟悉程度和对调查技巧的掌握等;测试工具的可靠度与准确度对结果的影响,可通过计划开始前的预试验发现存在问题并加以纠正;目标人群因为参与次数增加,年龄的增长和社会心理的成熟也可影响知识与行为改变的结果,可通过加强调查前的培训及设立对照组以减少误差。

3. 回归因素　是一种偶然因素,即在初次测量时个别人的某些特征水平会过高或过低,采取重复测量的方法可回复到原有水平。这是一种统计学的假象,可通过多次测量和随访检查等方法消除。

4. 选择因素　指选择偏倚,原因是干预组和对照组选择不均衡引起的观察结果的偏倚,可通过分层选择的方法防止或减少影响。

5. 失访　目标人群失访比例>10%会影响评价结果,尽早估计失访引起的偏倚及其程度以利纠正和控制。

(上海中医药大学　　施　榕)

第七章　康复护理学

<table><tr><td>第一节</td><td>康复医学基本概念</td></tr></table>

一、康复与康复医学概述

(一)康复

康复(rehabilitation)直译是"复原"、"重新获得能力"、"获得原来的权益、资格、地位、尊严"等。

康复,系译自英语 rehabilitation,中国香港译为复康,中国台湾译为复健。

世界卫生组织(WHO)的有关文件对康复的定义是:综合地应用医学的(medical)、教育的(educational)、职业的(occupational)与社会的(social)措施对伤病后可能出现或已经出现的功能障碍(dysfunction)进行以功能训练为主的干预,尽可能地改善患者的功能,提高生活质量,以帮助其回归社会。

患者的功能障碍状况应在"器官或系统水平的损伤"、"自身生活活动能力"和"参与社会的能力"等 3 个层面上进行认定。

综上所述,可归纳出康复内涵的 5 个要素如下:

1. 康复的对象　是功能有缺失和障碍,以致影响日常生活、学习、工作和社会生活的残疾人和伤病员。

2. 康复的领域　包括医疗康复(身心功能康复)、教育康复、职业康复和社会康复等方面,以便促进残疾人全面康复。

3. 康复的措施　包括所有能消除或减轻身心功能障碍的措施,以及有利于教育康复、职业康复和社会康复的措施,不但使用医学技术,而且也使用社会学、心理学、教育学、工程学、信息学等方面的方法和技术,并包括政府政策、立法等举措。

4. 康复的目标　实现全面康复,使残疾人和伤病员融入社会,在家庭和社会中过有意义的生活,从而改善生活质量。

5. 康复的提供　提供医疗、训练和服务的不仅有专业的康复工作者,而且也包括社区的力量,而残疾人及家属也参与康复工作的计划与实施。

(二)康复医学

康复医学(rehabilitation medical)是一门有关促进残疾人和伤病员康复的临床医学学科,也是一门由医学与残疾学、心理学、社会学、工程学等相互渗透而成的边缘学科(亦称跨科性学科),其任务是研究与处理残疾和功能障碍的预防、诊断评估和康复治疗,其目的是减轻或消除功能障碍及其影响,帮助伤病员和残疾人根据其实际需要和身体潜力,最大限度地

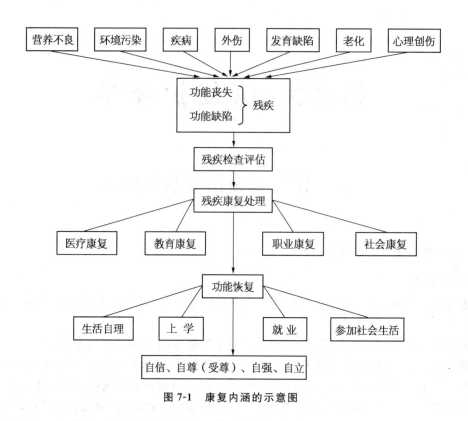

图 7-1 康复内涵的示意图

恢复其生理上、心理上、职业和社会生活上的功能,提高其独立生活、学习和工作能力,改善其生活质量,促进融入社会(图 7-1)。

世界卫生组织把保健、预防、治疗、康复并列作为人类医疗卫生事业体系中的 4 个组成部分。临床(治疗)医学的任务是治愈伤病、恢复基本健康,但临床治愈并不等于功能恢复,而康复医学的目的是恢复功能。

康复医学所关注的功能障碍是指身体、心理不能发挥正常的功能,如运动功能、感知功能(视、听、感、知觉等),以及日常生活活动能力、语言功能、心理功能和社会生活功能等。

(三)康复医学的工作对象

康复医学的对象非常广泛,主要是由于损伤以及急、慢性疾病与老龄带来的功能障碍和先天性发育障碍者,而其中骨科与神经系统疾病和损伤长期以来就是康复治疗常见和最重要的对象,具体如下。

1. 急性伤病后及手术后患者 急性伤病后及手术后的患者,无论处在早期还是稳定期或是恢复期,只要存在功能障碍,就是康复医学的对象。早期康复主要在专科医院或者综合性医院住院期间进行。早期康复既能加速功能恢复、增强体质、减少并发症,又能预防后遗症。如骨折后在石膏固定期进行肌肉等长收缩,有利于骨折愈合,预防肌肉萎缩,减少关节功能障碍。稳定期和恢复期则主要是出院以后在康复中心进行,或以社区康复方式进行。

2. 各类伤残者 包括肢体、器官和脏器等损伤所引起的各类伤残者,有肢体残疾、听力残疾、语言残疾、视力残疾、精神残疾、智力残疾、脏器残疾等。目前,全世界约有残疾者 5 亿多,占全球人口的 10% 左右;我国残疾者约占全国人口 5%。每年残疾人总数还有增多的趋势。

3. 各种慢性病患者　很多慢性病患者病程缓慢进展或反复发作,致使相应的器官出现功能障碍,而且功能障碍加重原来的病情,形成恶性循环。对慢性病患者的康复治疗可帮助功能恢复,同时也有助于防止原发病的进一步发展。

4. 老年体弱者　按照自然规律,老年人经历着一个逐渐衰弱的过程,其机体器官的功能逐渐衰退,其中的年老体弱的功能障碍会严重影响他们的健康,需要康复医学的帮助。康复措施能延长衰老的过程,提高老年人的生活质量。随着社会人口老年化的出现,老年康复正受到更多关注。

(四)康复医学的工作内容

1. 康复预防　"预防为主"是康复工作的重要方针,残疾预防分3个层次进行。

(1)一级预防:即预防能导致残疾疾病的各种损伤、疾病、发育缺陷、精神创伤等的发生。为此,要注意避免事故、传染病、营养不良、不合理婚育、孕期产期缺乏恰当的保健护理等情况的发生。

(2)二级预防:即早期发现、早期恰当治疗已发生的致残性损伤和疾病,从而防止遗留永久的残疾。

(3)三级预防:即在较轻度的缺陷或残疾发生后,积极进行矫治及其他康复处理,限制其发展,避免发生永久的和严重的障碍。

2. 康复诊断(评定)　包括:①运动功能评定;②步态分析;③感知、认知功能评定;④心理评估;⑤心肺功能评定;⑥言语与吞咽评定;⑦电生理学检查;⑧日常生活能力评定;⑨职业能力评定;⑩社会参与能力评定;⑪残疾评定与各种专病的特殊评定。

3. 康复治疗　康复治疗的常用方法有以下几种。

(1)物理治疗

1)运动疗法是康复治疗中最常用的训练方法,包括医疗体操、医疗运动、手法治疗、牵引和中国传统运动疗法。

2)物理因子治疗:如电疗、光疗、超声治疗、热疗、冷疗、水疗、蜡疗和磁疗等。

(2)作业治疗:是通过各种作业活动促进患者独立生活能力的一种治疗。

(3)言语治疗:对失语、构音障碍等的训练。

(4)心理治疗。

(5)传统康复治疗:针灸、推拿、治疗性按摩。

(6)康复工程:为患者设计制造辅助生活和职业的辅助具等以补偿功能的不足。

(7)文娱疗法。

(8)康复护理:根据患者的康复治疗计划,在对患者的护理工作中,通过体位的改变、心理支持、膀胱护理、肠道护理和辅助器械使用指导,促进患者康复,预防继发性残疾。

(9)康复咨询。

(10)就业咨询和职前训练。

(五)康复医疗机构和类型

1. 康复医学科　为综合性医院或专科医院的一个独立的临床科室,应设置门诊、功能测评和治疗室(包括物理治疗、作业治疗、言语治疗、传统康复和康复工程等),有条件的可设置康复医学科独立的病床,也可与其他临床科室合作作为兼用病床,派出康复医学医师和康复治疗师到相应的病房开展工作,着重为病伤急性期的有关躯体和内脏功能障碍的患者提供临床早期康复医学专业诊疗服务。

2. 康复中心

(1) 独立的大型康复中心是我国高层次的康复医疗机构,一般建于高层次综合医院或专科医院附近,或自然条件较好、有较完善的康复设施,主要的康复治疗对象是急性病出院稳定期患者。

(2) 附设于高层次综合医院或专科医院内,承担稳定期病伤者的康复服务。

3. 社区康复 由于目前我国康复中心数量有限,相当多的社区康复承担了急诊医院早期康复治疗的延续,无论是综合性医院的急性伤、病,出院患者最终返回社区,他们中多数人需要不同内容的康复服务,因此社区康复是康复医疗服务体系的基层终端,是整个康复过程的重要组成部分,主要工作对象为病伤者恢复期的康复患者。

二、社区康复

(一) 概念

社区康复是指在社区的层次上对所有功能障碍对象采取的综合康复服务。社区康复是医院早期康复的延续,它是伤病后及残疾者在社区内继续得到康复的保证。

1944 年,联合国教科文组织、世界卫生组织和国际劳工组织联合发表一份关于社区康复的意见书,对社区康复的概念内涵作了以下解释:"社区康复是属于社区发展范畴内的一项策略性计划,它的目的是促进所有残疾人得到康复,享受均等的机会,成为社会平等的一员"。

社区康复以社区为基础,以解决广大残疾人的康复需求为前提,以政府支持和社会各界的合作为保障,以实用康复技术为训练手段,积极动员残疾人及其家属参与,已形成国际化趋势。

(二) 特点

以社区为主,立足社区,以社区为基地,由社区组织、领导参与。社区康复是社区经济和社会发展事业的一个组成部分,因此,由社区负责设计、组织和领导,全社区参与,并给予支持,主要依靠社区资源(人力、财力、物力),开展社区残疾人康复服务。

充分利用现有社区资源,依靠社区原有的卫生保健、社会保障、社会服务网络,协同开展康复。社区康复既是一项社区的卫生保健工作,又是一项社区的民政福利和社会服务工作,要求社区的卫生、民政、社会服务等部门共同参与,密切配合,形成合力,开展工作。

按照全面康复的方针,为社区残疾人提供医疗、教育、职业、社区等全方位的康复服务。

使用社区康复技术,简便廉效,因地制宜,就地取材。在我国还须十分重视应用中医中药和民间的方法促进功能的恢复。

充分发挥残疾患者本人、残疾人家庭和残疾人组织(如残联、残疾人协会等)在社区康复的作用。

(三) 基本模式

1. 社区服务保障模式 这是一种以民政部门为主的模式,即建立一种由民政部门负责,综合起本社区各种服务资源,对社区内功能障碍对象实施收容和康复的服务保障模式。如社区内敬老院、托老所、临终护理老年护理援助中心、精神病工作站、民政局福利院、儿童福利院等。这种模式强调社会基本福利照顾与服务,适当开展社区康复。

2. 社区卫生服务模式 这是一种以社区卫生部门行医服务为主的模式,即以社区卫生服务为中心,在实行为本地区居民防病治病的同时,也指导本社区的功能障碍患者的康复。有条件的社区卫生服务中心也可设立若干张康复病床。

3. 家庭病床模式 这也是一种以医护人员行医服务为主的模式,不同的是病床设立在家中,建立了本地区内患者一病史档案,实行医护人员专业指导,开展家庭居所康复训练,使医疗服务工作更方便病家,并同时开展部分因地制宜的康复训练。

4. 社会化综合康复服务模式 这是一种以政府为主导并动员社区内多种力量的康复服务模式。社区化综合康复模式集中了以上3种模式的优点,将医疗服务与健康工作紧密结合,充分发挥全科医生的骨干作用,综合多种措施来康复功能障碍者,并致力于患者的生活质量的提高和回归社会。

无论何种模式的社会康复都应该体现以下特征,即就近就地提供康复服务,康复治疗简便廉价,患者负担得起,康复服务分散进行,到家到户,发挥和尊重残疾人患者参与康复的积极性。

三、社区康复护理

(一)康复护理概述

康复护理是各种康复医疗环境下对致残性患者或残疾人士进行的专门护理工作。残疾人是由于工作上和生活方式上的改变,存在着身心健康的问题需要全面康复,护理的方式是在给予患者心理支持的基础上,配合康复的总目标,运用护理专业知识和技能以满足患者在精神、心理、身体、社会等方面康复的需要,并指导、训练和教会他们如何从被动接受他人的照料过渡到自我照顾日常生活的技能。

(二)特点

1. 康复护理的中心环节是变被动护理为主动护理 由于康复护理的对象都存在在不同程度的障碍,有的甚至还很重,常严重影响其日常生活活动和就业能力。这就使他们在心理上和行为活动上容易产生依赖性,日常生活活动都依赖他人,其结果是严重地妨碍了患者功能的独立性和加大了家庭及社会的负担。因此,康复护理的过程必须是通过教育和训练患者,使患者充分发挥功能上的潜力和个人的主动性,学习新的技能和生活方式,逐步提高功能独立性,尽量做自己力所能及的日常生活活动,也就是说,由被动的接受他人的护理变为自己照料自己的主动护理。

2. 康复护理是多种康复治疗在社区的延续 功能障碍的患者常常需要多种康复治疗(运动疗法、作业疗法、言语疗法、心理疗法、假肢和矫形器的装配及使用等)。其中作业疗法的日常生活能力训练;运动疗法的轮椅使用、拐杖步行;言语疗法利用各种方法与患者交流;特别是由于患者的心理障碍比一般患者严重,所以要进行简单的支持性心理疗法等,上述一些较为简单的治疗方法应当在社区内、在医护人员的指导下进行。

3. 康复护理的长期性和延伸性 还要重视其回归家庭和社会的护理,并给予指导和协助安排。

(三)内容

1. 基础护理 基础护理包括皮肤护理、口腔护理、呼吸道护理、饮食护理和排泄护理等。

2. 功能训练 针对病、伤、残者的不同性质、不同程度的功能障碍,配合康复医师和康复治疗师对残疾者进行功能评定和功能训练,采用适当的物理治疗(运动治疗和其他物理因子治疗)、作业治疗、言语治疗。

3. 预防并发症和二次残疾　康复对象因存在疾病或伤残,如偏瘫患者应预防挛缩畸形的发生,以及病伤残后机体某些系统功能发生障碍和机体抵抗力低下,所以易有并发症发生而加重病情;另外可能由于护理不当或康复训练中不慎造成跌倒等意外导致骨折、脑外伤等二次损伤,甚至二次残疾。因此在加强康复护理的同时,应采取相应的措施,把预防和减少并发症、避免二次损伤的发生,作为康复护理的重要任务之一。

4. 心理护理　康复护理的实施必须针对患者的整体康复,除其他康复护理技术外,还要注意对患者心理和精神的需求。

5. 日常生活活动护理训练

(1) 进食训练指导

1) 有吞咽障碍的患者或年迈的患者注意进食时的体位,一般宜取 30°仰卧位。

2) 食物宜柔软,密度及性状均一、易于变形。

3) 食前取出非固定的义齿。

(2) 穿脱衣训练:衣裤宜柔软、宽松、尼龙搭扣或按钮、松紧带。一侧上肢功能障碍者先穿患肢再穿健肢,脱衣过程相反。

(3) 清洁训练:注意避免滑倒,洗浴水温略高于体温。

(4) 转移训练:注意患者患侧的协助。

(5) 乘轮椅患者注意事项:室内外通道平整无台阶,必要时做斜坡,如厕时各种扶手要牢固,地面干燥防滑。

(6) 康复病房护理相关管理

1) 各种设施应适应残疾者的需要,如走道有扶手、厕所内设置保护装置。

2) 病房宽敞、舒适,可能的情况下鼓励患者活动。

3) 适当放宽陪伴,便于家庭掌握某些可行的训练技术。

(四) 接诊前需要了解的情况

(1) 患者目前状况,患者自我照顾能力达到何种地步。

(2) 患者对训练的态度,是否发挥主观能动性。

(3) 医院对患者已进行了哪些方面的指导,患者已掌握了哪些技能。

(4) 调整回归家庭后的康复护理计划,使一些训练能延续实施。

第二节　康复评定及常用康复护理技术

一、康复评定

(一) 概念

康复评定又称功能评价或功能评估。对患者的功能状况和潜在能力进行评估,以确定患者目前的功能障碍程度、残存功能和潜在能力,评价其发展的趋势和转归,为制定治疗计划、判断疗效提供依据。功能评定是康复的重要组成部分,康复治疗可以多次重复评定,以便不断地修改治疗方案、改善治疗效果。功能评定可分为初期评定、中期评定和末期评定。

初期评定主要是全面掌握情况,制定近期、远期目标和治疗计划。中期评定是为了观察效果,不断地修正目标和治疗计划。末期评定是出院前评定,主要是判断治疗效果,为出院回归家庭提供家庭训练计划。

康复评定有别于临床诊断,它主要采用康复医学特有的标准化方法进行,评定强调人的整体功能状态,旨在对患者的功能障碍进行具体的剖析,而临床诊断则主要通过物理诊断、化验和影像检查等确定。

（二）分类

康复评定包括:①运动功能评定[关节活动度(ROM)、肌力、平衡、协调、上运动神经元损伤的运动功能评定];②步态分析;③感知、认知功能评定;④心理评估;⑤心肺功能评定;⑥言语与吞咽功能评定;⑦电生理学检查;⑧日常生活能力评定;⑨职业能力评定;⑩社会参与能力评定;⑪残疾评定与各种专病的特殊评定。

亦可将评定内容分为 3 个层次:①语言、认知和心理等评定;②个体功能(主要是指综合功能,即日常生活活动能力)评定;③社会功能等评定。

（三）主要评定方法

康复评定方法应具有可信性、有效性、灵敏度和统一性。

1. 运动功能评定

(1) 关节活动度评定(rang of metion,ROM),亦称关节活动范围,是指关节运动时所通过的运动弧,亦即关节运动时所转动的角度,包括主动运动和被动运动。

1) ROM 异常的原因

A. 关节活动范围缩小

a. 关节内疾病:骨性病变、滑膜或软骨损伤或骨折、积血或积液、关节炎或畸形等。

b. 关节外病变:关节周围软组织损伤或粘连、瘢痕挛缩、肌痉挛、肌肉瘫痪等。

B. 关节活动范围增大:韧带断裂、韧带松弛、肌肉迟缓性瘫痪等。

2) 测量工具

A. 普通量角器:又称测角器,是临床上使用最普通的测量关节角度的器械。量角器由金属或塑料制成,有多种类型,但结构基本相同。量角器有两个臂,一个为活动臂,另一个为固定臂并附有刻度盘。两臂由一轴连接,并为量角器中心。量角器刻度盘呈圆形或半圆形,刻度有 0°～180°或 0°～360°,其臂亦有长短之别,以适应各关节测量的需要。

B. 方盘测角器:是正方形中央加圆形刻度盘,左右各刻有 0°～180°的刻度,常用木质、金属或塑料制成,中心为轴,并连接一重垂指针,由于重力作用,针尖始终指向上方。方盘与地面垂直时,指针位于零位。使用时要求肢体在垂直面上运动,一方盘的一条边紧贴另一端肢体,指针角度随肢体活动而改变,即为关节活动度数。

C. 电子测角器:是新一代高科技产品,能迅速、准确地测量关节运动的角度范围,单关节的运动到复合关节运动,电子测角器都能准确无误地测出关节活动范围,它使复杂的测评骨折更加简单化(图 7-2)。

3) 测量方法:全身所有关节一般取解剖姿势为 0°,前臂运动的手掌面呈矢状面为 0°,测量时量角器轴心必须与关节轴心一致,两臂与关节两端肢体长轴平行。同时要分别测量主动和被动两种关节活动度,记录关节活动度有障碍时,其结果应写明关节活动的起、止度数(表 7-1、图 7-3、图 7-4)。

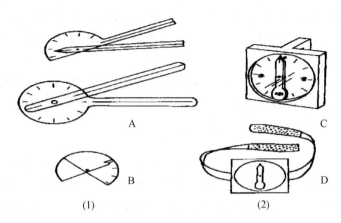

(1)   (2)

图 7-2　通用量角器和方盘量角器

表 7-1　关节活动范围检查

关节	运动	测量姿位	量角器放置标志			0点	正常值
			中心	近端	远端		
肩	屈、伸	解剖位,背贴立柱站立	肩峰	腋中线(铅垂线)	肱骨外上髁	两尺相重	屈180°
	外展	同上	同上	同上	同上	同上	伸60°
							180°
	内、外旋	仰卧,肩外展肘屈90°	鹰嘴	铅垂线	尺骨茎突	同上	各90°
肘	屈、伸	解剖位	肱骨外上髁	肩峰	尺骨茎突	两尺成一直线	屈150°
							伸0°
前臂	内外旋	坐,肩内收,肘屈90°	手掌尺侧缘	铅垂线	紧贴掌心	两尺相重	各90°
腕	屈、伸	解剖位	桡骨茎突	前臂纵轴	第二掌骨头	两尺成一直线	屈90°
		拇掌屈					伸70°
	尺、桡屈	解剖位	腕关节中心	同上	第三掌骨头	同上	桡屈25°
							尺屈65°
髋	屈	仰卧,对侧髋过伸	股骨大粗隆	水平线	股骨外髁与股骨纵轴平行	两尺成一直线	125°
	伸	仰卧,对侧髋屈曲	同上	同上	同上	同上	15°
	内收、外展	仰卧,避免大腿旋转	髂前上棘	对侧髂前上棘	髌骨中心	两尺成直角	各45°
	内外旋	仰卧,两小腿桌缘外下垂	髌骨下端	铅垂线	胫骨前缘	两尺相垂直	各45°
膝	屈、伸	俯卧	股骨外侧髁	股骨大粗隆	外踝	两尺成一直线	屈150°
							伸0°
踝	屈、伸	仰卧	内踝	股骨内髁	第一跖骨头	两尺成直角	屈45°
							伸20°
	内、外翻	俯卧	踝后方两踝中点	小腿后纵轴	足跟中点	两尺成一直线	内翻35°
							外翻25°

　　4)测量注意事项:①采取正确的测试姿势体位,防止临近关节的替代动作;②固定好量角器,其轴心应对准关节中心或规定的标志点,关节活动时要防止量角器固定臂移动;③通常应先测量关节主动活动范围,后查被动活动范围;④应与健侧(对侧)相应关节测量比较,

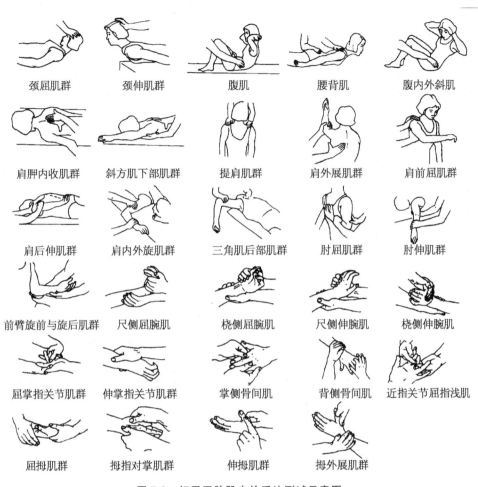

颈屈肌群　　颈伸肌群　　腹肌　　腰背肌　　腹内外斜肌

肩胛内收肌群　　斜方肌下部肌群　　提肩肌群　　肩外展肌群　　肩前屈肌群

肩后伸肌群　　肩内外旋肌群　　三角肌后部肌群　　肘屈肌群　　肘伸肌群

前臂旋前与旋后肌群　　尺侧屈腕肌　　桡侧屈腕肌　　尺侧伸腕肌　　桡侧伸腕肌

屈掌指关节肌群　　伸掌指关节肌群　　掌侧骨间肌　　背侧骨间肌　　近指关节屈指浅肌

屈拇肌群　　拇指对掌肌群　　伸拇肌群　　拇外展肌群

图 7-3　躯干四肢肌肉的手法测试示意图

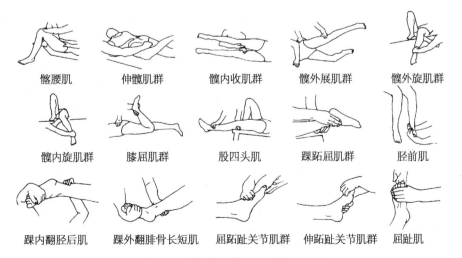

髂腰肌　　伸髋肌群　　髋内收肌群　　髋外展肌群　　髋外旋肌群

髋内旋肌群　　膝屈肌群　　股四头肌　　踝跖屈肌群　　胫前肌

踝内翻胫后肌　　踝外翻腓骨长短肌　　屈跖趾关节肌群　　伸跖趾关节肌群　　屈趾肌

图 7-4　下肢肌肉的手法测试示意图

亦可测量患部上下关节的活动范围;⑤避免在按摩、运动及其他康复治疗后立即进行检查;⑥不同器械、不同方法测得的关节活动度值有差异,不宜相互比较。

(2) 肌力的评定

1) 概述:肌力是指肌肉收缩产生的最大力量。肌力测定人体主动运动相关肌肉或肌群的收缩力,是肢体运动功能检查最基本的内容之一。用以评定肌肉病损的范围和程度,同时也间接判断支配肌肉的神经功能病损情况。

2) 肌肉收缩的类型

A. 等张收缩:是肌力大于阻力时产生的加速运动和小于阻力时产生的减速运动,运动时肌张力基本恒定,但肌肉本身发生缩短和伸长,从而引起明显的关节活动,也称之动力收缩。等张收缩时,根据其肌肉的缩短和伸长情况,又可分为向心收缩和离心收缩。向心收缩时肌肉的起、止点相互靠近,肌肉缩短,离心收缩时肌肉的起、止点被动伸长。

B. 等长收缩:是肌力和阻力相等时的一种收缩形式,收缩时肌肉长度基本不变,不产生关节活动,也称静力收缩。人体在维持特定体位和姿势时采用这一收缩模式。

3) 徒手肌力检查的方法和分级标准

A. 徒手肌力检查:手法肌力检查(manual muscle test,MMT)是由 Lovett 1916 年提出的,Lovett 方法将肌力检查分为 6 级,即 0 级、1 级、2 级、3 级、4 级、5 级。其中 3 级是手法检查的中心,能抗该段肢体的重力,完成关节活动范围,但不能抵抗阻力(表 7-2)。

表 7-2　Lovett 肌力分级检查

级别	名称	标准	相当于正常肌力的%
0	零	可测知无肌肉收缩	0
1	微缩	轻微收缩,但不能引起关节运动	10
2	差	在减重的环境下可以做关节的全范围活动	25
3	可	能在抗重力的作用下做全范围运动,但不能抗阻	50
4	良好	能抗重力,抗一定阻力	75
5	正常	能抗重力,抗充分阻力运动	100

每一级肌力又可用"+"或"-"号进一步细分。如测得的肌力比某级稍强,可以在该级的右上角加"+"号,稍差时则在右上角加"-"号。

B. 器械肌力检查:在肌力超过 3 级时,为了进一步较细致的定量评定,可用专门的器械进行肌力测试,但是器械检查测试是某一组肌群的肌力,而难以测定单块肌肉的肌力。

目前常用的器械有握力计、捏力计、拉力计、等速测力计(亦称等动测力器)。

a. 握力:用握力计测定手抓握的力量,以握力指数评定。握力指数=握力(kg)/体重(kg)×100,握力指数高于 50 为正常。

b. 捏力:是用捏力计测定拇指食指对掌功能的力量,其值为握力的 30%。

c. 背力:用拉力计测定背部肌肉的力量,以拉力指数评定。拉力指数=拉力(kg)/体重(kg)×100,正常标准:男 150～200,女 100～150。

d. 四肢肌群肌力:用测力计测定在标准姿势下通过钢丝及滑轮装置的使用力,测定四肢多组肌群肌力。

e. 等速肌力检查(等速运动评定):等速运动是在整个运动过程中速度保持不变的一种肌肉收缩的运动方式。需要带电脑的等速测力的进行测定。

4）肌力测试注意事项

A. 测试时姿势需要正确,以防止其他肌肉代偿。

B. 选择适当测试时机,在疲劳、运动后和餐后不宜进行。

C. 测试时左右对比。

D. 中枢神经系统病损所致痉挛性瘫痪,不宜用 MMT 检查,如脑卒中后偏瘫的运动功能障碍的评定应采用 Brunnstrom 法、Fugl、Meyer 法等进行评定。

E. 骨、关节、肌肉及软组织、急性损伤等患者和局部严重疼痛者不宜测定肌力。

（3）平衡与协调

1）平衡:是指维持身体直立姿势的能力。在医学范畴内的平衡包括两个方面:一是指人体的一种姿势或稳定状态,属静态平衡;二是指人体运动或受到外力作用时,能自动地调整并维持此时的一种能力属动态平衡。

平衡是人体保持体位、完成起居动作和步行等日常生活的基本保证。为改善患者运动功能和提高 ADL 能力,对平衡的评定和训练是必需的(表 7-3)。

表 7-3　平衡障碍严重程度分级

级　别	特　征
V	能单腿站立
IV	能单膝跪立
III	一腿前一腿后地站着时能将身体重心从后腿移向前腿
II-3	能双足站立
II-2	能双膝跪立
II-1	能手膝位站立
I	能在伸直下肢的情况下坐着
0	伸直下肢时不能坐

平衡仪测试分动态平衡仪和静态平衡仪测试。

平衡评定禁忌证:下肢骨折未愈合,不能负重站立,严重心肺疾病,发热、急性炎症,不能主动合作者。

2）协调:协调是指人体多组肌群共同参与并互相配合,进行平衡、准确、良好控制的运动能力。

评定协调功能主要是观察被测对象在完成制定动作中有无异常,如指鼻试验、指-指试验、轮替试验等。

（4）上运动神经元病损的运动功能评定:上运动神经元病损(中枢性)包括脑,脊髓部位的损伤;中枢性和周围性神经病损所致瘫痪鉴别见表 7-4。

表 7-4　中枢性和周围性神经病损所致瘫痪鉴别

鉴别要点	中枢性瘫痪	周围性瘫痪
瘫痪性质	痉挛性(硬瘫)	迟缓性(软瘫)
肌张力	增强	减弱或消失
腱反射	增强或亢进	减弱或消失
病理反射	有	无
异常运动模式	有	无
肌萎缩	不明显	明显

1) 脑血管意外偏瘫评定

A. Brunnstrom 评定法：瑞典学者 Brunnstrom 在大量观察脑血管意外患者的基础上,提出偏瘫恢复 6 个阶段的理论(图 7-5)如下:

阶段Ⅰ为脑血管疾病急性期,病后数日至 2 周,患侧上下肢体呈弛缓性瘫痪。

阶段Ⅱ为亚急性期,为发病 2～3 周后,肢体的共同运动和联合反应开始出现。

阶段Ⅲ为痉挛期,可随意引起共同运动,痉挛加重。

阶段Ⅳ也是痉挛期,病后 4～5 周,肌张力减弱,出现一些脱离共同运动的分离运动,痉挛开始减弱。

阶段Ⅴ改善期,病后 5 周～3 个月,以分离运动为主,痉挛明显减弱。

阶段Ⅵ病后 3 个月以上,共同运动及肌肉痉挛消失,协调运动大致正常。

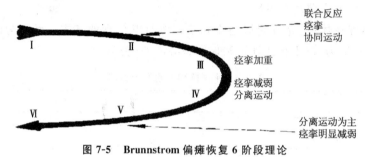

图 7-5 Brunnstrom 偏瘫恢复 6 阶段理论

(引自缪鸿石主编《康复医学理论与实践》,2000 年,上海科学技术出版社)

6 个阶段理论的恢复过程实质上是运动模式的转变过程,即由早中期的异常运动模式,到后期正常运动模式的过程。这一理论是脑血管疾病康复治疗的基础,也是评价患者的依据。根据这一理论,Brunsrom 于 1958 年设计了临床上应用最早的半定量评定方法(表 7-5),它的出现成为以后许多运动功能障碍评定方法如 Fugl-meyer、上田敏评定的基础。

表 7-5 Brunstron 偏瘫运动功能评定法

	上 肢	手	下 肢
1 级	迟缓,无随意运动	迟缓,无随意运动	迟缓,无随意运动
2 级	开始出现共同运动或其成分,不一定引起关节活动	无主动手指屈曲	最小限度的随意运动,开始出现共同运动或其成分
3 级	痉挛加剧,可随意引起共同运动模式的运动	能全指屈曲,钩状抓握,但不能伸展,有时可由反射引起伸展	1. 随意引起共同运动或其成分 2. 坐或立位时,髋膝踝可屈曲
4 级	痉挛开始减弱,出现一些脱离共同运动模式的运动: 1. 手能置于腰后部 2. 上肢前屈 90°,肘伸展 3. 屈肘 90°,前臂旋前、旋后	能侧方抓握及拇指带动松开,手指能半随意的、小范围的伸展	开始脱离共同运动的运动 1. 坐位,足跟触地,踝背屈 2. 坐位,足能向后滑动,使屈膝＞90°
5 级	痉挛减弱,基本脱离共同运动,出现分离运动 1. 上肢外展 90°,肘伸展,前臂旋前 2. 上肢前平举及上举过头,肘伸展 3. 肘伸展位,前臂旋前、旋后	1. 用手掌抓握,能握圆柱状及球形物,但不熟练 2. 能随意全指伸开,但范围大小不等	从共同运动到分离运动 1. 立位,髋伸展位能屈膝 2. 立位,膝伸展,足稍向前踏出,踝能背屈

续表

	上　肢	手	下　肢
6 级	痉挛基本消失,协调运动正常或接近正常	1. 能进行各种抓握 2. 全范围伸指 3. 可进行单个指活动,但比健侧稍差	协同运动大致正常 1. 立位髋能外展超过骨盆上提的范围 2. 立位髋可交替地内外旋,并伴有踝内外翻

B. 痉挛评定:依靠检查者徒手操作及观察来判断患者的痉挛情况(表 7-6)。

表 7-6　修改的 Ashworth 量表评定标准

0 级	无肌张力的增加,被动活动患肢在整个范围内均无阻力
1 级	肌张力轻度增加,表现为患侧肢体被动屈伸到 ROM 之末出现很小的阻力,或出现突然的卡住和释放
1+级	肌张力轻度增加,表现为被动屈伸前 1/2 时,出现突然的卡住,然后在 ROM 的后 1/2 范围内,始终呈现极轻度的阻力
2 级	肌张力在 ROM 的大部分较明显增加,但受累部分仍较容易被移动
3 级	肌张力严重增高,被动活动肢体在整个 ROM 内均有阻力,被动活动困难
4 级	受累部分屈曲或伸位强直,被动活动十分困难

2)脑瘫后的运动功能评定:脑性瘫痪又称脑瘫,是胎儿及婴儿的中枢神经损伤后的功能复合型障碍综合征。其主要表现是上运动神经元运动功能障碍(表 7-7)。

表 7-7　脑瘫后运动功能评分

项目	说明	不能完成 (分)	勉强完成 (分)	能完成 (分)
头部控制	特指脑瘫儿童的头抬起、竖直及左右旋转	1	2	3
翻身	仰卧、侧卧、俯卧的体位变化过程	1	2	3
坐起	从卧位到坐位的体位变化过程	1	2	3
爬	用双手、双膝支持爬行	1	2	3
站起	从坐位到站位的体位变化过程	1	2	3
坐姿下移动	在床、轮椅、椅子、便器等之间的移动	1	2	3
步行	在平地上连续走 10 步以上	1	2	3
上下台阶	连续上或下每阶高度 15 cm 的 3 级台阶	1	2	3
进食	使用适合的器具将食物、饮料送入口中、咀嚼和吞下	1	2	3
穿脱上衣	包括帽子和围巾	1	2	3
洗漱	洗脸、漱口、刷牙、梳头	1	2	3
大小便	穿脱裤子、使用便器、便后清洁	1	2	3
交流	对语言、手势、文字、图标等任意一种方式的理解和表达	1	2	3
使用辅助器具	使用轮椅、假肢、矫形器、生活自助具等辅助器具	1	2	3
儿童参加集体活动或上学	集体活动指与其他孩子一起游戏娱乐、上学,包括上幼儿园或学前班	1	2	3
做家务	从事 3 种以上家务活动	1	2	3
劳动或工作	除家务外的活动	1	2	3
参加社区活动	在社区内使用公共设备、购物、参加健身娱乐等活动	1	2	3

比较同龄段正常幼儿的运动功能,将所有适合测试的各个项目的得分加起来,得出总

分,以各项目均分为 3 分的总和为百分之百,可将运动功能障碍分成 4 级:

90～100 分	Ⅰ 级	没有运动限制;
70～90 分	Ⅱ 级	轻到中度运动受限;
50～70 分	Ⅲ 级	中到重度运动受限;
＜50 分	Ⅳ 级	不能完成实际意义的活动或动作。

2. 步行功能评定 行走是人类功能自理的基本要素,步行功能评定分为步行能力和步态分析。

(1)步行能力的评定见表 7-8。

表 7-8　Hoffer 步行能力分级

分 级	分 级 标 准
1	不能不行
2	非功能步行(治疗性步行):训练时用膝踝足矫形器或肘拐等辅助具能在治疗室内行走。耗能大、速度慢、距离短、无功能性价值,但有预防压疮、血液循环障碍、骨质疏松等治疗意义
3	家庭性步行:用踝足矫形器、手杖等可在家里行走自如,但不能在室外长时间行走
4	社区性步行:用或不用踝足矫形器、手杖可在室外和所在社区内行走,并可进行散步,以及去公园、诊所、购物等活动。但时间不能长,如果活动超出社区范围仍需乘坐轮椅

(2)步态分析:步态是人类步行的行为特征:步态分析是研究步行规律的检查方法。

步态异常的原因包括关节活动受限、活动或负重时疼痛、肌肉软弱、感觉障碍、截肢后和协调运动异常等。

1)目测分析。

2)定量分析:需要先进的设备即步态分析系统。

3. 日常生活活动能力的评定　日常生活活动(activity of daily living,ADL)是人在独立生活中反复进行的、最必需的基本活动,包括进食、梳妆、洗漱、洗澡、如厕、穿衣等,功能性移动,包括翻身、从床上坐起、转移、行走、驱动轮椅、上下楼梯等。

(1) Barthel 指数评定:方法简单,可信度和灵敏度高,应用广泛,Barthel 指数不仅可以用来评定治疗前后的功能状况,而且可以预测治疗效果、住院时间及预后(表 7-9)。

Barthel 指数包括 10 项内容,根据是否需要帮助及其帮助程度分为 0、5、10、15 分 4 个功能等级,总分 100 分。得分越高,独立性越强,依赖性越小。

表 7-9　Barthel 指数评定

项 目	评 定 标 准
1. 进食	0＝较大和完全依赖 5＝需要部分帮助(夹菜、盛饭) 10＝全面自理
2. 洗澡	0＝依赖 5＝自理
3. 梳妆洗漱	0＝依赖 5＝自理,能独立洗脸、梳头、刷牙、剃须
4. 穿衣	0＝依赖 5＝需要一半的帮助 10＝自理,能系开纽扣,关开拉链和穿鞋等

续表

项 目	评 定 标 准
5. 控制大便	0＝昏迷或失禁 5＝偶尔失禁 10＝能控制
6. 控制小便	0＝昏迷或失禁或需他人导尿 5＝偶尔失禁 10＝能控制
7. 如厕	0＝依赖 5＝需要部分帮助 10＝自理
8. 床椅转移	0＝完全依赖别人 5＝需要大量帮助(2人)，能坐 10＝需要小量帮助(1人)，或监护 15＝自理
9. 行走	0＝不能走 5＝在轮椅上独立行动 10＝需1人帮助(体力或语言督导) 15＝自理
10. 上下楼	0＝不能 5＝需要帮助 10＝自理

60分以上为轻度功能障碍,患者生活基本自理;60～40分为中度功能障碍,生活需要帮助;20～40分为重度功能障碍,生活需要很大帮助;20分以下生活完全需要帮助;Barthel指数40分以上者康复治疗的效益最大。

（2）功能独立性评定：功能独立性（functional independence measurement，FIM）在反映残疾水平或需要帮助量的方式上比 barthel 指数更详细、精确、敏感，是分析判断康复疗效的一个有力的指标。

FIM 包括 6 个方面,共 18 项,其中包括 13 项运动性 ADL 和 5 项认知性 ADL（表 7-10）。

表 7-10 FIM 评定内容

项 目	内 容
1. 自主活动	进食;梳洗修饰;洗澡;穿上身衣穿下身衣;如厕
2. 括约肌控制	排尿管理;排便管理
3. 转移	床椅间转移;转移至厕所;转移至浴盆或淋浴室
4. 行进	步行或轮椅;上下楼梯
5. 交流	理解;表达
6. 社会认知	社会交往;解决问题;记忆

评分采用 7 分制,即每一项最高分为 7 分,最低分为 1 分。总积分最高分为 126 分,最低分 18 分。得分的高低以患者独立程度、对于辅助具或辅助设备的需求,以及他人给予帮助的量为依据（表 7-11）。

表 7-11 FIM 评分标准

能力		得分	评定标准
独立	完全独立	7	不需要修改或使用辅助具;在合理的时间内完成;活动安全
	有条件独立	6	活动能独立完成,但活动中需要使用辅助具;或者需要比正常时间长;或需要考虑安全保证问题
有条件的依赖	监护或准备	5	活动是需要帮助,帮助者与患者没有身体接触;帮助着给予的帮助为监护、提示或督导,或者帮助者仅需帮患者做准备工作或传递必要的用品,帮助穿戴矫形器
	最小量身体接触性的帮助	4	患者所需要的帮助限于轻触,患者在活动中所付出的努力>75%
	中等量帮助	3	患者所需要的帮助要多于轻触,但在完成活动的过程中,本人主动用力仍在 50%~74%
完全依赖	最大量帮助	2	患者主动用力完成活动的 25%~49%
	完全帮助	1	患者主动用力完成活动<25%,或完全由有别人帮助

FIM 评分总分 126 分,最低分 18 分。

126 分:完全独立;108~125 分:基本独立;90~107 分:有条件独立;72~89 分:轻度依赖;54~71 分:中度依赖;36~53 分:重度依赖;19~35 分:极重度依赖;18 分:完全依赖。

4. 感知认知功能评定

(1)感知功能评定

1)感觉检查:感觉是指客观事物的个别属性在人脑中的直接反映。感觉是信息的输入过程,是知觉、记忆、思维、想象的源泉和基础。它包括外部感觉,如视觉、听觉、嗅觉、触觉、痛觉、压觉等;内部感觉,如运动觉、平衡觉、内脏觉等。

A. 一般感觉:包括浅感觉、深感觉、内脏觉和复合觉。浅感觉来自皮肤、黏膜,包括痛觉、温觉、触觉;深感觉也称本体感觉,来自肌腱、肌肉、骨膜和关节,包括运动觉、位置觉和振动觉;内脏觉起自内脏、浆膜、血管,有痛、胀、压、空等感觉;复合觉是大脑顶叶皮质对深浅各种感觉进行分析和综合而形成,包括实体图形觉、两点辨别觉、定位觉、重量觉等。

B. 特殊感觉,包括视觉、听觉、前庭觉、嗅觉和味觉。

C. 感觉障碍,包括感觉缺失或减退、感觉过敏、感觉异常或疼痛。

感觉障碍检查如下:

浅感觉:用棉签、针尖(轻刺)不同温度试管等。

深感觉:上下移动手或足趾位置,音叉振动。

复合感觉:辨别不同形状或质地的物品,钝二角规。

2)知觉检查:知觉是人脑对直接作用于感官的客观事物的整体反映,是将多种感觉互相联系起来综合分析、理解,从而得到对外部客观事物和内部机体状态的整体的反映。知觉包括对距离、时间、运动的知觉,以及错觉和幻觉等内容。临床上知觉检查一般与感觉检查同时进行,所以也常称为感知觉功能评定。感知障碍在康复医学临床中常常表现为失认症和失用症。

失认症:不能通过知觉认识熟悉的事物称为失认症,是指由于大脑半球中某些部位的损伤,使患者对来自感觉通路中的一些讯息丧失正确的分析和鉴别的一种症状。

检查评定方法如下:

A. 平分直线法:在一张白纸上画一垂线将横线平分为左右两端,偏向一侧为阳性。

B. 画人实验:模仿画一个人,如有偏斜或缺少部分时为阳性。

C. 删字试验:随机一组阿拉伯数字,删去制定的数字,一侧未删除为阳性。

D. 画钟试验:画钟时如数字都集中在一侧时为阳性。

3)失用症:是在运动、感觉、反射均无障碍的情况下,患者由于脑部损伤而不能按指定指令完成以前所能完成的有目的的动作,即通过后天的学习获得的生活技能的运用障碍。

失用症评定方法如下:

A. 观念性失用:活动逻辑试验(沏茶活动或刷牙或封信封活动等)。口述动作过程、模仿检查者动作、完成简单-复杂动作、组合动作、执行指令(不及物动作-动作转换-及物动作)。

B. 观念运动性失用:模仿动作、口令动作(颜面、上下肢、全身)。

C. 运动性失用:让患者完成舌部活动、上肢精细动作。

D. 结构性动作失用:画空心十字架试验、火柴棒拼图试验;检查者用火柴棒拼成各种图形,让患者模仿、砌积木试验和几何图形临摹。

E. 穿衣失用:让患者给玩具娃娃穿衣。

F. 步行失用:患者迈步的动作检查。

(2)认知功能评定:认知是认识和知晓(理解)事物过程的总称,包括感知、识别、记忆、概念形成、思维、推理及表象过程。人们通过感知觉、记忆、思维、想象等,将外部信息在大脑中加工储存,并在需要的时候提取,与当前信息进行比较,以进行比较、判断、推理,得出评价的过程,叫做认知的过程。

1)概述:认知功能评定内容一般包括记忆力、注意力、定向力、综合思维、解决问题能力等方面,对其中的每一项障碍都有具体的检查方法,主要在作业治疗中应用。

2)部分认知功能评定量表简介:在医疗康复工作过程中常常遇到一些实际的问题,因此根据残疾者的认知缺陷设计一些实际的认知测量表运用于临床,即对患者的认知功能作等级量化的分析,又能直接为治疗提供依据和指导。下面是依据我国背景设计修订的认知概念测量表(表7-12)。

表7-12 认知概念测量表

认知项目	计分(分)	检 测 项 目	得分
记忆力	5	(1)姓名、年龄、住址	
	5	(2)物件记忆(10件)	
	5	(3)视觉保持	
	5	(4)背数(顺、倒各背8~9位)	
注意力	5	(5)100~7依次减5次	
	5	(6)视觉扫描追踪	
	5	(7)1~20顺读、倒读	
定向力	5	(8)时间(年、月、日、季节、星期、早晚)	
	5	(9)地点(省区、市、县、区、院、楼、号)	
语言能力	5	(10)说出物名(5件)	
	5	(11)执行命令	
	5	(12)朗读	
	5	(13)执行书面指令	
	5	(14)书写姓名、物名(图片)	

认知项目	计分(分)	检 测 项 目	得分
	5	(15)用右手将8根火柴摆成金鱼状	
	5	(16)用左手将8根火柴摆成金鱼状	
复杂作业	5	(17)积木图案(5种)	
	5	(18)图片排列(5种)	
	5	(19)画一间房子和一面钟	
总分	95		

3)测量方法

A. 姓名、年龄、住址:姓名得1分、年龄2分、住址2分。

B. 物件记忆:由 Fuld 视觉保持测验改编。将10件常用物品放入口袋,令其逐一摸后说出物名,每个0.5分。

C. 视觉保持:由 Benton 视觉保持测验改编。出示5张几何图形组成的图片。每张呈现5秒后让患者默画,完成得1分。若有部分遗漏、增加、变形、持续、位置偏离、错位和大小错误等问题,1处扣0.5分。

D. 背数:参照 Wechsler 记忆量表。从4位数到8～9位数止,能背出9位或8位得5分,7位4分,6位3分,5为2分,4位1分。顺背、倒背各占50%。

E. 100减7,依次减5次。减对一次得1分。

F. 视觉扫描追踪:嘱咐患者看每行31个字母或数字组成的读物,找出目标字母并计数,时限10秒。正确者各得0.5分。

G. 1～20顺读、倒读:参照 Wechsler 记忆量表。顺读时限20秒,倒读30秒,正确者各得2.5分。

H. 时间说出当时具体(年、月、日、季节、星期、早晚):每个各1分。

I. 地点说出所在地(省区、市/县、区、院/楼、号):每个各1分。

J. 说出物名:出示5件常用物品——说出物名,每个1分。

K. 执行命令:用语言发出3个连贯动作的命令,让患者执行,正确者5分,错误一个扣2分,止0分止。

L. 朗读:让患者朗读一句长句,顺序完成者得5分。

M. 执行书面指令:用文字发出命令,让患者执行,正确者5分,错误一个扣2分,止0分止。

N. 书写姓名、物名:让患者写出自己的姓名,得3分。写出给予常用生活物品名称得2分。

O. 用右手将8根火柴摆成金鱼状:能独自摆出金鱼图形的得5分,经言语提示完成者扣1分;看示例图案后摆出的扣2分;按图模仿的扣3分;仅能摆出部分的得1分。

P. 用左手将8根火柴摆成金鱼状:能独自摆出金鱼图形的得5分,经言语提示完成者扣1分;看示例图案后摆出的扣2分;按图模仿的扣3分;仅能摆出部分的得1分。

Q. 积木图案:参照 WAIS。按示范图完成由4块或9块红白色积木组成的图案。用4块积木限时60秒,共2组,每组1分;用9块积木限时120秒,共3组,每组1分。

R. 图片排列:参照 WAIS,选5套图片。每套由3套情节相连的图片组成。要求按内容排出正确的顺序。每套得1分。

S. 画一间房子和一面钟：在纸上分别绘画出简单的房子和时钟并标出时间刻度。正确者各得 2.5 分。

以上测验，除 O、P 外，在患者不能完成时给予各种提示，所得结果扣除 50％，整个测验需要 30～40 分钟。

简易精神状态检查表（mini-mental state examination，MMSE）

Folstein（1975）等的简易精神状态量表作为认知障碍检查方法，应用较多、范围较广，不仅可用于临床认知障碍检查，还可用于社区人群中痴呆的筛选。具有简单、易行、效度较理想的优点（表 7-13）。

表 7-13　简易精神状态检查表

题号	检 查 内 容	计 分	项目号
1	现在是哪一年？	（　　）	1
2	现在是什么季节？	（　　）	2
3	现在是几月份？	（　　）	3
4	今天是几号？	（　　）	4
5	今天是星期几？	（　　）	5
6	我们现在在哪个国家？	（　　）	6
7	我们现在在哪个城市？	（　　）	7
8	我们现在在哪个城区？	（　　）	8
9	这里是哪个医院（胡同）？	（　　）	9
10	这里是第几层楼（门牌号是多少）？	（　　）	10
11	我告诉你 3 种东西，在我说完后请你重复一遍它们的名称，"树"、"钟"、"汽车"。请你记住过一会我还要你回忆它们的名称	树（　　） 钟（　　） 汽车（　　）	11 12 13
12	请你算一算下面几组算术：100－7＝？ 93－7＝？ 86－7＝？ 79－7＝？ 72－7＝？	（　　） （　　） （　　） （　　） （　　）	14 15 16 17 18
13	现在请你说出我刚才让你记住的那 3 种东西的名称？	树（　　） 钟（　　） 汽车（　　）	19 20 21
14	（出示手表）这个东西叫什么？	（　　）	22
15	（出示铅笔）这个东西叫什么？	（　　）	23
16	请跟我说"如果、并且、但是"	（　　）	24
17	我给你一张纸，请按照我说的去做，现在开始："用右手拿这张纸"；"用两只手将它对折起来"；"放在你的左腿上"	（　　） （　　） （　　）	25 26 27
18	请你念一念这句话，并按上面的意思去做。"闭上你的眼睛"	（　　）	28
19	请你给我写句完整的句子	（　　）	29
20	出示图案请你照样子把它画下来	（　　）	30

每项回答正确或完成评 1 分，错误或不知道得 0 分。总分标准：文盲≥17 分，小学≥20 分，中学以上≥24 分。

5. 疼痛评定　参阅第四篇第十一章疼痛的评估。

6. 言语和吞咽功能评定

(1) 概述:语言是人类独有的复杂认知心理活动,是人类重要的认知功能之一,也是人类区别于其他动物的本质之一,是能使用语言进行交流来表达思想。

(2) 失语症

1) 概述:失语症是正常地获得语言后,因某种原因导致语言区域及其相关区域受到损伤而产生后天性语言功能障碍。表现为听说读写和手势表达等某种减弱或丧失,同时还表现有高级信号活动如计算活动等障碍,即患者无法说出他过去能说、现在想说的话,无法写出他原来能写的字句,且常伴有不同程度的理解困难。常见的失语症因是脑血管意外,其次是脑外伤、脑肿瘤等。

2) 失语症评定内容

A. 听理解:是指给患者口头指令,看其能否理解并执行。

B. 自发语言:通过谈话了解患者说话的语量情况,是否费力,语调和发音情况以及有无错语。

C. 复述:要求患者重复检查者所说的字、词、句,有复述障碍者不能准确重复检查者所说的内容。

D. 命名:要求患者说出图片或实物的名称。

E. 阅读:让患者阅读文字,观察其能否理解及执行指令。

F. 书写:检查患者自发性书写、系列书写、描述书写、听写和抄写等。

G. 其他。

3) 失语症常用判定方法

A. 波士顿失语诊断测验;

B. 西方失语成套测验;

C. 汉语失语检查法;

D. 实际交流能力检查。

(3) 构音障碍判定

1) 概述:构音是把语言中枢组成的词转变成声音的功能。构音障碍是指由于发音构音器官结构异常、神经肌肉的器质性病变或功能性因素而造成的发声、发音、构音、共鸣、韵律等言语运动控制障碍。

2) 评定方法:可采用由河北省人民医院康复中心修改的 Frenchay 构音障碍评定法。该测验检查内容包括反射、呼吸、唇、颌、软腭、喉、舌、言语 8 项,每项又分 2～6 个亚项,共 28 个亚项。

(4) 吞咽障碍的评定

1) 概念:吞咽障碍是指食物从口腔运送到胃的过程发生障碍。多见于脑卒中或颅脑损伤等。

2) 评定方法

A. 荧光吞钡剂造影录像:荧光吞钡剂造影录像是唯一的能够准确的评测吞咽过程中的方法,是目前最可靠的吞咽评价法。

B. 反复唾液吞咽测试:患者取坐位或卧位放松体位,检查者将食指放于患者甲状腺软骨上,嘱做吞咽动作。当喉头随吞咽动作上抬越过食指后复位即完成一次吞咽反射。老年患者在 30 秒内能达到 3 次吞咽即可。

C. 床边饮水实验:患者坐位,像平常一样喝下 30 ml 的温水,然后观察记录饮水的时间、有无呛咳、饮水状况等,并进行评价。

床边饮水实验如下:

1 级(优):5 秒之内,一饮而尽,无呛咳。

2 级(良):5 秒以上分两次喝完,无呛咳。

3 级(中):能一次喝完,但有呛咳。

4 级(可):分两次以上喝完,且有呛咳。

5 级(差):常常呛咳,不能将水全部喝完。

7. 心理评估　参照相关章节。

8. 电生理学检查和心肺功能评定　大多需要专业设备,本处略。

9. 职业能力评定

(1)概述:是指通过多种专门技术的测定,从而获得专门的职业能力数据,对残疾人完成某项工作的必须的能力倾向进行的评定。职业评定涉及医学、社会学、心理学与教育学等。职业评定技术不仅含有工作技能测定内容,而且也包括各种能影响职业成功的态度、情感与行为等因素的测定。

职业评定是收集个人从事某些职业能力有关的资料和数据,并综合分析和解释这些资料,帮助被测者制定康复治疗计划,或提出职业取向的参考意见。

(2)方法

1)能力测验;

2)特殊能力测验;

3)职业问卷;

4)人格测量;

5)简易职业评定:开展职业康复,为残疾人提供咨询意见,必须适当进行就业方面的初步劳动评定,可选用美国康复定向和工作评定的简化版,即微塔法(micro tower,MT)表 7-14。

表 7-14　微塔法

所评定的能力	作业名称
运动神经协调能力 用手和手指正确操作的能力	拧上瓶盖、装箱,给瓶子加盖并装入箱中 插金属棒和夹子 电线连接
空间判断能力	看图纸 描图
事务处理能力 正确处理汉字、数字资料的能力	查邮政编号 库存物品的核对 卡片分类 分拣邮件
计算能力 正确处理数字及数字运算能力	数钱 算钱
语言能力 读、写、理解文字及语言能力	对招聘广告的理解 传话、留言的处理

10. 社会参与能力评定 社会参与能力是评定康复对象在社会参与局限性的指标,是康复医学残疾分类的内容之一,亦是康复医学所特有的评定方法。社会参与能力是指个体投入到一种生活环境中的能力。参与局限性是个体于生活环境中可能体验到的问题。目前尚没有标准的评定方法,常用生活质量、生活满意度和健康良好状态来描述。目前生活质量量表较多,但应用更多的是 SF-36(简明健康调查表)。

[附] **SF-36 生活质量量表**

1. 总的来说,您认为您的健康状况怎样?

① 极好 ② 很好 ③ 好 ④ 一般 ⑤ 差

2. 与一年之前相比,您如何评价您目前总的健康状况?

① 比一年之前好 ② 比一年之前好一些 ③ 比一年之前差不多

④ 比一年之前差一些 ⑤ 比一年之前差很多

3. 下面是您可能从事的日常生活,您的健康状况是否限制这些运动?

(1) 一些较大运动量的运动(如跑步、举重物、参加剧烈活动)

① 极大限制 ② 有点限制 ③ 无限制

(2) 一些中等运动量的运动(如移动桌子、打扫房间、做体操)

① 极大限制 ② 有点限制 ③ 无限制

(3) 拎起或带走杂物(如买菜、购物)

① 极大限制 ② 有点限制 ③ 无限制

(4) 爬几层楼

① 极大限制 ② 有点限制 ③ 无限制

(5) 爬一层楼

① 极大限制 ② 有点限制 ③ 无限制

(6) 弯腰、屈膝、下蹲

① 极大限制 ② 有点限制 ③ 无限制

(7) 步行 1 000 m 以上

① 极大限制 ② 有点限制 ③ 无限制

(8) 步行 500 m

① 极大限制 ② 有点限制 ③ 无限制

(9) 步行 100 m

① 极大限制 ② 有点限制 ③ 无限制

(10) 自己洗澡和穿衣

① 极大限制 ② 有点限制 ③ 无限制

4. 您最近 1 个月内的身体健康情况和日常活动的问题

(1) 由于健康方面的原因,您不得不减少工作和日常活动的时间

① 是 ② 否

(2) 由于健康方面的原因,您无法完成您所希望完成的工作

① 是 ② 否

(3) 您所做的工作或其他活动是否因您的健康方面的原因而受限制

① 是　　② 否

(4) 在从事工作或日常活动中,您是否必须付出额外的努力

① 是　　② 否

5. 您近1个月内的情绪和日常活动的问题

(1) 由于情绪问题(如沮丧或焦虑),您不得不减少工作和日常活动的时间

① 是　　② 否

(2) 由于情绪问题(如沮丧或焦虑),您无法完成您所希望完成的工作

① 是　　② 否

(3) 由于情绪问题(如沮丧或焦虑),您不能像往常一样细致的完成工作和日常活动

① 是　　② 否

6. 近1个月内您的健康和情绪在多大的程度上影响您的社交活动(如探亲访友)

① 一点也不　　② 有一点　　③ 中等程度　　④ 比较大　　⑤ 极大

7. 近1个月您的身体疼痛的程度有多严重?

① 完全不痛　　② 很轻微的痛　　③ 轻微疼痛　　④ 中等程度的痛

⑤ 严重疼痛　　⑥ 极严重的疼痛

8. 近1个月您的疼痛在多大的程度上妨碍了您的户外工作和家务活动?

① 一点也不　　② 有一点　　③ 中等程度　　④ 比较大　　⑤ 极大

9. 近1个月您有什么感觉和体验,请给一个最接近的答案

(1) 有多少时间您感到生活充实?

① 所有时间　　② 绝大部分时间　　③ 较多时间　　④ 有时　　⑤ 很少　　⑥ 没有

(2) 有多少时间您感到神经紧张?

① 所有时间　　② 绝大部分时间　　③ 较多时间　　④ 有时　　⑤ 很少　　⑥ 没有

(3) 有多少时间您感到情绪极度低落、任何事情都不能让您感到高兴?

① 所有时间　　② 绝大部分时间　　③ 较多时间　　④ 有时　　⑤ 很少　　⑥ 没有

(4) 有多少时间您感到平静、安宁?

① 所有时间　　② 绝大部分时间　　③ 较多时间　　④ 有时　　⑤ 很少　　⑥ 没有

(5) 有多少时间您感到精力充沛?

① 所有时间　　② 绝大部分时间　　③ 较多时间　　④ 有时　　⑤ 很少　　⑥ 没有

(6) 有多少时间您感到情绪低落?

① 所有时间　　② 绝大部分时间　　③ 较多时间　　④ 有时　　⑤ 很少　　⑥ 没有

(7) 有多少时间您感到精疲力尽?

① 所有时间　　② 绝大部分时间　　③ 较多时间　　④ 有时　　⑤ 很少　　⑥ 没有

(8) 有多少时间您是快乐的?

① 所有时间　　② 绝大部分时间　　③ 较多时间　　④ 有时　　⑤ 很少　　⑥ 没有

(9) 有多少时间您感到疲倦?

① 所有时间　　② 绝大部分时间　　③ 较多时间　　④ 有时　　⑤ 很少　　⑥ 没有

10. 近1个月您有多少时间因健康和情绪妨碍了您的社交活动?

① 所有时间　　② 绝大部分时间　　③ 较多时间　　④ 有时　　⑤ 很少　　⑥ 没有

11. 根据您的情况回答(如不知如何回答,可说"不知道")

（1）我似乎比别人容易生病

① 完全对　　② 不知道　　③ 多半错　　④ 完全错

（2）我同我认识的人一样健康

① 完全对　　② 不知道　　③ 多半错　　④ 完全错

（3）我预料我的健康状况会变得更糟糕

① 完全对　　② 不知道　　③ 多半错　　④ 完全错

（4）我的健康状况极好

① 完全对　　② 不知道　　③ 多半错　　④ 完全错

二、社区常见疾病的康复护理

（一）软组织急性扭伤的康复护理

1. 概述

（1）软组织损伤：通常是指皮肤、筋膜、肌肉、韧带、滑囊、关节囊等组织的损伤，也包括部分软骨、周围神经、血管的损伤。

（2）扭伤：是指外力作用下关节（包括可动和微动关节）发生超过生理活动范围的活动，使筋膜、肌腱、韧带等软组织被过度牵拉、扭曲而导致的损伤或部分撕裂。

（3）急性扭伤：是指不超过 2 周的损伤，主要临床表现为局部疼痛、肿胀、皮下淤血或血肿和功能障碍。

2. 临床症状、体征的评定

（1）疼痛：急性韧带损伤，疼痛一般较甚，且多与活动和牵拉有关，参照疼痛评定。

（2）局部肿胀、压痛：压痛点常常代表扭伤病损所在部位，通过仔细检查，压痛和肿胀的位置、范围、程度、深度等有助于明确软组织损伤发生于何种组织及程度。

（3）相关功能评定：如肢体周径测量，可能情况下可作关节活动度评定，但急性疼痛严重时可不作测定。

3. 康复护理方法

（1）早期治疗

1）早期综合治疗：PRICE 常规。

"P"保护（protection）：要用弹性绷带、夹板或矫形器固定患部，保护患区免受进一步损伤；

"R"休息（rest）：局部制动、固定，以利于局部休息，避免刺激损伤区及牵拉未愈合牢固的组织；

"I"冰敷（ice）：在损伤后 24 小时或 48 小时内，局部冰敷、冰水浸泡或冰按摩 12～15 分钟，有镇痛、防止出血和渗出的作用；

"C"加压（compression）：早期用弹力绷带加压包扎，以减少局部出血及水肿；

"E"抬高（elevation）：抬高患部，以利于局部血液循环和淋巴液循环，减轻水肿。

2）物理治疗：损伤 48 小时后，患部可采用物理因子治疗，如温热治疗、低中频电疗、高频电疗、超声波治疗。

3）适当的运动治疗：如按摩、关节活动等。

（2）后期治疗：针对所存在问题和功能障碍进行治疗，早期所采用的方法可继续选用，但要有所侧重,因后期主要是松解软组织粘连,软化瘢痕,故常用温热疗法、音频、超声、直流电碘离子导入等。运动疗法以恢复关节活动、增强肌力等。

4. 踝关节扭伤的康复护理 踝关节韧带损伤临床多称为踝关节扭伤,其中内翻扭伤最多见。当踝关节跖屈位受到内翻应力时,首先发生的是距腓前韧带损伤,表现为迅速出现的局部疼痛、肿胀、压痛,伤后约 12 小时内出现皮下淤血。

(1)早期康复治疗

1)早期综合治疗:冷疗、冰敷,以止血、减轻肿胀和疼痛,半小时后包扎固定方法为足外翻、踝背屈位,弹力绷带包扎或辅以粘膏固定,并抬高患肢、局部休息,切忌揉捏伤区,以免出血和加重损伤。

2)物理治疗:伤后 24~48 小时后出血停止,可开始。

A. 温热治疗:开始用低温度短时间(<30 分钟)。

B. 超短波或微波:微热量,10~15 分钟/次,主要促进吸收。

C. 低中频电疗:干扰电或调制中频、经皮电刺激均有较好止痛效果。

D. 超声波治疗:也有消肿、止痛作用。

3)药物治疗:可选用非类固醇抗炎镇痛药以消除疼痛、减轻炎症。

4)伤后 2 日即可在黏膏支持带保护下练习走路、按摩及踝关节活动。

(2)后期治疗

1)音频电疗:中等强度,20 分钟/次。

2)超声治疗:水下法或接触移动法,$0.8~1.2 \, W/cm^2$,3~5 分钟/次。

3)运动疗法:踝关节活动功能练习、肌力练习。

(二)肢体骨折的康复护理

1. 概述

(1)骨折定义:骨或骨小梁的完整性和连续性发生断离,称为骨折。

(2)骨折分类

1)根据骨折的稳定性,可分为稳定性骨折和不稳定性骨折两类。

2)根据骨折周围软组织损伤程度,可分为闭合性骨折和开放性骨折。

3)根据导致骨折的原因,可分为外伤性骨折和病理性骨折。

(3)骨折治疗三大原则即复位、固定和功能锻炼,而功能锻炼是康复护理的主要手段。

(4)骨折康复的定义:骨折康复是在骨折整复和固定的基础上,针对骨关节功能障碍的因素,例如肿胀、粘连、关节僵硬、肌肉萎缩等采取相应的物理治疗(含运动治疗和其他物理因子治疗)、作业治疗以及矫形器具等手段,使骨关节损伤部位恢复最大功能,以适应日常生活、工作和学习。

(5)骨折临床愈合的标准和时间

1)骨折临床愈合标准

A. 局部无压痛及纵向叩击痛;

B. 局部无异常运动;

C. X 线片显示骨折线模糊,有连续性骨痂通过骨折线;

D. 外固定解除后伤肢能满足以下要求:上肢能向前平举 1 kg 物体长达 1 分钟;下肢不扶拐平地连续步行 3 分钟,并不少于 30 步。

E. 连续观察 2 周骨折处不变形。从观察开始之日起倒算到最后一次复位的日期。其所历时间为临床愈合所需时间。

2）骨折愈合的时间：根据患者年龄体质不同而不同，并与骨折部位密切相关，表 7-15 所列的各部位骨折愈合时间，为临床观察后经统计分析所得，可供参考。

表 7-15　成人常见骨折临床愈合时间

上　肢	时　间	下　肢	时　间
锁骨骨折	1～2 个月	股骨颈骨折	3～6 个月
肱骨外髁颈骨折	1～1.5 个月	股骨粗隆间骨折	2～3 个月
肱骨干骨折	1～2 个月	股骨干骨折	3～3.5 个月
肱骨髁上骨折	1～1.5 个月	胫腓骨骨折	2.5～3 个月
尺桡骨骨折	2～3 个月	踝部骨折	1.5～2.5 个月
桡骨下端骨折	1～1.5 个月	距骨骨折	1～1.5 个月
掌指骨骨折	3～4 周		

3）骨折愈合干扰因素：各种干扰因素可使骨折愈合时间延长甚至停止，其中最重要的干扰因素是骨折断端的活动。

2. 评定　常用评定方法是骨折愈合情况关节功能测定、肌力评定、肢体周径和长度测定、步态分析和日常生活活动能力评定，必要时加电生理测定，具体见有关章节。

3. 康复治疗和护理

（1）原则

1）康复治疗必须保持骨折良好的对位对线，促进骨折愈合，鼓励有利于骨折愈合的活动，不作对骨折愈合不利的活动。

2）促进肢体原有功能的恢复，在保证骨折对位对线的前提下，进行肌肉收缩，未固定关节活动。

3）康复治疗应从早期开始，并贯穿于治疗全过程，应循序渐进，由简到繁，不可使用暴力，在专业人员指导下，发挥患者主观能动性积极参与。

（2）治疗作用

1）促进肿胀消退：肌肉收缩促进局部血液、淋巴循环，有利于肿胀消退，同时肌肉收缩所产生的生物电有助于钙离子沉积于骨骼，促进骨折愈合。

2）减少肌肉萎缩：因骨折后产生肢体废用，必然会导致肌肉萎缩，但维持一定的肌肉收缩，能有效地减少萎缩程度。

3）预防关节粘连僵硬：关节运动能牵伸关节囊及韧带，防止其缩短，并能促进关节滑液分泌与循环，从而预防关节内粘连甚至僵硬。

4）增强代谢，促进呼吸系统、消化系统和心血管等系统的功能，改善患者情绪，预防并发症。

（3）肢体功能康复的目标

1）上肢康复目标：上肢的主要功能是手的应用。当关节功能不能完全恢复时，则必须保证其有效性、起码的活动范围，即以各关节的功能位为中心而扩大的活动范围。

A. 肩关节的功能位：肩外展 50°，前屈 20°，内旋 25°。

B. 肘关节的功能位：屈曲 90°，其最有用的活动范围为 60°～120°。

C. 前臂的功能位：旋前旋后的中立位，其最有用的活动范围是旋前、旋后各 45°。

D. 腕关节的功能位：背伸 20°。

2）下肢康复目标：下肢的主要功能是负重和行走，要求各关节保持充分的稳定，而且有一定的活动范围。

A. 踝关节：行走时关节活动范围在 70°～110°，当足跟离地时约为背屈 70°，足趾离地时约为跖屈 110°。

B. 膝关节：关节活动范围在 5°～60°。

C. 髋关节：当足跟着地时屈曲最大，而当足跟部离地时，接近完全伸直。

D. 下肢锻炼的肌肉：臀大肌、股四头肌和小腿三头肌。

（4）康复治疗和护理的方法：四肢骨折后的康复治疗可分为两个阶段。

1）第 1 阶段（又称骨折固定期）：骨折未愈合、固定未解除时为第 1 阶段。

骨折经过复位、固定或牵引 3 天左右，损伤反应开始消退，肿胀与疼痛减轻，如无其他不宜活动的情况，则可开始康复治疗。

A. 目标：消除肿胀，缓解疼痛，促进骨折愈合，预防并发症。

B. 具体方法

a. 患肢抬高：有助于肿胀消退，为使抬高肢体更有效，肢体的远端必须高于近端，近端要高于心脏平面，如有可能则将肘、膝关节置于微屈位，使患者较舒适。

b. 伤肢未被固定的关节在各个轴位上的主动运动，必需时给予助力。上肢应注意肩关节的外展、外旋与掌指关节屈曲，下肢应注意踝关节的背屈，以防关节挛缩，对老年患者更应注意。

c. 在骨折复位基本稳定、肌肉组织基本愈合时，进行固定部位的肌肉有节奏的等长收缩练习，以防止废用性肌萎缩，并使骨折断端靠近，而有利于骨折愈合。

d. 累及关节面的骨折常遗留较显著的关节功能障碍，为减轻功能障碍的程度，在固定 2～3 周后，如有可能应每日短时间取下固定物，进行受损关节不负重的主动运动练习，运动后再予固定，开始时运动幅度要小并重复次数少，以后逐渐增加，以不引起疼痛为度，需经由医务人员协助操作，如此训练有利关节软骨的修复和关节面塑形，同时也可防止或减轻关节内粘连。

e. 对健肢与躯干应尽可能维持其正常活动，可能时应尽早起床，对必须卧床的患者或年老体弱者，应每天在床上做保健操，以改善全身状况，预防并发症。

f. 物理治疗：对骨折无金属内固定者可采用短波或超短波治疗、低频脉冲磁疗，有利于骨折愈合，用低中频电流刺激固定部位两端的肌肉可缓解肌肉萎缩，用红外线、白炽灯、短波等可改善循环，促进渗液吸收。

2）第 2 阶段（又称骨折愈合期）：骨折临床愈合、外固定去除。

A. 目标：消除残存肿胀；软化和牵伸挛缩的纤维组织；增加关节活动范围和肌力；恢复肌肉的协调性和灵巧性。

B. 方法

a. 恢复关节活动度：①助力运动：对刚去除外固定的患者先行主动助力运动，以后随着关节活动度的增加而相应减少助力，逐渐增加主动运动成分。②主动运动：对非受累关节进行各运动轴方向的主动运动，轻柔牵伸挛缩、粘连的组织。每次运动要求达到尽可能大的活动范围,重复多遍,每日数次。对受累关节在助力运动恢复的基础上逐渐恢复主动运动。③被动运动:对组织挛缩、粘连严重者,可行被动运动,但被动运动的方向和范围应符合解剖和生理功能。动作应轻柔、平稳、有节奏,以不引起明显疼痛和肌肉痉挛为宜,不可使用暴力而引起新的损伤与骨化性肌炎。④关节松动术:对骨折愈合良好而僵硬的关节,可配合热疗进行手法松动术。⑤关节牵引:对较僵硬的关节,可加做关节牵引,将受累关节近端固定,在其远端按需要的方向,用适当重量进行牵引,每次 15 分钟左右,每日可行数次。重量以引起可耐受的疼痛为宜,而不产生肌肉痉挛。

b. 恢复肌力:恢复肌力唯一有效的方法是逐步增加肌肉训练强度,引起肌肉的适度疲劳。

当肌力为 0~1 级时,被动运动、助力运动、神经肌肉电刺激等亦可借助水的浮力进行水中运动;

当肌力为 2~3 级时,以主动运动为主,亦可做助力运动、摆动运动、水中运动,但做助力运动时,随着肌力的恢复助力应逐渐减小。

当肌力达到 4 级时进行抗阻训练,以争取肌力的最大恢复。

c. 其他物理因子治疗。①局部紫外线照射可促进钙质沉积和镇痛;②蜡疗、红外线、短波、湿热敷可促进血液循环,改善关节活动功能;③音频、超声波、碘离子导入可软化瘢痕、松解粘连;④按摩对促进血液循环,松解粘连有较好的作用。

d. 恢复日常生活活动能力及工作能力:上肢采用作业治疗和职业前训练,改善动作技能技巧、增强体能,从而恢复患者伤前的日常生活活动能力和工作能力,下肢以步态训练,恢复正常运动功能。

4. 肢体常见骨折的康复护理

(1) 肱骨外科颈骨折

1) 概述:肱骨外科颈位于解剖颈下 2~3cm,是松质骨与密质骨的交界部位,易发生骨折,尤其是骨质疏松的老年人,多为间接外力所致,大多采用保守治疗,康复护理必须考虑保持肩关节的活动度。

2) 骨折分 3 种类型

A. 裂纹骨折:为肱骨外科颈骨膜下骨折,无移位,治疗用三角巾悬吊患肢于胸前 3~4 周。

B. 外展型骨折:多为跌倒时上肢外展着地所致。骨折端远段外展,近段内收,折端外侧互相嵌插。少数严重者可无嵌入而呈现完全移位,即近折段因肩袖牵拉外展、外旋,远折端向内上移位于近折段的内侧。

C. 内收型骨折:与外展型相反,跌倒时伤肢处于内收位,骨折断处向外成角,内侧皮质互相嵌插,亦可完全错位。少数可合并肩关节脱位或肱骨大结节骨折。

外展型、内收型移位骨折可手法复位或需要时切开复位内固定。

3) 康复护理:分以下 2 个阶段。

骨折第 1 阶段:仅用三角巾或颈腕悬带处理者,可先做手指和腕部的主动运动。弯腰躯体向患侧及前侧倾斜的站立位,使患肢上臂放松下垂,患肢前后、左右摆动与画圈活动,同时做肘关节的主动活动。有外固定或内固定者,术后第 2 天可开始做手指和腕部的主动练习,以后进行肘屈伸肌群的主动与抗阻练习,术后 3 周作肩带肌等长练习,但需注意外展型骨折禁忌外展肌等长收缩,内收型骨折禁忌内收肌等长收缩。

第2阶段:外固定去除后或术后4周开始做肩关节屈伸练习,并逐渐加大活动范围,外展型做被动和助力肩外展练习,内收型同理,第5周起主动外展和内收练习,并逐渐扩大屈伸、展、收活动范围。第6周起肌肉抗阻练习,并各轴位活动范围增加。可作以下动作,如:

A. 将患侧手置于背后,然后用健侧手托扶患侧手去触摸健侧肩胛骨(肩内旋)。

B. 举臂摸头后部(肩外展、外旋)。

C. 反臂摸腰,即用患侧手指的背侧触摸腰部(肩外展、内旋、后伸)。

D. 患侧手横过面部去触摸健侧耳朵(肩内收)。

E. 划船动作(肩内收、外展、内旋、外旋、前屈、后伸、上举)。

F. 滑轮练习:用健肢帮助患侧肩做上举、外展、内旋动作。

G. 体操棒练习:用健肢帮助患侧肩上举、外展、前屈、后伸。

鼓励患者在日常生活中的可能情况下尽量使用患肢,如系腰带、夹菜、刷牙、端碗,用手指和腕部的动作,早期即可开始,凡需肩部活动的则后期开始。

(2)肱骨干骨折

1)概述:肱骨干是指肱骨外科颈下1cm至肱骨髁上2cm之间的部分。肱骨干中下1/3交界处后外侧有桡神经沟,此外,骨折易伤及桡神经。绝大多数单纯骨折均应用保守治疗,因为骨折复位后如仍有20～30°的成角畸形,肱骨长度缩短在2cm以内者在外形上不很明显,对功能也无大影响,故一般可用非手术治疗复位后给予外固定。

2)康复护理:伤后早期可做手部和肩部活动如握拳、手指、腕的伸屈活动,耸肩活动同时作其他物理因子治疗,肱二头肌、肱三头肌的等长收缩,如是横形骨折断端容易出现分离,2周后X线复查如有分离现象出现,可以按压肩部和肘部,沿肱骨纵轴反向轻轻挤压,以使断端紧密接触,易于愈合。骨折愈合后进行肩、肘关节主动运动,并逐渐增加如关节活动范围和加强肌肉力量的练习。可用以下练习:

A. 用体操棒作助力肩屈、伸、内收、外展、内旋、外旋练习;

B. 滑轮运动;

C. 肩梯练习;

D. 肩肘活动器练习;

E. 用墙拉力器或拉橡皮带作肩屈伸、内收、外展及肘屈、伸练习,以充分恢复肩带肌力;

F. 肋木旁做肋木推拉,或斜俯撑,肩外展和外旋及后伸、内旋主动牵伸练习。

(3)肱骨髁上骨折

1)概述:肱骨髁上部位于肱骨下端,此处前方有冠状沟,后方有鹰嘴窝,骨质薄弱容易发生骨折。肱骨髁上骨折是儿童肘部骨折中的常见创伤,成人多为肱骨髁间骨折。

髁上骨折分伸直型和屈曲型二大型,其中伸直型占95%,其骨折线由后上向前下复位后固定于肘屈曲位。

2)康复护理:骨折早期阶段做手指和腕关节的主动屈伸练习,上臂放松下垂位的肩前后、左右摆动练习,1周后开始做患侧肩关节屈伸主动练习,并循序渐进,逐渐增加活动范围。但伸直型肱骨髁上骨折只可做肱二头肌、旋前圆肌等长收缩,屈曲型肱骨髁上骨折只可做肱三头肌等长收缩。

骨折愈合外固定去除后,可做肘关节主动伸屈练习并逐渐增加关节活动度,伸直型者可增加肱二头肌抗阻练习,屈曲型者可增加肱三头肌抗阻练习。

注意事项:早期肱骨髁上骨折严重的并发症是伏克曼(Volkman)缺血性挛缩,其早期症状呈剧烈疼痛;桡动脉搏动减弱或消失,外周循环不良呈皮肤苍白或发绀、冷、感觉异常,肌无力,重者瘫痪。需及时赴医院诊治。

训练中此处骨折是易发生骨化性肌炎的部位,切忌使用暴力。

(4)尺桡骨骨折

1)概述:尺桡骨骨折是常见骨折,多发生在青少年,尺、桡骨和尺桡骨上下关节以及骨间膜连在一起,形成一个运动整体,前臂具有重要的旋转功能,因此尺桡骨骨折后极为重要的是需最大限度地恢复前臂旋转功能。

骨折后手法复位,上臂石膏外固定或切开复位内固定。

2)康复护理

骨折第1阶段:①早期手指运动和握拳、张手运动;②肩前后、左右摆动和绕圈运动;③健肢帮患肢上举运动,逐渐主动上举;④患肢前臂肌肉等长收缩练习。

注意点:禁止患肢前臂旋转运动,练习强度遵循循序渐进原则,以不引起明显疼痛为宜。

骨折第2阶段:①加强肩关节和手主动运动;②肘、腕渐增加活动范围;③轻柔缓慢前臂旋转运动;④抗阻肌力练习,如握力器、弹力带,后者可用于练习增强肱二头肌、肱三头肌、肩部肌肌力,及时增加作业疗法如橡皮泥等,并鼓励患者在日常生活中尽可能使用患肢如洗漱、进餐、穿衣等。

(5)股骨颈骨折

1)概述:股骨颈部位骨折,分为:①其骨折线位于关节囊内,称为囊内骨折;②粗隆间骨折又称转子间骨折,位于关节囊外。

股骨颈部位骨折多见于老年人骨质疏松者,其中股骨颈囊内骨折由于血供受影响预后较差,除颈中或基底骨折无移位外,不少需手术或关节置换。粗隆间骨折从前多数采用保守治疗,但老年患者长期卧床容易产生全身并发症,故现对有骨折移位者,亦多采用手术内固定,以便早期开始康复训练。

2)康复护理:早期术后3天即可开始在床上做卧位保健操,每天1～2次并做足趾和踝关节的主动练习,股四头肌和臀大肌的等长练习,第2周开始,在专业人员扶持下做髋、膝关节小范围、轻柔的主动和被动活动,并股骨不可旋转和内收,活动以不引起明显疼痛为度,膝关节练习可被动转移患肢到床沿使小腿下垂。后期骨折愈合则加强髋、膝、踝部肌力练习,以利于恢复站立和行走能力并加强髋、膝关节的活动范围,逐渐过渡到站立和步行,但后者必需骨折愈合并加强日常生活能力训练,如拾取落地物件,上、下楼梯,用厕所、沐浴等。这一过程较为漫长,如股骨颈囊内骨折,保守治疗或内固定手术者(非关节置换术者)其间应定期复查X线片,观察有无股骨头无菌性坏死的倾向。

(6)股骨干骨折

1)概述:损伤暴力大、内出血量多,受伤时甚至可发生休克。其治疗可以手术内固定或牵引治疗,但后者不利于早期起床活动,股骨干骨折治疗常见并发症是骨折畸形愈合、骨折不连和膝关节活动障碍,康复治疗目标是恢复功能并预防上述并发症的发生。因下肢功能负重和行走故骨折后不能有成角、缩短、旋转畸形存在,否则将影响日后功能。

2)康复护理:伤后早期床上卧位保健操,上肢支撑练习及扩胸、深呼吸、抬起躯干、健肢活动等,并进行患肢股四头肌肌力练习、踝关节功能练习和髌骨被动活动。内固定者先做股四头肌等长练习,并逐渐过渡到膝关节下垫枕作小范围的主动伸膝练习。无内固定者膝关节被动活动要推迟,其他可配合物理治疗,不论手术与否,在骨折未达到骨性愈合前严禁直腿抬高运动。

股骨干骨折越靠近膝关节,膝关节影响越大,血肿容易使股中间肌粘连,造成严重的膝关节活动障碍。应早期采用物理治疗,以促进血肿吸收、减少粘连形成。早日开始股四头肌和髌骨活动更为重要,骨折愈合后于坐位做躯干运动及髋、膝、踝的主动运动,积极进行双上肢支撑练习或做床沿坐位上踏脚蹬上的踏步动作练习。体力好者,逐步开始扶双拐站立、行走,患肢不负重、部分负重,再逐步过渡到扶单拐行走,再逐渐去拐行走。

(7)胫骨平台骨折

1)概述:胫骨平台骨折属关节内骨折,骨折复位要求高,否则遗留关节面不平整或负重力线改变将明显影响功能。在不负重下早期开始康复训练将有利于功能恢复。

2)康复护理:早期开始床上做卧位或坐位保健操,健肢活动,患肢髋、踝、趾各关节的主动运动,患肢股四头肌的等长练习。术后3周开始由专业人员每天定期取下外固定,扶持膝关节做不负重的助力到主动运动,初起时小范围运动并做股四头肌抗阻练习。第2个月可扶双腋杖做三点式步行,患肢不着地,术后第3个月,膝关节屈伸主动运动。

后期骨折愈合约4个月开始逐渐负重练习。

(8)胫腓骨骨折

1)概述:胫腓骨骨干骨折临床发病率较高,这是因其浅表开放性骨折也多。另外,胫腓骨中下1/3骨折,因该段血液供应较差,骨折延迟愈合或不愈合的发生较其他部位骨折常见,故必须引起重视。

2)康复护理:早期开始床上卧位或坐位保健操、健肢活动,以及患肢未被固定关节的主动运动,患肢股四头肌、臀肌、腓肠肌静力性(等长)收缩。

患肢手术内固定术后无大腿石膏外固定者,在术后4~6周,膝、踝关节逐渐达到全范围活动。

骨折临床愈合外固定去除后增加膝、踝关节的主动运动。扶双拐下地,先患肢不负重(患足着地但不负重,同时足不悬起),以后从部分到全部负重。

(三)颈椎病的康复护理

1.概述

(1)解剖结构:颈椎有7节,其间共有6个椎间盘,它有上下椎体的透明软骨板、纤维环和髓核所组成,纤维环前厚而后薄,故颈椎生理弧度为前凸。

颈椎体位于前方,两侧有横突并有横突孔,椎动脉穿越期间,后方两侧各有一对小关节、椎弓和椎板,锥体前后为前纵韧带和后纵韧带。

颈椎管内为颈髓,颈神经根由背支和腹支所组成,故兼有感觉神经和运动神经,所以神经根受压后,同侧该神经分布区出现运动和感觉障碍。

由于颈1神经根是由颅骨与颈1椎间穿出,故颈5神经根必然从颈4、5椎间孔穿出,即椎间盘病变所压迫的神经根总是比椎间盘加一节,如颈4、5之间的椎间盘将压迫颈5神经根。

(2)病理生理:颈椎处于较固定的胸椎与重量较大的头颅之间,又需保持平衡,所以超过

40 岁的人,很容易发生颈椎劳损,特别是在颈 5~6 之间最为常见。

1)椎间盘:它是在人体各种组织中最早、最易随年龄而发生的退行性变。其主要原因是不断遭受损伤,但与年龄、代谢、内分泌等有着密切联系。

2)锥体骨赘:退行性变和损伤椎间盘的变窄,将增加锥体间的活动和不稳,加上突出的颈椎间盘向四周膨出,锥体间和前后纵韧带被牵拉,以致骨膜下出血、血肿组织化,成为软骨,继而骨质增生,而逐渐形成骨赘,俗称骨刺。

神经根和脊髓的受压,主要是由于受椎体骨赘之上的突出椎间盘压迫,以及受压反应性肥厚的后纵韧带及其上充血的毛细血管网混合突出部分的刺激;但反复受伤或刺激可引起再次充血和水肿,使症状加重或复发。经休息、理疗、颈牵引、按摩或药物治疗后,充血和水肿的突出物可缩小或纤维化,从而症状也可减轻或消失。

3)神经根:颈脊髓神经根由背侧支支配感觉,腹侧支支配运动。压迫腹侧支时,将引起该神经根所属的肌肉痉挛疼痛,刺激背侧支时,可出现该神经所支配区的胀痛。

若刺激颈 7 神经根,可引起假性心绞痛,而事实上是胸大肌痉挛性疼痛。

4)脊髓:前方可受椎间盘混合突出物的压迫,后方则可因增厚皱褶的黄韧带,以及肥厚的椎板、关节突、增生的骨赘将使整个椎管狭窄。

5)交感神经:当颈段硬脊膜、后纵韧带、项韧带、关节突、颈神经根、椎动脉等发生受压、病变、炎性反应时,均可刺激交感神经而引起一系列临床症状,如眩晕、头痛、颈痛等症状。

6)椎动脉:椎动脉自颈总动脉的后上方向上,进入第 6 颈椎横突孔,由环椎横突孔上方穿出,并在其侧块部转弯向后方,于枕骨大孔的外缘进入颅腔。穿透硬脊膜,走行很短一段后,即汇合成基底动脉,分支至小脑、桥脑基底、延髓、大脑枕叶和内耳。当头向右侧转动时,右侧的椎动脉将发生扭曲,致使管腔变窄,甚至完全闭塞;向左侧转动时,左侧椎动脉也有同样变化。

2. 颈椎病的分型及各型诊断要点　有各种不同的分型,其中分为颈型、神经根型、脊髓型、椎动脉型、交感神经型和食道型,也有可分为神经根型、脊髓型、椎动脉型、交感神经型和混合型。

(1)颈型:是颈椎病中较轻的类型,多见于青壮年,以颈部症状为主,在颈椎退变的起始阶段,预后好。它是由于椎间盘髓核与纤维环的脱水、变性以及张力降低,进而引起椎间隙的松动与不稳,常于晨起、过劳、姿势不当及寒冷刺激后突然症状加剧,主要表现为颈部疼痛和保护性颈肌痉挛。

1)症状:反复落枕,颈部酸、痛、胀及不适感,约半数患者有颈部活动受限或强迫体位,少数患者有一过性上肢麻木,感觉异常。

2)体征:颈肌紧张、僵直,颈活动时疼痛伴活动范围变小,一侧或双侧斜方肌压痛。

3)X 平片:颈椎生理弧度改变为变直,甚至反张。

(2)神经根型:为颈椎病中最多见的类型,它是由于颈椎增生、椎间盘突出,小关节增生,压迫或刺激神经根,致神经根水肿、炎症、粘连,而引起的一系列临床症状,好发于颈 5~6 和颈 6~7 间隙。

1)症状:颈僵不适,颈、肩、臂酸痛可沿神经根下串而出现手臂有触电样、针刺样串麻。

2)体征:颈椎活动受限,颈椎横突、棘突、冈上窝、肩胛内上角和下角压痛,神经根支配区感觉和运动障碍,握力减弱,压顶试验、臂丛牵拉试验、低头试验、仰头试验均可呈阳性。

3）X平片：正位、侧位和左右斜位可见颈椎生理弧度异常，锥体前后缘骨赘增生、椎间隙狭窄，小关节增生，前纵韧带、项韧带钙化，钩椎关节增生，椎间孔狭窄。

（3）脊髓型：是颈椎病中最严重的一种类型，但发病率较低，由于起病隐匿、症状复杂，常被漏诊和误诊。它主要是因发育性椎管狭窄，颈椎后缘增生，椎间盘病变（膨出、突出、脱出）压迫脊髓而产生症状。

1）症状：由于脊髓受压的部位和程度不同、症状各异，常常先是下肢发紧、发麻、步行困难，不能快走，脚好似踩在棉花上，胸或腰部有束带感。然后出现一侧或双侧上肢麻木、手握力减弱、持物容易坠落、肌肉萎缩，严重者出现四肢瘫痪（痉挛性瘫痪）、大小便失禁。

2）体征：肌肉萎缩、肌张力增高，肱二头肌、肱三头肌、桡反射、膝反射、跟腱反射亢进，病理反射如 Hoffman、Babinski 和踝阵挛阳性。

3）X线平片：颈椎后缘骨质增生、椎间隙狭窄和后纵韧带骨化等。

4）MRI 检查：颈椎曲度异常、椎体后缘增生，椎间盘膨出、突出、脱出，硬膜囊或脊髓受压变形，少数 TW_2 像见脊髓内高信号（提示脊髓有局灶性缺血或水肿）。

（4）椎动脉型：由于钩椎关节增生、椎关节失稳，后关节松动和移位，刺激或压迫椎动脉引起椎动脉痉挛或狭窄而造成椎基底动脉供血不足。

1）症状：血管痉挛表现为头痛、头晕，脑部缺血表现为头部转动时发作性眩晕，即头转动至某一方位时即有眩晕、恶心、呕吐、耳聋、视物不清等，甚至猝倒在地。当头处于另一方位时，或已摔倒在地，很快好转。

2）体征：旋转试验阳性，低头、仰头试验阳性。

3）特殊检查。

A．X线平片：颈生理弧度异常，钩椎关节增生，椎间孔狭小。

B．脑血流图检查：异常。

C．椎动脉造影：可有椎动脉压迫性扭曲、变细或梗阻现象。

D．磁共振血管成像技术亦可显示椎动脉的行径及其变化。

（5）交感神经型：由于颈椎锥体小关节增生、后纵韧带钙化等原因，刺激了颈交感神经而出现的症状。它常与椎-基底动脉供血不足同时存在，因为颈椎动脉周围有交感神经网。

1）症状：头晕、头痛、偏头痛，枕部或颈部疼痛，心前区疼痛，视力模糊、肢冷、耳鸣和耳聋等。

2）体征：心动过速或过缓、血压高低不稳、低头或仰头试验可诱发症状产生或加重。

3）X平片：颈椎退行性改变。

（6）食道型：是由于锥体前方的骨赘刺激或压迫食道，引起食道痉挛机械性压迫而造成吞咽困难。

1）症状：早期进食硬质食物困难，进食时胸骨后刺痛、烧灼感，逐渐影响到食软食亦有困难。

2）体征：吞咽困难，仰颈时加重，屈颈时减轻。

3）X平片：锥体前方骨赘明显。

钡餐造影：食道后方受压迫、食道狭窄。

3．康复评定

（1）常规检查

1）病史：了解患者是否长期从事低头或长时间保持一种姿势。

2）症状：随着颈椎病的不同分型，可有不同症状。

3）体征：随着颈椎病的不同分型，可有不同体征。

（2）特征性检查

1）压顶试验：又称 Spurling 试验，是压挤椎间孔，引发症状出现或加重。

患者取坐位，检查者站在患者身后，双手交叉，放在患者头顶，稍用力向下压，若患者出现一侧或双侧手臂痛、麻者为阳性。

2）臂丛牵拉试验：患者取坐位，检查者站在患者一侧，一手抵于患者头顶颞顶侧，一手握住患者手腕，向相反方向牵拉，如患者上肢出现痛、麻症状为阳性。

3）引颈试验：即椎间孔分离试验。患者端坐，检查者立于患者背后，双手分别托住患者枕颌，向上用力牵拉颈椎。上肢麻痛症状减轻为阳性。

以上试验用于神经根型颈椎病。

4）前屈旋颈试验：患者头颈前屈，然后嘱患者头部做左右旋转活动，如颈椎出现疼痛为阳性，提示颈椎小关节有退行性变。

5）旋颈试验：患者取坐位，嘱患者颈部放松，检查者站在患者身后，双手抱住患者头枕部，先做头颈伸屈活动，觉无阻力时将患者头部向后仰转向一侧，后做另一侧，如患者出现头晕症状为阳性。这项试验用于检查椎动脉型颈椎病。

6）低头试验：患者站位，双足并拢，双肩垂在体侧，低头看足尖 1 分钟。询问有无颈、肩、臂痛和手麻等神经根受压症状；有无头晕、耳鸣、心慌、胸闷、出汗、站立不稳等椎-基底动脉供血不足和交感神经受刺激症状；有无上下肢无力，小腿发紧，足、趾麻等脊髓受压症状，如出现以上症状者为阳性。

7）仰头试验：患者站位，姿势同（6），但头后仰，双眼看天花板 1 分钟。症状及意义同（6）。不同类型的颈椎病，在屈、伸颈试验时会出现不同的症状，因此这两种试验对不同类型颈椎病的诊断是很有意义的。

（3）特殊检查

1）X 线平片检查：这是诊断颈椎病的重要依据。

A. 正位像：钩椎关节增生；

B. 侧位像：颈椎生理曲度异常（生理曲线变直，反张或"天鹅颈"样改变），前纵韧带钙化，项韧带钙化，椎体前后缘增生，椎间隙狭窄，椎管狭窄等；

C. 双斜位：椎间孔变形或变小、小关节增生；

D. 颈椎过伸过屈位：椎体移位、椎节不稳定等改变；

E. 侧位断层：可检查有无后纵韧带钙化。

2）CT 检查。

3）MRI 检查。

4）肌电图检查。

5）脑血流图检查。

4. 康复治疗和护理　颈椎病患者通常应以非手术疗法为主，但症状明显的脊髓型患者，以及病情较重久治无效或反复发作的其他类型患者需要考虑手术治疗。

（1）治疗目的：颈椎病康复治疗的目的是减轻或消除症状、体征，尽量恢复正常生理功能和工作能力。具体如下：

1）减轻颈神经根、硬膜囊、椎动脉和交感神经的受压和刺激。

2）解除神经根的粘连和水肿。

3）缓解颈、肩、臂肌痉挛。

4）增强颈部肌肉力量，保持颈椎稳定。

但康复治疗不可能消除颈椎间盘退变和颈椎骨质增生。

（2）治疗方法

1）颈椎牵引：是常用的有效的治疗方法。

A. 颈牵的治疗作用

a. 解除颈肌痉挛，使颈部肌肉放松；

b. 恢复颈椎椎间关节的正常列线；

c. 使椎间孔增大，解除神经根的刺激和压迫；

d. 拉大椎间隙，减轻颈椎间盘内压力，有利于膨出的间盘回缩，以及外突的间盘回纳；

e. 伸展被扭曲的椎动脉；

f. 拉开被嵌顿的小关节滑膜。

B. 牵引方法：常用枕颌布带牵引法，取坐位或卧位。

牵引的角度、时间和重量是决定牵引效果的 3 个重要因素。

a. 角度：力学试验结果表明，牵引角度小时，最大应力位置靠近颈椎上段，牵引角度增大时，最大应力位置下移，因此应根据 X 线片确定的病变部位来选择牵引角度。$0°\sim5°$时牵引最大应力的位置在颈$_{4\sim5}$，$10°\sim15°$时在颈$_{5\sim6}$，$20°$时在颈$_{6\sim7}$，$20°\sim30°$时在颈$_7\sim$胸$_1$。同时应以患者舒适感来调整角度。

b. 时间：牵引最初阶段（10 分钟内）应力随时间上升较快，而后逐渐逐渐减缓（30 分钟），最后达到饱和（即使再延长时间，应力也不会再增大），故每次牵引时间以 10～30 分钟为宜。

c. 重量：以逐渐增加较好。有研究表明，牵引重量 6 kg 时，椎间隙内压才有改变，故治疗可从 6 kg 开始，逐渐增加重量到 12～15 kg。

d. 方式：用连续牵引法，或用间隙牵引法。

C. 注意事项：颈牵重量应按病情决定，同时还应注意患者的整体状况，如身体好、年轻，重量可大些，如体弱、老年人，牵引的时间要短些，重量也要轻些。

颈牵过程要了解患者反应，如有不适或症状加重应及时停止治疗，并寻找原因或更改治疗。

D. 禁忌证

a. 脊髓压迫严重、体质太差，或牵引后症状加重者均不宜做牵引。

b. 神经根型和交感型急性期，尤其是脊髓型硬膜受压或脊髓轻度受压，暂不用或慎用牵引。

2）运动疗法以外的其他物理治疗

A. 超短波疗法：电极并置颈后二侧或电极置颈后与患肢前臂，急性期用无热量每次 12～15 分钟，慢性期用微热量，每次 15～20 分钟，10～15 次为一个疗程。多用于神经根型（急性）和脊髓型（脊髓水肿）的患者。此法可改善局部血液循环、消退水肿、减轻神经根刺激，有较好的止痛作用。

B. 热疗法:红外线、蜡疗、中药热敷等均可选用。

C. 中频电疗法:电极常置于颈后两侧,电量大小以患者可耐受为度,并按不同病情选择不同处方,每次20分钟,此法适用于各种类型的颈椎病。

D. 直流电离子导入疗法:用各种中西药物如冰醋酸、碘化钾、维生素B12、威灵仙、红花等置于颈后,按药物极性接阳极或阴极,另一电极置于患侧前臂,每次通电20分钟,适用于各种颈椎病。

E. 超声波:声头置于颈后及患侧肩背部。接触移动法输出功率$0.8\sim1.5 \mathrm{W/cm^2}$,每次$10\sim15$分钟,每日1次,$15\sim20$次为一个疗程。可用于各种类型颈椎病。物理因子治疗颈椎病的方法很多,其他常用治疗方法还有磁热振荡法、激光和干扰电疗法等。

3) 运动疗法:这是主动活动的治疗方法,适用于各型颈椎病症状缓解期及术后恢复期的患者。

运动疗法可增强颈肩背肌的肌力,使颈椎稳定,减少神经刺激,改善颈椎间各关节功能,增加颈椎活动范围,减少肌肉痉挛,纠正不良姿势。所有操作均应平稳的慢速进行,并在患者能耐受的情况下逐渐加大动作幅度或所用阻力,以保证达到锻炼的目的。长期坚持运动疗法可促进机体的适应代偿过程,从而达到巩固疗效、减少复发的目的。具体的治疗性运动方法视不同类型的颈椎病而异,应根据医师或治疗师的指导意见而进行。

4) 关节松动手法治疗:通过操作者的双手对颈椎及颈椎小关节进行推动牵拉、旋转等手法进行被动活动治疗,以达到改善关节功能、缓解疼痛的目的。注意:必须由手法熟练的专业技师操作,并严格掌握适应证。

5) 传统治疗

A. 推拿疗法:可用于各种类型的颈椎病。主要作用是疏通经络、减轻疼痛和肢体麻木;缓解肌肉紧张与痉挛,加宽椎间隙与扩大椎间孔;整复滑膜嵌顿和小关节半脱位;改善关节活动范围、松解神经根粘连等。常用手法有按、摩、推、捏、弹拨、拔伸、旋转、点穴和震颤等,按不同病情选择不同手法。

应用推拿手法治疗颈椎病能使合适病例取得迅速和明显的效果,尤其是用于有后关节紊乱和颈椎椎节细微错位的患者,同时掌握好"稳、准、轻"的原则,严禁暴力强行屈伸扭转,因手法不当可发生严重意外的后果。

B. 针灸疗法:主要作用是止痛,调解神经功能,解除肌肉和血管痉挛,改善局部血液循环,增加局部营养,促进功能恢复。

6) 药物治疗:有西药和中药,主要作用有:①缓解肌肉紧张;②消炎止痛;③营养神经;④扩展血管和改善血管功能;⑤调解自主神经功能。

7) 颈部矫形器:矫形器的作用是提供对颈椎的支撑,保护和限制颈椎活动(一般对颈椎屈伸运动有较好的限制运动,对侧屈及旋转的限制作用较差)。颈部矫形器是一种辅助治疗措施,通常适用于急性发作期或症状较重,而疗效不巩固的患者,但带用时间不宜过久,以免引起颈背部肌肉萎缩和关节僵硬等不良后果。常用的矫形器有以下几种:

A. 软式围颈:是最简单也是最常用的一种颈椎矫形器,用海绵或泡沫塑料制成外包以布套。

B. 硬式可调式围颈:由上下两层塑料板组成,用尼龙搭扣等连接,此种矫形器除控制屈伸外对侧屈和旋转运动也有部分限制作用。

C. 支柱式颈椎矫形器：由前后支条、下颌托、枕托、胸骨及肩胛托组成。除控制颈椎各方向活动外还可减轻头部对颈椎的负荷。主要用于术后或重症颈椎病。

（3）颈椎病的预防和日常生活活动的指导

1）避免损伤：反复轻微的外伤易引起颈椎发生退变。

2）注意保暖。

3）合适的枕头：枕头的高度不宜过高亦不宜过低，需因个体颈长度而异，一般可按患者拳头的 1.5 倍高达 12～15 cm。枕头不要枕在头后，而应置于颈后下，保持头部轻度后仰的姿势，使符合颈椎的生理曲度，但侧卧时枕头应与肩同高，使头与颈保持在一个水平上，枕芯填充物不要太软，最好用荞麦皮、绿豆壳等透气较好的材料。

4）工作姿势：应选择背靠达到颈后部的高靠背坐椅，工作、看书和日常生活的视物等应尽量与眼保持平视，从预防颈椎病的角度需低头的工作持续时间不宜过长，一般 1 小时左右应做颈部活动，或改变姿势，或向相反方向活动数次。

（四）腰椎间盘突出症的康复护理

1. 概述　腰椎间盘突出症（lumbar disc herniation，LDH）主要是指腰椎，尤其是腰$_{4\sim5}$、腰$_5$-骶$_1$ 和腰$_{3\sim4}$ 的纤维环破裂和髓核组织突出压迫与刺激相应水平的一侧和双侧腰神经根所引起的一系列症状和体征。腰突症患者中，以 腰$_{4\sim5}$、腰$_5$-骶$_1$ 突出者占 90% 以上，其压迫的腰神经根分别为腰$_5$ 和骶$_1$。

腰椎间盘突出症发病年龄以 20～50 岁多发，男性多于女性，诱发因素有腰椎退行性变、外伤史、职业等有关。

主要临床表现为腰痛、下肢放射痛伴麻木，或感觉异常、步行困难、肌肉瘫痪和萎缩、马尾综合征的表现，检查可发现脊柱侧弯、直腿抬高受限，加强试验阳性，反射、肌力、感觉减弱。

腰突症患者绝大多数可以采取保守治疗，报道只有约 1/10 患者需手术治疗，其中包括巨大型突出者，临床表现为急性腰突症伴尿潴留或足下垂，慢性患者经过保守治疗无效且反复发作症状反而加重者等。

2. 康复治疗和护理

（1）卧床休息：急性期治疗以卧床休息为主，采取最能使神经根刺激症状缓解的姿势。有报道对椎间盘压力进行测量，卧床时其压力可降低 70%，无保护的坐位时，压力可增加 40%，若提重物压力增加 100%，因此卧床休息是对腰突症治疗的治疗措施之一。卧床时间报道不一，有 4～6 周，也有主张从康复角度考虑卧床时间不宜过长，以 1 周左右为宜，以免肌肉废用性萎缩及其他器官功能衰退。

（2）腰椎牵引：腰椎牵引治疗腰椎间盘突出症有显著效果，是非手术治疗腰椎间盘突出症的首选方法。牵引的主要作用是：使腰椎的椎间隙增大，缓解神经根受压；使后纵韧带紧张，起到向前推压作用；使痉挛的肌肉放松，有助于疼痛的缓解。牵引的方法为：在牵引床上取仰卧位，垫高双下肢，使髋关节与膝关节分别屈曲约 60°，腰大肌松弛，用两个牵引套分别固定胸部和骨盆进行对抗牵引。牵引重量从自身体重的 40% 开始，渐增到相当于自身体重或增减 10% 左右，每次 30 分钟，每日 1～2 次。牵引中患者应感到疼痛减轻或有舒适感。

（3）其他物理因子治疗

1）短波疗法：电极置于腰部前后对置或腰部与患侧小腿并置，温热量，每次 20 分钟，每日 1～2 次。

2）中频电疗法：电极并置于下腰部，每次 20 分钟，每日 1～2 次。

3）超声波疗法：下腰部及患肢后侧，接触移动法，0.8～1.5 W/cm²，每次 10～20 分钟，每日 1 次。

（4）运动疗法：腰椎间盘突出症患者常存在腰背肌和腹肌减弱，影响了腰椎的稳定性，是腰痛迁延难愈的原因之一。因此，临床上应重视腰背肌和腹肌的锻炼，只有腹肌和腰背肌保持适当平衡，才能维持良好姿势及保持腰椎的稳定。通常当患者症状初步缓解后，宜尽早开始卧位时的腰背肌和腹肌的锻炼，常用的腰背肌锻炼方法有：①挺胸：仰卧位，双肘支撑床面，抬起胸部和肩部；②"半桥"：仰卧位，双腿屈曲，抬起臀部的同时挺胸挺腰，犹如"半桥"；③俯卧位：俯卧位，用双手支撑床面，先将头抬起，然后上身和头部抬起，并使头抬起后伸；④"燕式"：俯卧位，两手和上臂后伸，躯干和下肢同时用力后伸，两膝伸直，使之成为反弓状。每一动作重复 6～20 次，开始时重复次数宜少，以后酌情渐增。常用的腹肌锻炼方法有：①抬头：仰卧位，双上肢平伸，上身和头部尽量抬起；②下肢抬起：仰卧位，下肢并拢，抬起双下肢离开床面。以上姿势维持 4～10 秒，重复 4～10 次。腰椎间盘突出者患者如能长期坚持腰背肌和腹肌的锻炼，对预防腰痛的复发有积极作用。

（5）推拿：推拿治疗腰椎间盘突出症能使不少病例取得优良效果。对其作用机制目前有 3 种看法：迫使突出物还纳；松解神经根粘连，使突出物移动位置与神经根脱离接触；将突出的髓核挤迫弄碎，使其内容物逸出，进入硬脊膜外腔，因而解除了对神经根的压迫。

（6）腰围：症状减轻后，可允许起床活动，但时间不宜过长，也不适合长时间站或长距离行走。戴用腰围保护腰部有助于减轻疼痛，以便于离床活动，可持续使用到症状明显减轻时才去除，不宜长期应用。

（7）McKenzie 疗法是通过脊柱反复运动和维持体位的方法。

3. 下腰痛的预防

（1）保持良好正确的姿势：在工作、生活中要保持良好的姿势，并不断变换姿势，尽可能使身体不疲劳。

1）站立姿势：保持能够令人舒适的姿势，如在车子中站立时可手抓吊环，减少腰部负重。

2）走路的姿势：挺胸收腹，穿鞋应以斜跟高度适宜，轻便的鞋最好，提着重物应双手交替使用，最好是将物品放在包里背着走。

3）坐的姿势：以端坐最好。久坐对身体有害。因此，应定时站起来让身体活动一下；坐的椅子应高矮适当，有背靠为佳。

4）睡眠的姿势：首先，枕头的硬度要合适，枕头不宜过高也不宜过低；其次，床应尽可能选择稍硬一点的，床褥松软合适，良好的腰姿是仰卧位、四肢稍微外展放松，其次是侧卧位。

（2）正确的腰部动作

1）弯腰工作：从地上拾物时应屈膝下蹲，避免弯腰，以免起立时腰椎受力过大。长期弯腰工作时，应不时站起来休息一下，伸展背部和腰部肌肉。

2）搬运重物时的腰部动作：在搬重物前可适当活动腰部，应使重物贴近躯干，以减小重力距的作用，弯曲双膝，缓慢抬起。

3）起床时腰部的活动：睡醒后，可伸展四肢，一边做深呼吸，同时做 4 个或 5 个仰卧起坐,5分钟后慢慢下地站立。

（3）良好的生活习惯

1）保持不过度肥胖；

2）不吸烟；

3）注意腰部保暖。

（上海交通大学医学院　　杨佩君）

第八章　护理实践中相关法律知识

法律是由国家立法机关制定的人们的行为规范的准则,随着人们法律意识的不断增强,护理专业与法律的关系越来越受到重视。护理人员不仅要以护理道德规范约束自己,还要从法律的角度审视护理行为,各种护理活动要符合法律规范要求。因此,护理人员要学法、懂法、守法、用法,充分运用法律手段保护正常的护理活动和护患双方的合法权益。

第一节　护理立法的意义和基本原则

护理立法是指国家立法机关依照法定程序,制定、修改或废止有关护理活动的规范性文件。护理立法的各项内容均属强制性指令,对护理工作有约束、监督和指导作用。

一、护理立法的概况与意义

(一) 世界各国护理立法概况

1919 年,英国率先颁布了《英国护理法》,随后荷兰、芬兰、意大利及美国等国也相继颁布了护理法。1953 年,世界卫生组织(WHO)发表了第一份有关护理立法的研究报告。1968 年,国际护士会成立了护理立法委员会,并专门制定了世界护理法上划时代的纲领性文件——《系统制定护理法规的参考指导大纲》,为各国护理立法提供了系统而权威性的指导。新中国成立后,我国先后发布了一系列法规、规章和文件,其中有些内容就与护理有关。如1979 年国务院批准卫生部颁布的《卫生技术人员职称及晋升条例(试行)》中,明确规定了正规护校的毕业生可获得相应的技术职称,即护士、护师、主管护师、副主任护师和主任护师。1982 年 1 月卫生部颁布了《全国医院工作条例》,同年 4 月又颁布《医院工作制度》和《医院工作人员职责》,对护理工作制度、医院各类护理人员的职责都做了明确的规定。

1993 年 3 月 26 日,卫生部颁布了《中华人民共和国护士管理办法》,提出了建立我国护士执业资格考试制度、护士执业许可制度,成为我国护理教育、临床护理、护理管理的法定指导性纲领。

(二) 护理立法的意义

1. 促进护理教育的发展　护理法集中最先进的法律思想及护理观念,为护理专业人才的培养制定了法制化的规范及标准,使护理教育容纳了终身教育的理念,护理法保证了护理人员必须接受正规护理教育及不断接受护理继续教育的权利和义务,促进了护理教育和护理专业的发展。

2. 促进护理人员素质的提高　首先,有利于提高护理人员的思想道德素质。护理法为护理人员从事护理实践活动提供了行为准则,护理人员都应无条件地保障公民的生命健康权利,以高度的责任心为服务对象提供最佳的护理服务;其次,有利于提高护理人员的专业素质。护理法对护士资格、注册、执业范围等,以法律形式进行了规定。例如美国护理法规定合格的护士从业执照有效期仅为 1 年,护士要更换新的执照,必须每年参加护士的资格考试,或参加继续教育达到要求的学分。这就以法律的手段促进了护理人员不断学习、更新知识,从而促进护理人员自身素质的不断提高。

3. 维护护理对象的权益　护理法以保护公民的健康权益为宗旨,向护理人员及公众展示了它的各项法律条款,护理人员必须充分尊重护理对象的各种权利。对不合格或违反护理准则的行为,患者有权依据这些条款追究护理人员的法律责任,从而最大限度地保护护理对象的合法权益。

4. 维护护理人员的权利　通过护理立法,护理人员的地位、作用和职责范围有了明确的法律规定,从而以法律的形式来保护护理人员的执业权利,以及开展正常的护理活动。

5. 加强护理管理的法制化　护理法为规范医疗机构的护理管理及具体的护理工作行为提供了法律依据,使各种不同的制度统一在权威性的护理法的指导纲领下,保证了护理管理的规范化、标准化、科学化、合法化。

二、护理立法的基本原则

护理立法的基本原则是指国家机关制定护理法和立法过程中所遵循的基本准则,是立法意识和立法意图的概括。

1. 宪法是护理立法的最高准则　宪法是国家的根本大法,是制定其他一切法律的依据和立法基础,具有最高法律效力,任何法律都不能和宪法相抵触。护理法的制定,同样必须在国家宪法的总章程下进行。

2. 符合本国护理实际的原则　护理法的制定,一方面要采纳或吸收发达国家护理立法的经验,另一方面也要结合本国的护理实际、文化背景、政治、经济状况等,同时兼顾全国不同地区的发展水平,确立切实可行的条款。

3. 反映现代护理观的原则　护理学是一门独立的学科,从护理教育到临床护理、社区护理;从护理道德到护理行为;从护理评估、护理诊断到护理计划的实施、评价乃至护理康复、护理管理等,均已形成一套较为完整的护理理论体系。护理法规定只有经过正规培训且考试合格的护理人员,才有资格从事护理专业工作,也才能正确理解人、环境、健康、护理的概念,运用整体的现代护理观为人类的健康服务。护理法应能反映护理专业的这种垄断性、技术性和义务性的特点,以增强护理人员的责任感,提高社会效益的合法性。

4. 体现法律特征的原则　法律是由国家制定、认可并由国家强制力保证实施的行为规范。护理法与其他法律一样,具有权威性、强制性、公正性和稳定性的特征。

5. 注意国际化趋势的原则　健康问题具有世界共同性,没有地域、国界的绝对限制,因此制定护理法规必须站在世界法治文明的高度,制定的条款尽量同国际上的要求相适应,加快我国护理立法与国际接轨的步伐。

6. 维护社会护理活动的原则　通过立法或制定行政法规、规章和条例,创造一个适合护理活动发展需要的社会环境,鼓励、组织护理人员依法开展正常的护理活动;同时,国家建立和健全护理监督体系,通过监督机制的运行,依法制裁和禁止非法护理活动,打击和彻底清除违法护理行为,维护社会正常的护理活动秩序,保障人民的生命健康权利。

第二节　护理法的种类和基本内容

护理法指由国家制定或认可的用于规定护理活动及调整由护理活动产生的各种社会关系的法律规范总和。

一、护理法的种类

各国现行的护理法规,基本上可分为3类。

1. 第1类　由国家主管部门通过立法机构制定的法律法令。可以是卫生法的一部分,也可以是根据国家卫生基本法制定的护理专业法。

2. 第2类　根据卫生法,由政府和地方主管当局制定的法规。

3. 第3类　政府授权各专业团体自行制定的有关会员资格的认可标准和护理实践的规定、章程、条例等。

除上述3类外,宪法、民法、刑法、劳动法、教育法、职业安全法乃至医院本身所规定的规章制度,对护理实践也有重大影响。

二、护理法的基本内容

护理法的基本内容,主要包括总纲、护理教育、护理人员注册、护理服务、护理罚则等部分。

1. 总纲　阐明护理法的法律地位、立法的基本目标、立法程序的规定、护理的定义、护理工作的宗旨与人类健康的关系及其社会价值。

2. 护理教育　包括教育种类、教育宗旨、专业设置、编制标准、审批程序、注册和取消注册的标准与程序、入学护生的条件、护校学制、课程设置,乃至课时安排计划、考试程序及护校完整的科学评估体系。

3. 护理人员注册　包括注册种类、注册机构、本国和非本国护理人员注册的标准和程序、护理服务的资格和准予注册的标准。

4. 护理服务　包括护理人员的分类、名称、各类护理人员的职责范围与权利、义务、管理系统,以及各项专业工作规范、各类护理人员应达到标准的专业能力、护理服务的伦理学内容。

5. 护理罚则　包括取缔非法执业的罚则、缴销执业证书的罚则、取消及中止注册的罚则、治安行政处罚、追究刑事责任的罚则。

第三节 护理工作中的守法和用法

随着人们健康意识、法律意识的不断提高,21世纪的护理在科学性、技术性、人文性、社会性方面的特征将更为显著。《医疗事故处理条例》《中华人民共和国护士管理办法》等有关护理的法律法规既可规范护理执业行为,也可保障护理事业的正常发展。因此,护理人员不仅要学法、懂法,执业时更要守法、用法,充分运用法律手段来预防和解决护理工作中潜在的法律问题。

一、护理工作中的守法

护理工作中的守法是指护理人员以国家现行的法律、法规及规章制度作为护理行为的准则,依法开展护理工作。

(一)护理工作中守法的意义

护理人员自觉守法,无论对护理职业、护理对象还是对其本人,都有积极、良好的社会意义。首先,可维护护理职业形象,保证护理工作有良好的秩序;其次,可防止护理对象的合法权益受到侵犯,维护护理对象合法权益;同时,也可规范护理人员的自身行为,防止犯罪行为的发生。

(二)护理人员守法的要求

护理人员在护理活动中应自觉守法,严格按照法律法规的规定,直接规范和指导自身行为。首先,正确认识守法的意义是自觉守法的前提。只有正确认识到守法的意义和作用,才能做到自觉守法。第二,知法懂法是自觉守法的重要条件。仅凭自己的主观想象,难免出现判断错误,导致违法犯罪。《中华人民共和国护士管理办法》《医疗事故处理条例》《消毒隔离办法》《传染病防治法》等对护理工作的具体事项、方法及标准等直接做出规定,护理人员必须熟知与护理行为有关的法律条文,依法规范护理活动。第三,切实做到有法必依。

护理人员应自觉把自己的工作、学习、生活纳入国家法制的轨道,严格根据法律的规定,杜绝违法的护理行为,养成自觉守法习惯。

二、护理工作中的法律运用

(一)护理工作中法律运用的意义

护理工作中的法律运用是指护理人员主动寻求与应用法律,积极维护护理对象及自己的合法权益。每位护理人员在自觉守法的同时应积极运用法律,准确地了解自己职责的法律范围,根据规范要求熟知各项护理的原理及效果,并明确哪些工作自己可以独立执行,哪些必须遵医嘱执行,以防止产生不必要的法律纠纷。

(二)护理人员运用法律的要求

护理人员运用法律的要求是积极主动地应用法律,保护双方合法权益。护理人员具体应做好以下几个方面。

1. 用法守法并举,提高法律意识 护理人员运用法律首先应明确什么是可以做的,什么是禁止做的,也就是说,运用法律的一切行为必须符合法律的规定。例如,当有不法分子非法阻挠护士依法执业或侵犯护士人身权利时,可按《中华人民共和国护士管理办法》第30条规定,由护士所在单位提请公安机关予以治安行政处罚,情节严重触犯刑律的,提交司法机关依法追究刑事责任。

2. 透彻理解法律思想,灵活应用法律知识　护理人员必须在法律观念(守法、用法观念)、法律知识(掌握与护理活动有关的法律、法规)、法律心理(对法的感受及好恶心态)、法律思想等方面有更完整、更系统地认识,护理人员才能灵活应用法律,解决护理活动中的法律问题。

3. 树立强烈正义感,体现崇高责任感　守法是以不犯法、避免犯罪为最初目的,而运用法律是以保护护理对象或护士自身的权益为最初目的。护理人员必须以强烈的护理责任感、使命感支配运用法律的行为。当周围环境中存在不利于护理对象健康的违法行为时,要勇于监督检举。当护理人员自身的合法权益受到侵犯时,要认识到此时用法维权不仅仅是关系到个人利益的问题,还涉及维护护理职业尊严的重大问题,更是维持良好的护理活动环境和秩序的关键问题。

三、护理工作中潜在的法律问题

护理行为是指护理人员为护理对象提供护理服务的一切活动,包括心理的、生理的、社会的活动,其目的是保护生命、减轻病痛、促进健康、提高生命质量。同时,护理是具有特殊风险的职业。因此,在护理执业时必须重视那些潜在的法律问题。

1. 侵权与犯罪　护理人员执业时,必须清楚护理对象拥有的合法权益、护理过程中哪些行为构成对患者的侵权、犯罪及由此要承担的法律责任。

(1)侵权与犯罪的概念:护理人员如果没有尊重、维护护理对象权益的意识而导致违法行为,轻者是侵权,重者将构成犯罪。侵权一般是指对某人或许多人的人身权利造成了不应有的侵犯。犯罪则是一切触犯国家刑法的行为。侵权与犯罪可同时发生于同一护理活动中,有时侵权并不构成犯罪,而犯罪一定包含侵权。

(2)护理对象的权益:护理对象在接受护理的过程中,依法享有隐私权、知情同意权等不容侵犯的权益。护理人员在执业过程中,必须重视保护和尊重护理对象的合法权益。如操作前,要向护理对象说明操作的目的、意义、操作过程以及护理对象如何配合等,在护理对象知情、同意、合作的前提下再进行操作。护理人员在操作中注意保护护理对象的隐秘部位,尊重护理对象的人格尊严。操作后严密观察疗效与反应,注意病情的变化,维护护理对象的生命健康权。

2. 疏忽大意与渎职罪

(1)疏忽大意:是指行为人应当预见自己的行为可能发生危害性的结果,但不专心致志地履行职责而造成客观上的过失行为,其法律后果是侵权或犯罪。如果仅损害了护理对象的生活利益或恢复健康的进程则为侵权;如果因失责而致残、致死则构成犯罪。

(2)渎职罪:是指行为人不履行或不正确履行职责,给国家或人民利益造成重大损失的行为。渎职罪包括滥用职权罪、玩忽职守罪等。护理工作中的过失行为造成护理对象残疾、死亡即属于渎职罪。如某护士给护理对象钱某、孙某发药时,未经仔细核对,而图方便左右手同时拿药分发给钱某与孙某,结果把钱某的药错发给了孙某,孙某的药错发给了钱某。他们服药后,如果无严重不良反应,则属于失责过错;如果导致死亡等严重后果,该护士则将被追究渎职罪。

3. 护理工作中若干潜在的法律问题

(1)执行医嘱中涉及的法律问题:医嘱是医生拟定治疗、检查等计划的书面嘱咐,也是护士执行治疗等工作的重要依据。《中华人民共和国护士管理办法》第21条规定:护士在执业行为中应当正确执行医嘱,观察患者的身心状态,对患者进行科学的护理,遇紧急情况应及时通告医生并配合抢救,医生不在场时,护士应采取力所能及的急救措施。口头医嘱仅在抢救时适用,一般情况下,在执行口头医嘱时护士必须向医生复诵一遍,双方确认无误后方可执行,执行完毕,必须督促医生及时补写医嘱和处方。护理人员在转抄、给药、标本采集等工作中,应严格按医嘱执行,认真做好"三查七对一注意",避免发生差错事故。随意签改医嘱或无故不执行医嘱均被视为违法行为。护理人员发现医嘱存在明显错误,则有权拒绝执行,若医生强迫要求护理人员执行,则其后果由医生承担;护理人员明知医嘱有错,而执行此医嘱却不反对、不拒绝地机械执行,所导致的不良后果,与医生一起承担法律责任。

(2)护理记录中潜在的法律问题:有关护理记录的若干法律规定,病历是严肃的法律文件,根据《医疗事故处理条例》第28条第2款、第3款规定:作为证明文件的护理文件有:体温单、医嘱单、护理记录、抢救急危患者时规定的时间内补写的病历资料原件。第8条规定:因抢救急危患者,未能及时书写病历的,有关医护人员应在抢救结束后6小时内据实补写,并加以注明;第9条规定:严禁涂改、伪造、隐匿、销毁或者抢夺病历资料。护理人员执业时必须充分重视护理记录中的潜在法律问题,并按法律、法规办事。不认真记录或漏记、错记等均可造成差错事故或渎职罪。

(3)药品及有关物品的使用与管理中潜在的法律问题:药品使用与管理根据《药品管理法》的要求,麻醉药、精神药品、医疗用毒性药品、放射性药品、外用和非处方药品应有规定的标志,并严格管理。麻醉药应由专人锁于专柜内保管,以防被窃和随意领用,做到领取凭处方,执行遵医嘱,使用有记录。护理人员不能滥用职权将这些药物提供给不法分子倒卖或吸毒者自用,违者构成参与贩毒、吸毒罪而将负刑事责任。一切抢救物品的管理必须做到"五定",护理人员对抢救物品必须熟知其性能,掌握正确的使用方法,避免因责任心不强、技术失误而犯玩忽职守罪。

(4)传染病防治中潜在的法律问题:《消毒管理办法》规定:凡一次性使用的医疗卫生用品必须及时收回销毁;空气、物品表面和医疗用品消毒必须达到卫生标准,患者的污物、运送患者的车辆、工具必须消毒处理。《传染病防治法》第35条第2款规定:拒绝对传染患者污染的水、污物、粪便进行消毒处理的,应承担法律责任。

(5)在处理护理对象口头遗嘱中潜在的法律问题:口头遗嘱是护理对象意识到自己即将离开人世的临终嘱咐。当护理对象出于对护理人员的信任并需要护理人员做见证人时,护士就涉及法律上的证人关系。护士在参与处理此类事宜中应明确:必须有两名以上见证人在场,共同目睹或聆听,记录护理对象的遗嘱,并当场签名;护理人员必须详细记录立遗嘱人当时的精神和身体状况,以备日后对遗嘱有争议时能够提供法律证明,若护理人员本人是受惠者时应婉拒或回避。

(6)出院护理涉及的法律问题:当护理对象或家属不顾疾病的恢复程度强烈要求出院时,在向护理对象或家属说明其行为可能导致的后果的前提下,应尊重护理对象的人身自由权和就医自主权,不能强行阻止,应请其在自动出院栏内签名。

（7）护生的法律身份:《中华人民共和国护士管理办法》规定:护理专业在校生或毕业生进行专业实习,必须按照有关规定在护士的指导下进行。护生没有独立开展护理工作的权利,在实习过程中,应在带教老师的指导下严格按照规程进行,防止发生侵权或犯罪。如果护生未经执业护士的监督与指导擅自操作,对护理对象造成损害时,应由护生本人负法律责任。

（上海健康医学院　　蒋　颖）

第三篇

社区护理工作模式

第九章 家 庭 访 视

家庭访视的目的

1. 寻求在家庭内解决问题的方法 收集家庭成员间的相关关系、家庭环境及经济状况等资料，针对各家庭的特点，进行有针对性的护理支持。

2. 早期发现、早期预防 尽快解决家庭健康问题。

3. 确认阻碍家庭健康的相关因素 了解家庭支持系统的状况，提供切实可行的家庭支持计划。

4. 护理服务 为在家居住的患者或残疾人提供适当、有效的护理服务。

5. 以预防疾病和健康促进为目的 如为孕产妇、婴幼儿提供围产期保健和计划免疫等。

6. 诊断线索 家庭访视还可以成为判断社区问题（诊断）的线索。

7. 社区护士与访视对象建立良好的信赖关系 有利于消除访视对象的紧张情绪，从而获得真实的资料。

第二节 家庭访视的对象和内容

家庭访视的对象是存在健康问题或潜在健康问题的个人或家庭，主要包括特困家庭、健康问题多发家庭、不完整家庭、具有遗传性危险因素或残疾者的家庭、家庭功能不完善家庭、具有慢性病患者且缺少支持系统的家庭等。

家庭访视主要是在评估家庭和家庭成员的健康之后，确立家庭护理诊断、制定相应的支持计划，并实施计划。家庭访视虽然可以直接提供护理技术支持，但主要以向家庭成员提供健康咨询和护理指导为主。家庭访视的主要内容有以下几方面。

(1) 判断家庭存在的健康问题，制定支持计划，与相关部门进行协调和联络。

(2) 进行家庭成员的健康管理。

(3) 指导营造安全且卫生的家庭环境。

(4) 进行健康教育。

(5) 对患病者和身体衰弱者进行护理。

(6) 提供如何利用各种社会健康福利资源的咨询指导。

第三节　家庭访视的过程

一、访视前的准备

包括:①选择访视对象;②确定访视的目的和目标;③准备访视用品;④访视路线的安排。

二、访视中的工作

1. 初次访视　初次访视主要是针对家庭成员的个别评估。然后是家庭护理评估,确定家庭护理诊断,制定护理计划,并进行适当的护理和指导,最后预约下次访视的时间及讲明下次访视的主要内容。

2. 连续性访视　评价上次访视的效果,并不断地收集资料,修订访视计划,按新计划进行护理和指导。

三、访视后的工作

包括:①消毒及物品的补充;②做记录和写总结;③修改护理计划;④与其他社区护理人员交流访视对象的情况。

第四节　家庭访视的交流技巧

家庭访视有以下几点交流技巧。

(1) 预约初次访视,经预约同意后,再进行访视。

(2) 注意形象,为了获得对方的良好印象,应注意语言、着装、礼仪。

(3) 自我介绍并说明访视目的。

(4) 原则上不要站在门口进行询问和指导。

(5) 仔细认真地倾听患者和家属的主诉。

(6) 进行相应的观察和测量,收集客观资料,把握健康问题,同时进行指导和提供咨询。

(7) 做好记录。

(8) 访视时间控制在 1 小时之内,应避开吃饭和会客时间。

(9) 保守患者的秘密,且不接受礼金。

第十章　家庭健康护理程序

第一节　基 本 概 念

一、护理程序概念

护理程序是一种科学的确认问题和解决问题的工作方法。是综合的、动态的、具有决策和反馈功能的过程。在临床护理工作中,通过一系列有目的、有计划的步骤和行动,对护理对象的生理、心理、社会文化、发展及精神等多个层面进行系统的整体护理,使其达到最佳的健康状态。

二、家庭健康护理程序

它是指运用护理程序的基本方法对出现健康问题的家庭进行护理的一种工作方法。家庭健康护理程序的基本步骤为:评估、诊断、计划、实施和评价。以下重点介绍家庭健康护理诊断及家庭健康护理计划。

第二节　家庭健康护理诊断

家庭健康护理诊断是家庭健康护理程序的第 2 步。根据评估收集的资料,确定家庭存在的健康问题,并归纳成家庭健康护理诊断。具体的步骤为:①整理与分析所收集的资料,并确定家庭存在的健康问题;②判断需要提供护理或援助的健康问题。

[案例]

1. 家庭基本状况

户主:刘老伯 68 岁。糖尿病、高血压患者。配偶:于大妈,65 岁。患有胆囊结石、腰椎间盘突出症。育有一子一女,均居住在国外。

2. 家庭访视结果

(1)男主人的血糖和血压控制均不理想。

(2)刘老伯有一定的健康认知,但自我健康管理较差。表现为知道高血压药要规则服用,但经常忘服;知道糖尿病患者应控制饮食,但经常过量进食。

(3)于大妈有较好的健康认知,健康管理做得较好。

（4）夫妻间感情和睦，但刘老伯不服于大妈的督管。

（5）平时两人生活自理、规律，社会活动较多。

（6）于大妈承担了家里大部分的家务活。

（7）于大妈的腰椎间盘突出症每年约发作 1～2 次，发作时躺在床上不能动弹，生活、去医院等完全靠刘老伯照顾，刘老伯觉得有点力不从心。

3. 确定家庭存在的健康问题

（1）刘老伯缺乏相关的健康知识；

（2）刘老伯缺乏相应的自我管理能力；

（3）一旦于大妈病倒，刘老伯护理患者和料理家务有困难，会影响家庭的正常生活。

4. 确定需要提供的护理干预或援助

（1）刘老伯需要进行相关疾病自我护理的健康教育和督促。

（2）联系街道或有关部门，寻找帮助料理家务和护理患者的人员。

第三节 家庭健康护理计划及实施

在确定家庭健康护理诊断的基础上，必须开展预防、减轻或消除这些健康问题的护理或援助活动，以解决家庭健康问题。具体的步骤为：

一、确定目标

包括长期目标或短期目标。长期目标是护理人员和家庭成员希望达到的最终目标。短期目标是为达到长期目标而分解的阶段性的目标。在制定目标时应优先解决紧急、敏感问题，尊重个人和家庭成员的意愿，以及所制定的目标应切合实际。

二、制订计划

根据目标制订家庭护理计划。在制订计划时应与家庭成员共同讨论，因人而异，充分利用已有的资源，如家庭的功能水平、家庭健康价值观和保健意识，以及其他专业人员、社会服务机构等。

三、具体实施

具体措施是指将家庭健康护理计划付诸行动的过程。家庭健康护理的主要实施者是家庭成员，作为护理人员的主要任务是援助家庭成员、调整家庭成员之间的关系等。

［对上节案例制定家庭健康护理目标与计划］

1. 确定家庭健康护理目标

（1）长期目标：控制刘老伯的血糖和血压。

（2）短期目标：刘老伯能掌握糖尿病和高血压的自我护理的相关知识。遵医嘱进行饮食治疗和药物治疗。定期测定血压和血糖。

2. 制定家庭健康护理计划

（1）定期家庭访视，并进行糖尿病和高血压自我护理的健康教育。

（2）定期反馈糖尿病和高血压自我护理的相关知识。

（3）建议采用一些积极的措施，遵医嘱服药。如使用一日药盒，把每天的药物按服药时间配好，这对是否服药一目了然。

（4）电话督促提醒按时服药。

（5）定期测定血压和血糖、糖化血红蛋白，以检验血压和血糖控制的程度。根据家庭经济条件建议购买快速血糖仪和数字化血压计，便于家庭自行监测血糖和血压。

（6）举办糖尿病患者饮食方法的专题讲座，组织社区糖尿病患者定期聚会交流。

（上海市医事团体联合管理办公室　　许　淼）

第四篇

社区护理技能

第十一章　院前急救护理与安全防范

第一节　院前救护

在社区,经常会有一些意外事件发生,如幼儿的灼伤、儿童的溺水、成年人的意外伤害和突发事件、老年人的骨折、猝死,以及各种慢性疾病的急性发作等。对于意外伤害事件,人们通常缺乏对现场救护重要性的认识,未对伤员采取必要的处理,直接把伤员送到医院,致使部分原来可以救治的伤员丧失了宝贵的救治时机。因此,作为社区护士,应掌握各种急症的紧急处理措施。下面介绍一些最基本、最常用的急救知识和操作要领。

一、急救的基础知识

1. 急救的目的

(1) 尽快将伤病员撤离危险现场,使其免遭进一步的伤害。

(2) 及时准确处理危及患者生命的严重急症,如大出血、休克和窒息等。

(3) 防止创伤感染及合并症的发生,尽量减轻伤病员的痛苦和不适。

(4) 安全可靠地运送、转移伤病员到医院作进一步的处理。

2. 急症患者的处理原则

(1) 实行正确的全面评估:首先观察患者的一般情况,检查有无意识障碍、伤情的严重程度,有无中毒或服毒等症状出现;再分项观察并记录呼吸、脉搏、血压、皮肤温度、面色和瞳孔等情况,不要轻易移动患者,尽可能找协助者帮忙,并采取适当的急救措施。注意不要忽略"沉默"患者。

(2) 维持呼吸道的通畅:确保呼吸道未被舌、分泌物或异物阻塞。

(3) 检查呼吸和心脏搏动:医务人员一边用手指按在患者颈部胸锁乳突肌内侧,感受有无动脉搏动,同时观察患者胸腹起伏,听呼吸音,用手或脸颊感觉患者的呼气是否存在。整个评价时间不超过 10 秒。当不能肯定心跳是否存在,要立即进行胸外按压。如有必要,在保持气道通畅的情况下进行人工呼吸。

(4) 制止各种严重出血和防治休克。

二、外伤和骨折

1. 有效止血　动脉出血呈现搏动性,发现这类伤口时首先用手指按压在出血部位的近心端处临时止血。如头部出血可压迫颞浅动脉,颜面部出血可压迫面动脉,头颈部出血压迫一侧的颈总动脉,肩部出血按压锁骨下动脉。四肢的动脉出血先压迫在出血部位的近心端,然后先抬高患肢,再用止血带捆扎于近心端,其压力以阻断动脉血流为度。捆扎期间应定期放松,上肢每 0.5~1 小时、下肢每 1~1.5 小时放松一次,每次放松 3~5 分钟,不能超过 15 分钟。放松时,应压迫伤口。

2. 包扎固定 急救时的包扎固定是暂时的,力求简单有效,不要求做骨折复位。伤口要作初步处理,有条件时可用无菌敷料覆盖伤口并包扎,若条件有限,可用清洁布单、毛巾等覆盖伤口并包扎。包扎要松紧适宜并稳固,以免移位、脱落或阻碍血液循环。如有内脏脱出,可先用大块无菌纱布盖好内脏,再覆以干净的碗或小型脸盆,用三角巾或绷带包扎固定,以免内脏继续突出。伤口中外露的骨折端、内脏,原则上不应在现场回纳,以免污染物带入伤口的深部。四肢骨折当肢体畸形严重时先顺畸形方向牵引,逐渐恢复肢体正常轴线,然后妥善固定。颈椎骨折伤员搬动时要有人双手抱于伤员头部两侧,沿脊柱轴线牵引,以免加重脊髓损伤。颈椎骨折伤员如呼吸肌麻痹,现场和转送途中要做人工呼吸。颈椎骨折要用颈托或现场制作纸卷固定颈部。脊柱骨折伤员均应置于木板上固定、搬运。

三、灼伤

1. 烧伤的分类 首先要判断属轻微烧伤还是严重烧伤,这有助于确定对不同程度烧伤的处理对策。以下是按烧伤的严重程度分类。

(1)一度烧伤:烧伤皮肤的表皮,皮肤变红,轻度肿胀、疼痛,未出现水泡。

(2)二度烧伤:伤及真皮,皮肤呈现深红色,出现水泡甚至斑点,常伴随剧烈的疼痛。

(3)三度烧伤:为严重烧伤,损害皮肤的各层组织:脂肪层、神经、肌肉,甚至影响到骨骼,烧伤处的皮肤可呈现苍白色甚至焦炭状。当神经受损严重,患者反而不感觉到剧烈疼痛。

2. 火焰及烫水伤的处理 火焰造成的一度烧伤与二度烧伤面积较小,即烧伤面积在 5 cm×7.5 cm 以下,可以用流动冷水冲洗 15 分钟,或把受伤部位浸泡在冷水中,使局部降温,减轻肿胀和疼痛感。接着局部涂抹含有芦荟或其他保湿成分的润肤霜。然后用消毒纱布和绷带包扎伤口,注意包扎不可过紧,水泡不可挑破,以免造成感染。最后给伤者服用非处方类镇痛药。

对烧伤面积达到 5 cm×7.5 cm 以上的二度烧伤以及三度烧伤,应给予紧急处理:首先确定伤者已经脱离尚在闷烧的衣物,不要移除已烧焦的衣服;确定伤者的呼吸还存在,然后用潮湿的消毒绷带或干净的布覆盖在烧伤部位,随即联系和转送患者到有烧伤科的上级医院诊治。

3. 皮肤化学烧伤 化学烧伤主要是指强酸、强碱对皮肤造成的烧伤,要比单纯的火焰、热水等烧伤更为复杂和严重。由于化学物质特性不同,造成的损伤相差很大,急救要点也不同。

(1)强酸烧伤:强酸有硫酸、盐酸等。因其浓度、溶液量以及皮肤接触面积不一,而造成轻重不同的烧伤。急救处理:立即用流动冷水持续冲洗烧伤部位达 20 分钟,以免残留物加重烧伤。除去被化学药物沾染的衣物饰品,再次冲洗该部位数分钟,然后用清洁纱布轻轻覆盖创面,送往医院处理。切忌不经冲洗,直接将患者送往医院。

(2)强碱烧伤:强碱有氢氧化钠(苛性钠、石灰等)。强碱对人体的皮肤组织的损害甚于强酸,因为强碱可渗透深入组织,使组织蛋白发生溶解。急救处理:立即用流动冷水持续冲洗,至少 20 分钟。生石灰烧伤,应先用刷子刷去皮肤上的生石灰颗粒,再大量清水冲洗。

切忌先用水洗,以免生石灰遇水发生化学反应而大量产热灼伤皮肤。眼部的冲洗尤其要彻底,冲洗时要分开眼睑,翻转上睑,上下穹窿和球结膜充分暴露,仔细冲洗,严禁揉搓,最后涂抗生素眼膏。

4. 灼伤患者的呼吸道管理 保持呼吸道通畅:在清除口鼻的异物和分泌物后,注意有无呼吸道烧伤。呼吸困难者,尽快去除原因,并给氧。紧急情况下可用粗针头从环甲膜处刺入通气。

四、溺水

人在溺水后,通常先屏气和挣扎,很快由于被迫吸入的水刺激引起反射性喉痉挛而窒息,继之喉松弛,大量的水在呼吸道或胃内。

1. 急救处理 保持呼吸道通畅。就地立即解开上衣,撬开口腔,清除口鼻腔内的污泥异物,保持呼吸道通畅。迅速将溺水者置于抢救者屈膝的大腿上,按压其背部,将呼吸道和胃内的水倒出。注意倒水的时间不可过长,以免影响其他抢救措施而延误抢救时机。

2. 心肺复苏 如呼吸停止,立即进行人工呼吸;如未扪及颈动脉搏动,应立即进行心肺复苏。有条件者,尽早给予气管插管和吸氧。

3. 建立输液通路 如有条件,建立静脉通路,纠正酸中毒,维持水电解质平衡,并迅速转送。

五、中暑

中暑是由于长期暴露在高温环境引起的体温调节中枢功能障碍、汗腺功能衰竭和(或)水、电解质丢失过量所致疾病。根据临床表现分为先兆中暑、轻症中暑和重症中暑。

1. 先兆中暑与轻症中暑的急救处理 立即脱离高温环境,酌情服用人丹、藿香正气丸中的1～2种,清凉油涂擦太阳穴、合谷等穴,并口服含盐的清凉饮料。经处理后仍未恢复者,需静脉输入葡萄糖盐水。

2. 重症中暑的急救处理 热射病是因高温引起体温调节中枢功能障碍、热平衡失调使体内热蓄积,临床上以高热、无汗、昏迷为主要症状。热痉挛是由于失水、失盐引起肌肉痉挛。热衰竭主要是因周围循环不足,引起虚脱或短暂晕厥。热射病必须采取各种降温措施:①物理降温:用凉水擦洗全身,头颈、腋下、腹股沟等大血管处放置冰袋。肛温降至38℃应暂停降温。②药物降温:常用药物为氯丙嗪,可与物理降温并用,效果较好。③支持疗法:纠正脱水、酸中毒及电解质紊乱。抽搐时可肌肉注射地西泮或10%水合氯醛保留灌肠。昏迷者应保持呼吸道通畅,并给氧、防止感染。热痉挛患者给予含盐饮料,轻者可恢复。若痉挛性肌肉疼痛反复发作,可静脉滴注平衡盐溶液或糖盐水。热衰竭患者应纠正血容量的不足,并需要积极输液,可给予静脉滴注平衡盐溶液和葡萄糖溶液,补充钾盐。

六、电击伤

电击伤是指人体与电源直接接触后电流进入人体,电在人体内转变为热能而造成大量的深部组织如肌肉、神经、血管、骨骼等坏死。在人体体表上有电流进出人体时造成的深度烧伤创面,即电击伤的进口创面和出口创面。急救措施如下:

1. 脱离电源 立即切断电源,或用不导电物体如干燥的木棍、竹棒等物使患者尽快脱离电源。急救者切勿直接接触触电患者,防止自身触电而影响抢救工作的进行。

2. 立即检查患者全身情况　重点观察呼吸和心跳,发现呼吸、心跳停止时,应立即就地抢救。

(1) 轻症:即神志清醒、呼吸心跳均自主者:患者就地平卧,严密观察,暂时不要站立或走动,防止继发休克或心衰。

(2) 呼吸停止,心搏存在者:就地平卧解松衣扣,畅通气道,立即口对口人工呼吸,有条件的可气管插管,加压氧气人工呼吸。亦可针刺人中、十宣、涌泉等穴,或给予呼吸兴奋剂(如山梗菜碱、咖啡因、尼可刹米)。

(3) 心搏停止,呼吸存在者:应立即作胸外心脏按压。

(4) 呼吸心跳均停止者:应在人工呼吸的同时施行胸外心脏按压,以建立呼吸和循环,恢复全身器官的氧供应。如现场抢救仅有 1 人,用 30∶2 的比例进行胸外心脏按压和人工呼吸,即先作胸外心脏按压 30 次,再口对口人工呼吸 2 次,如此交替进行,抢救一定要坚持到底。

(5) 处理电击伤时,应注意有无其他损伤。如触电后弹离电源或自高空跌下,常并发颅脑外伤、血气胸、内脏破裂、四肢和骨盆骨折等。如有外伤、灼伤均需同时处理。发现有室颤应立即给予除颤治疗。在对患者进行心肺复苏的同时要设法与附近的医院取得联系,以便为患者争取到更好的抢救条件。

七、脑卒中

脑卒中是急性脑循环障碍导致局限性或弥漫性脑功能缺损的临床事件,通常包括脑梗死、脑出血、蛛网膜下腔出血,该病具有发病率高、死亡率高、致残率高、易复发的特点。发病时患者的表现各不相同,轻者可见一侧口角向下偏斜并不断流出口水;重者可突然倒地、大小便失禁,很快进入昏迷状态。

急救措施如下:

(1) 首先应保持安静,减少搬动。

(2) 初步处理:因脑卒中患者多有偏瘫,为防止从椅子或床上跌下,救助者若在附近,要立即上前将其扶住,让其躺下,监测血压。当收缩压>150 mmHg 时,可给患者舌下含服硝苯地平(心痛定)10 mg,按压人中穴,有条件者可吸氧。对于清醒的患者要消除其紧张情绪,以免血压进一步升高。

(3) 防止窒息:患者侧身仰卧,下颌略向前突,避免舌根阻塞呼吸道。如患者口鼻中有呕吐物阻塞,应立即清除。

(4) 运送:设法与附近的医院取得联系,运送途中要减少颠簸,头部可置冰袋冷敷,有条件者可吸氧。在未明确诊断之前,切勿给患者使用止血剂、安宫牛黄丸或其他药物。

八、心肌梗死

心肌梗死是由于冠状动脉发生急性闭塞,血流被阻断引起的心肌缺血性坏死。典型的临床表现为:有持久的胸骨后绞榨性疼痛,每次发作的时间超过 15 分钟,多伴有呕吐、脸色苍白,大汗淋漓,四肢厥冷和血压突然下降。

急救措施如下:

（1）抢救原则：先行就地抢救，止痛、镇静，防止心律失常。

（2）严禁立即搬动：以防止因搬动加重心脏负担而发生的意外。

（3）体位：休克卧位，有利于呼吸和保证脑的血供。

（4）解开患者衣领、腰带，立即吸氧，如一时找不到氧气，则室内要保持空气新鲜、流通。

（5）止痛剂使用：舌下含服硝酸甘油，迅速与救护中心联系，以便就地抢救。要争取时间，快速、平稳、保障安全，切忌搀行，或背患者去医院，尽量减少患者的氧耗。

（6）如发现患者已经意识丧失，心跳停止、呼吸停止，首先应立即胸前叩击，进行体外心脏按压和口对口人工呼吸。

（上海交通大学护理学院　　杨云衣）

第二节　安 全 防 范

一、婴幼儿安全防范

据 2004 年联合国儿童基金会的报告，亚洲每年死亡的 140 万儿童中，有半数是各种事故和伤害的牺牲者。我国的有关统计数据也表明，0～14 岁儿童死亡的原因中，意外事故是"第一杀手"。

意外伤害是指突然发生的各种事件或事故对人体所造成的损伤，包括各种物理、化学和生物因素。

（一）婴幼儿容易发生的意外伤害

1. 车撞伤　主要发生在交通事故中，车撞伤后可发生头部受伤、骨折、内脏出血、休克甚至死亡。

2. 溺水　以夏秋季或农忙时为多。0～4 岁儿童也常在水缸、浴池中溺水。

3. 烧、烫伤　可因失火、炉火、火柴、电器、电熨斗、电炉、热水、蒸汽、爆竹、强碱或酸等造成。

4. 中毒　以误服药物发生中毒最常见。

5. 跌落　高楼的阳台、门窗和楼梯因缺乏防范装置而使婴幼儿从高楼坠落。

6. 窒息　吸入异物为主要原因，异物包括花生米、瓜子、果冻、玩具零件、纽扣甚至图钉等。此外，也可因被子盖住婴儿面部而造成窒息。

7. 动物咬伤　随着宠物增多，被动物咬伤的情况逐渐上升。

（二）婴幼儿容易发生意外事故的原因

（1）婴幼儿的各个器官和系统发育不成熟，功能不够完善，尤其是神经系统还处于发育的进程中。

（2）婴幼儿心理不成熟，缺乏社会经验和伤痛的经历，也缺乏自我保护的能力。

（3）婴幼儿运动能力还不完善，动作不协调，平衡功能较弱。

（三）常见意外损伤的处理

1. 车祸

(1)原因:以乘车或横穿马路为主。婴幼儿乘车往往是父母抱着或坐在座位上,没有任何保护装置,当发生车祸时,他们首先遭遇不幸。车祸损伤可表现为软组织损伤、骨折、颅脑损伤、胸腹部闭合性损伤甚至死亡。

(2)紧急处理:①检查伤口的大小、深度、有无污染和异物存留,及时用冷开水将伤口洗净,清除可见的异物;②用红汞处理轻度擦伤或挫伤,重度者需消毒包扎,对伤口较大、较深、出血量较多者,需清创缝合;③头部血肿一般早期冷敷,48小时后热敷,可吸收,较大的血肿应在严格无菌操作下穿刺抽吸、加压包扎,2～3天再打开绷带;④复杂性创伤必须送上级医院及时救治,转运过程中,尽量减少婴幼儿体位及肢体移动,用无菌巾遮盖创面,以避免污染。

2. 溺水

(1)原因:①失足溺水;②游泳溺水;③灾害溺水。溺水后,口鼻吸入大量的水分阻塞呼吸道而引起窒息,也可由于入水后惊慌失措,骤然寒冷引起反射性喉头痉挛,导致呼吸道梗阻或心脏骤停。

(2)紧急处理:立即清除口鼻眼中的泥沙和各种异物,进行人工呼吸,恢复呼吸道通畅和心脏复苏,并及时送往医院进一步抢救。

3. 烧、烫伤

(1)原因:①婴儿在洗澡、喂牛奶或水、用热水袋取暖不当等;②幼儿碰倒热水瓶,碰翻烧热的水壶或桌上的热汤,衣服碰到煤炉等。

(2)紧急处理:①立即将婴幼儿抱离火源,扑灭幼儿身上的火焰。对热液烫伤者应立即脱去被热液浸透的衣服,如衣服与皮肤黏在一起,切勿撕拉,用剪刀将未黏着的衣服剪下。②如果烫伤的面积不大,像硬币或邮票大小,皮肤有发红和肿痛,可用冷水冲洗创面,或将患部浸入冷水中,持续30分钟,可以止痛,缩小红肿范围。烧伤后局部出现水泡应加以保护,可用干净纱布覆盖,等其慢慢吸收,不宜挑破,以免感染。③大面积严重烧伤或头面部烫伤,应立即送上级医院进行救治。

4. 中毒

(1)原因:①食物中毒,如变质的饭菜等;②有毒植物中毒,如毒菌、大量白果等;③药物中毒;④化学用品,如化妆品、洗涤剂等;⑤农药中毒,如灭鼠药等;⑥有毒气体中毒,如煤气等。

(2)紧急处理:迅速排除毒物,阻滞毒物吸收,促进毒物排出,应用特效解毒药及时对症处理,并严密观察病情的发展。

5. 跌落

(1)原因:①成人照顾不周,婴儿翻身从床上、沙发或座椅上坠落;②调皮好动的孩子,在高楼阳台、窗口玩耍而跌落;③托儿所活动时,扭伤、摔伤等。

(2)紧急处理(同车祸)。

6. 窒息

(1)原因:①成人照顾不周,造成小儿口鼻被遮住;②异物吸入气管,如食物等;③塑料袋等其他物品导致窒息。

(2)紧急处理:迅速解除窒息的原因,清楚呼吸道及口腔分泌物,保持呼吸道通畅。对呼吸、心脏停搏者立即实施心肺复苏。窒息患儿均应立即送医院抢救。

7. 动物咬伤

(1) 原因:①动物咬伤;②蛇咬伤;③毒虫咬伤。

(2) 紧急处理:①若被狗咬伤,先弄清狗是否接种过狂犬病毒的疫苗,如果婴幼儿是被疯狗咬伤,对咬伤的伤口立即挤压,使含有病毒的血流出,并尽早到医院清创,注射抗狂犬病毒血清。②被毒蛇咬伤后,首选用绷带或其他布带扎紧伤口上部,以防止毒素向体内其他部位扩散,每隔15~20分钟放松1分钟左右,再扎紧,同时迅速送往医院进行处理。③被蜂或蝎子咬伤,先拔出毒刺,然后涂上3%氨水、肥皂水、硼酸溶液或5%~10%碳酸氢钠溶液冲洗,再涂稀氨水或苯海拉明油膏。

(四) 婴幼儿意外事故防范的基本策略

1. 以预防为主 家长对意外事故要有清醒的预防意识。因此对成人要做好安全教育,让他们照顾好儿童,尤其是婴幼儿,做到放手不放眼。对幼儿也要进行安全教育,让孩子建立安全的概念,学会自身保护,如不要爬高、不要摸热水瓶的塞子等,注意训练小儿对意外事故的应变能力。

2. 创造安全环境 尽量为儿童创造安全的活动场所和成长环境,另外,孩子的玩具应符合安全和卫生要求。

3. 制定法律和法规 通过制定法律和法规来预防意外损伤,消除和避免可能发生意外的危险因素,以减少意外损伤的发生率和死亡率。

4. 采用安全技术 为防止意外损伤的发生宜采用安全技术,如完善意外损伤的急救护理系统等。

(上海交通大学护理学院 张 莹)

二、老年人跌倒与防范

跌倒是指无论可否避免,在平地行走或从稍高处摔倒在地。老年人的跌倒事件大多发生在社区。据调查,65岁以上的老年人有1/3每年跌倒一次,并且跌倒的发生率有随年龄增长而增加的趋势。意外事故是老年人死亡的最常见原因,而跌倒被认为是最常见的意外事故。老年人跌倒是由内因与外因共同作用的结果。因此,首先应了解老年人的相关情况。

(一) 与跌倒有关的因素

1. 内因 人体行走时保持稳定状态与前庭感知空间位置,深度觉、本体觉、视力、肌力、关节的灵活性等因素有关。当上述器官、脏器发生退行性改变加上心脑血管疾病、精神疾病、骨关节炎等就破坏了原有的稳定状态,跌倒的危险性大大增加。

(1) 生理因素:随着年龄增长,老年人的前庭感觉功能、本体觉、深度觉均在减退,视力下降、反应迟缓、中枢神经系统和周围神经系统的控制能力下降,下肢肌力量减弱,并易夜尿(每晚大于两次),使跌倒的危险性明显上升。

(2) 病理因素:精神状况缺失(包括定向不良或痴呆)、丧失意识(昏厥或癫痫发作)、严重的抑郁症、帕金森病、心脑血管疾病(椎-基底动脉供血不足、冠心病)、骨关节疾病[下肢关节病变和(或)足畸形、胼胝、踇趾囊肿胀]。

(3) 药物因素:研究发现,有50%的老人跌倒与用药不当有关。由于对药物敏感性和耐受性的改变,老年人服用镇静催眠药、麻醉药、镇痛药,抗焦虑、抑郁药,以及降压药、抗心律失常药、利尿剂和降血糖药时,其神志、精神、视觉、血压、步态和平衡功能均易受到影响,很容易发生跌倒。在所有药物中,以抗抑郁而引起的跌倒发生危险性最大。此外,饮酒过量也是老年人跌倒的常见诱因。

2. 外因 ①地面因素:过滑、不平、潮湿、过道上的障碍物;②家具及设施因素:床过高或床垫过于松软、座椅过高或过低、缺扶手、椅背过低,坐便器过低、无扶手,厨房吊柜架过高、燃器具过高、台阶间距过高、边界不清晰、楼梯无扶手、室内光线过暗或过明;③居住环境的改变,尤其是搬迁使老人进入陌生环境。

(二)跌倒的预防措施

针对性的预防措施能在较大程度上降低老年人跌倒的发生。老年人跌倒的预防应在评估危险因素的基础上进行。可通过平衡功能的测试、跌倒预测指数等检查方法,筛选出易跌倒人群,帮助其分析可能的诱发因素,制定切实可行的预防措施。

1. 针对内因的预防措施

(1)组织灌注不足所致的跌倒:对高血压、心律失常、血糖不稳定、直立性低血压所致的眩晕,要帮助老人分析可能的危险因素和发病的前驱症状,掌握发病规律,积极防治可能诱发跌倒的疾病。如有效控制血压、防止低血糖的发生。老人一旦出现不适症状应马上就近坐下或搀扶其上床休息。在由卧位转为坐位、坐位转为立位时,速度要缓慢。改变体位后先休息1~2分钟。

(2)平衡功能差所致的跌倒:助步器能提供良好的侧向稳定性,因此,借助合适的助步器能部分降低跌倒的危险。对平衡功能差的老年人还应加强看护。

(3)药物因素引起的跌倒:对因服用增加跌倒危险药物的老人应减少用药剂量和品种,睡前床旁放置便器;意识障碍的老人床前要设床档;帕金森患者遵医嘱按时服用多巴胺类药物;患骨关节炎的老人可采取止痛和物理治疗。后两种患者同时借助合适的助步器。有视力损害者要及时纠正。

(4)感知功能障碍(视、听觉减退)所致的跌倒:居室照明应充足,看电视、阅读时间不可过长,避免用眼过度疲劳,外出活动最好在白天进行。每半年至一年接受一次视、听力检查。

(5)肌肉力量减退所致跌倒:持之以恒地参加健身运动,能增强老年人的肌肉力量、柔韧性、协调性、平衡能力、步态稳定性、灵活性,减少跌倒的发生。适宜于老年人的运动形式有步行和慢跑、游泳、太极拳、园艺和静力运动。推荐进行主要是增强抬腿力量的髂腰肌训练:髂腰肌与人体抬腿走路密切,抬腿高、跨步大、行走的稳定性就好。增强髂腰肌力量的训练可通过骑自行车来完成。骑自行车在蹬踏板的腿用力的同时,另一条腿需提膝,这使髂腰肌得到充分的运动。该项运动在户内外均可进行。

2. 针对外因的预防措施

(1)改变居住环境:居室布置简洁、家具稳定、走道宽敞。盥洗室靠近卧室,应急铃安装在床头和门边,应急电话号码与话机用取方便。

(2)地面:平坦、无可移动的破损地毯;无水、不滑、避免打蜡;盥洗室和厨房地面铺防滑地砖,浴缸周围放防滑垫。

(3)楼梯:设置扶手,台阶平整无破损,高度适宜(不超过15cm),上下台阶的阶沿颜色醒目。

(4)设施:睡床高度以坐在床边时双脚恰好可踩到地面,座椅、座便器高度同床。床垫可选择棕簧两用型,有一定硬度;照明灯开关同时设在床边和门口,走道设有夜灯。

3. 日常生活指导 穿着的上衣和裤子长度不宜过长,以免妨碍行动或绊脚。穿防滑鞋,穿脱裤、鞋、袜时要坐着进行。

(三)跌倒后的处置

1. 自我处置与救助 先从仰卧位转向侧卧→俯卧。匍匐向前爬行到椅子或床前,然后尽力使自己面向椅子跪立,双手扶住椅面,以椅子为支撑尽力站起来。再休息片刻,然后打电话寻求帮助。

2. 帮助与指导 发现老人跌倒后,要询问并仔细检查全身情况,确定有无损伤及损伤的严重程度,检测生命体征,观察神志,决定是否需要送医院做进一步的治疗。老人如多次出现跌倒,应想到由其他疾病引起的可能,及时去医院查明原因并治疗。如非疾病所致,应认真分析原因,总结经验教训,并采取相应的防范措施。如果有需要,老年人不要因害羞或怕麻烦而拒绝使用拐杖或助行器,只有这样才能预防跌倒等意外发生。指导老人少饮酒,不乱用药物;指导照顾者要给予老人足够的时间进行日常活动。

(上海交通大学护理学院　　杨云衣)

第十二章　社区常用护理技术

第一节　镇痛管理与美沙酮替代疗法

一、晚期肿瘤患者的镇痛管理

疼痛是晚期癌症患者最常见的症状。它引起患者恐惧、生活质量下降,从而丧失生活勇气等。据世界卫生组织(WHO)的调查显示全球每年约有新发癌症患者 1 000 多万,临床初诊患者中约 30%～40% 伴有癌性疼痛,接受癌症治疗的患者中约 50% 伴有不同程度的疼痛,而晚期癌症患者约 70% 以上存在疼痛。到目前为止,癌性疼痛也未得到很好的解决,是一个极其严重而易被忽略的全球性公共问题。

(一)癌症疼痛的定义

国际癌痛研究协会(International Association for the Study of Pain,LASP)对疼痛的定义为:疼痛是一种不舒适的感觉以及情绪和心情体验,伴随实质的或潜在的组织损伤。疼痛具有主观性,个体对疼痛的感觉是通过早期与损伤有关的体验学习的结果。

疼痛具有以下特征:①疼痛是一种重要的生物安全机制,当出现情况时疼痛能唤起避免损伤的行为;②疼痛是一种个体的、主观的、多面的体验,并根据不同的生理、心理、社会和文化因素而变化。

(二)晚期肿瘤疼痛的原因

1. 躯体因素

(1)由肿瘤侵犯机体组织器官所引起的疼痛,如肿瘤压迫神经,浸润、转移至骨、皮肤、软组织等引起疼痛。据报道此类原因引起的疼痛约占 80%。

(2)与肿瘤治疗有关的疼痛,如手术后切口瘢痕压迫神经或手术损伤周围神经、放疗引起周围神经损伤、化疗引起栓塞性静脉炎等。据报道此类原因引起的疼痛约占 8%。

(3)与晚期肿瘤相关的因素,如晚期肿瘤患者衰弱、少动、便秘和压疮等。据报道此类原因引起的疼痛约占 6%。

(4)与晚期肿瘤无关的其他合并症如骨关节炎、动脉瘤等。据报道此类原因引起的疼痛约占 7%。

2. 社会心理因素　晚期肿瘤患者存在不同程度的恐惧、焦虑、抑郁、愤怒和孤独,使他们将注意力集中在肿瘤本身,因而强化了疼痛的程度。

（三）疼痛的分类

1. 根据疼痛发生和持续的时间分为急性疼痛和慢性疼痛

（1）急性疼痛：特点是疼痛有明确的开始时间，持续时间短，常用的止痛方法可控制疼痛。

（2）慢性疼痛：疼痛持续 3 个月以上，并且心理因素的干扰使病情复杂化。临床上较难控制。晚期肿瘤疼痛多指慢性疼痛。

2. 根据疼痛的发生机制可分为躯体疼痛、内脏疼痛和神经疼痛

（1）躯体疼痛：疼痛部位明确，表现为刺痛、酸痛等，多见于骨转移和术后痛。

（2）内脏疼痛：胸腹部脏器受肿瘤浸润、压迫或牵引所引起，定位不明确，表现为挤压痛、胀痛或牵拉痛。

（3）神经疼痛：肿瘤浸润或治疗引起的神经末梢或中枢神经系统受损所致。表现为灼烧样、钳夹样或触电样的阵发性疼痛，多伴感觉或运动功能丧失。

（四）有效控制晚期肿瘤疼痛的影响因素

1. 医务人员因素　缺乏晚期肿瘤疼痛治疗的教育及知识，顾虑麻醉药品的管理制度，害怕患者成瘾，顾虑止痛药的不良反应，顾虑患者对止痛药产生耐药性，给药剂量不足。

2. 患者因素　担心报告疼痛会分散医生治疗肿瘤的注意力，害怕疼痛意味着病情恶化，担心止痛药物的成瘾，害怕产生耐受性，担心药物的不良反应，担心药费超过支付能力。

3. 医药卫生管理部门因素　不重视对晚期肿瘤疼痛的治疗，止痛治疗不能全部报销，对麻醉药品管理过严，药物供应不足。

（五）晚期肿瘤疼痛的评估原则

（1）倾听并相信患者的主诉，教会患者及其家属有关疼痛的评估方法。

（2）仔细评估患者的疼痛，通过了解病史、体检、相关检查，了解有关肿瘤诊治以及发展的过程，疼痛的性质、程度、当前的生活质量状况，药物治疗史及相关症状和体征。

（3）评估每次疼痛的发生、治疗效果及转归。

（六）晚期肿瘤疼痛评估内容

1. 了解患者的个人及社会情况　①个人背景，包括年龄、教育程度、职业、婚姻状况、居住地、宗教信仰、风俗习惯和种族等；②社会情况，包括患者的器官功能状况、医务人员的治疗护理水平和社会支持系统等。

2. 相信晚期肿瘤患者的主诉　请患者自己对疼痛的性质和程度进行描述，例如，用画线法表示疼痛的强度，用不同符号或颜色表示疼痛的性质和部位等。

3. 详细询问疼痛情况　包括疼痛开始和持续时间、部位和性质、对身体活动的限制、对睡眠的影响、曾服用的止痛药或采用过的治疗措施及疗效。

4. 详细的体格检查　包括全面的神经系统检查，以确定导致晚期肿瘤患者疼痛的原因，为选择适当的治疗措施提供依据。

5. 评估晚期肿瘤患者的心理状态　了解患者既往史和目前疾病的发展情况，以及疾病对患者心理造成的影响，例如，对治疗的态度，是否存在焦虑、抑郁和恐惧等症状。

6. 实验室和影像检查　包括疼痛部位的 X 线、CT、B 超和 MRI 等检查，以确定肿瘤扩散的范围和引起疼痛的器质性原因。

7. 请家属协助说明　说明晚期肿瘤患者的身体和活动情况，疼痛有无影响患者的工作、

活动和日常生活,如食欲、睡眠、情绪和亲属关系是否改变。

（七）晚期肿瘤患者疼痛的评估方法

目前普遍使用的疼痛程度评估工具有以下几种。

1. 疼痛文字描述评分量表（Verbal Descriptors Scale，VDS）

0度:无痛

Ⅰ度（轻度疼痛）:疼痛可以忍受,能正常生活、活动和睡眠。

Ⅱ度（中度疼痛）:疼痛明显,睡眠受干扰,需服用止痛剂、镇静剂和安眠药。

Ⅲ度（重度疼痛）:疼痛剧烈,不能忍受,伴有自主神经功能紊乱,睡眠严重受扰,需用麻醉性药物。

由患者根据自己的疼痛感受,选择合适的描述。

2. 疼痛数字分级法（Numerical Rating Scale，NRS）　由数字0~10分别表示从无痛到最剧烈疼痛,患者自己圈选一个数字,表明其疼痛程度,如图12-1所示。0表示无痛,10表示最剧烈疼痛,数字越大表示疼痛越严重。0~3表示轻度疼痛,4~6表示中度疼痛,7~10表示重度疼痛。

| 0 | 1 | 2 | 3 | 4 | 5 | 6 | 7 | 8 | 9 | 10 |

无痛　　　　　　　　　　　　　　　　　　　　　　　最剧烈疼痛

图12-1　疼痛数字分级法

3. 视觉模拟评分表（Visual Analogue Scale，VAS）　是在长10 cm的直线两端分别用文字注明无痛和最剧烈疼痛,让患者根据自己的感觉在线上画×,标记出疼痛的程度,从最左端至标记处距离的长度即疼痛的分数,如图12-2所示。

无痛　　　　　　　　　　　　　　　　　　　　　　　最剧烈疼痛

图12-2　视觉模拟评分表

4. Wong-Banker面部表情量表　以6种面部表情简图代表疼痛的不同程度,从微笑到哭泣依次代表无痛、有点痛、轻微疼痛、疼痛明显、疼痛严重和剧烈疼痛。由患者自己选定代表当前疼痛程度的面部表情(图12-3)。

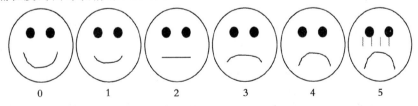

图12-3　Wong-Banker面部表情量表

护士在运用上述工具对晚期肿瘤患者做疼痛评估时,同时应询问下列问题并做好记录。问题如下:

（1）您的疼痛是怎么开始的？

（2）您的疼痛是什么时候开始的?

（3）什么因素能诱发您的疼痛?

（4）您的疼痛要持续多长时间？

（5）您的疼痛是持续性的还是间断性的？

（6）请您描绘一下疼痛的性质和变化情况。

（7）怎样才能缓解疼痛？

（8）什么因素会加重疼痛？

（9）您自己是如何止痛的？

（10）疼痛发生时，您有哪些其他症状？

（11）您认为您常用止痛方法的效果如何？

（12）疼痛对您睡眠、食欲、活动、注意力、情绪、社交活动和性生活等，哪方面影响最大？

（13）您认为疼痛是由什么原因引起的？

另外，对认知障碍的患者，疼痛评估需与自我评定、行为观察和生理反应相结合。患者的步态改变、退缩、食欲或睡眠改变和哭泣等均可视为非语言疼痛行为。

（八）疼痛控制的基本原则

（1）以提高晚期肿瘤患者的生活质量为宗旨。

（2）采用综合治疗方法，即将抗肿瘤治疗与药物治疗、针灸治疗、神经阻滞治疗和心理行为干预治疗相结合。

（3）遵循止痛药物治疗的基本原则和要求。

（九）疼痛的治疗

1. 疼痛的药物治疗　药物治疗是疼痛治疗的主要手段。WHO 推荐的三阶梯治疗方案是目前广泛采用的止痛方法，如果使用正确，剂量调整恰当，按时用药，90％以上的疼痛都能得到缓解。WHO 推荐的三阶梯治疗方案如图 12-4 所示。

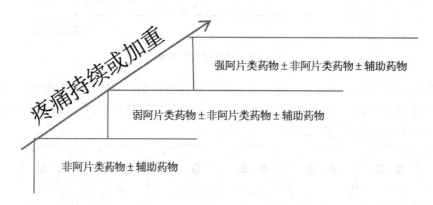

图 12-4　WHO 三阶梯止痛疗法

对于轻度疼痛的患者选用非阿片类药物±辅助药物；对于中等疼痛的晚期肿瘤患者采用弱阿片类药物±非阿片类药物±辅助药物；对于重度疼痛的患者应选用强阿片类药物±非阿片类药物±辅助药物。

2. WHO 推荐的常用止痛药

（1）非阿片类止痛药，包括阿司匹林、对乙酰氨基酚（扑热息痛）、布洛芬、吲哚美辛（消炎痛）和萘普生等。

（2）弱阿片类止痛药，包括可待因、右旋丙氧酚、氧可酮和曲马朵（奇曼丁）等。

（3）强阿片类止痛药，包括吗啡、美沙酮、哌替啶等。

（4）辅助药物，包括抗惊厥药（酰胺咪嗪）、抗抑郁药（阿米替林）、抗焦虑药（地西泮）和皮质激素（泼尼松）等。

3. 用药原则

（1）按阶梯用药，选择止痛药依据疼痛程度由弱到强，逐渐增加。

（2）按时用药，止痛剂应有规律地按时给予，不要等患者疼痛时才给，应在前次药物作用消失前给予，以维持有效的血药浓度。

（3）首选口服给药。口服给药经济、方便、效果好、不良反应小，患者能够自己控制。

（4）个体化原则。由于个体对阿片类药物的敏感性不同，没有标准剂量，患者的药物剂量应以达到有效的镇痛为标准，不受极量限制。

4. 其他治疗方法

（1）针灸治疗。针灸治疗可诱发体内的啡肽，而啡肽可与吗啡受体结合，产生中枢性镇痛作用。最常用的止痛穴位为合谷、内关、足三里和阿是穴等。

（2）皮肤刺激法。疼痛、冷热以及压力是由相同的神经来传送的，因此当皮肤感受到压力、温度等变化时，疼痛就会减弱或消失。皮肤刺激的部位在疼痛点或其附近区域。

（3）按摩法。晚期肿瘤患者使用按摩治疗不仅可减轻疼痛，同时也可感受到别人的关心和慰藉，使精神和躯体得以放松。

（4）磁疗法。用不同强度和形状的磁体，作用于相关的穴位，引起局部血流加快，缓解疼痛。

（5）持续硬膜外阻滞法。按照麻醉的方法，硬膜外置管，保留一定时间，定时注入麻醉药物。

（6）神经外科止痛法。包括神经阻滞、脊神经根切断术等方法。

（7）心理治疗。为每一位患者制定心理护理的计划，解除患者的心理障碍，减缓疼痛。

（十）疼痛的护理

1. 疼痛的护理内容

（1）晚期肿瘤患者的疼痛评估。使用评估工具对患者疼痛进行评估。

（2）评估内容。应综合地、全面地考虑多种因素对患者的影响，相信患者疼痛的主诉。依靠临床检查确定疼痛的部位、局部肌肉紧张度，测量脉搏、呼吸和血压等生理指标。了解疼痛对晚期患者的心理和精神方面的影响。

（3）疼痛评估记录。

2. 止痛药物的用药观察与护理

（1）观察止痛药物的效果，护士的工作是协助医生为患者解除疼痛，并对疼痛治疗效果进行观察，目的是为药物种类或剂量调整提供依据。护士在用药的 24 小时内进行多次个性化疼痛评估，并记录止痛效果。止痛效果评定为：①显效：经止痛治疗后，疼痛完全缓解，维持 3 小时以上；②有效：经止痛治疗后，疼痛减轻，维持 3 小时以上，或经止痛治疗后，完全缓解，但维持不足 3 小时；③无效：止痛效果未达到以上标准，或经治疗疼痛无缓解。

（2）药物不良反应观察，辅助止痛药的常见不良反应包括肾功能不全、肝脏损害、出血和消化道溃疡等。阿片类止痛药的常见不良反应有恶心、呕吐、便秘和尿潴留，另外，还有呼吸抑制。晚期肿瘤患者意识清醒或有痛觉时一般不会出现呼吸抑制，但当痛觉消失或增加剂量时,可能会出现由嗜睡逐步发展到意识模糊甚至昏迷的状态。由于意识状态改变发生在呼吸抑制以前,因此护理人员要监测患者的意识状态,它是预防呼吸抑制的关键。

3. 疼痛教育

(1) 向患者提供适合他的疼痛评估工具,并对患者及其家属进行培训,使患者及其家属了解测量疼痛的原因和如何测量等。

(2) 向患者宣教,忍受疼痛不但影响睡眠、食欲等日常生活,还降低自身免疫力,影响自己、家属、朋友等的心理状态,损害人际关系。

(3) 告知患者及其家属缓解疼痛是晚期肿瘤医疗护理的重要工作,因此患者可以随时向医护人员报告疼痛的感觉,以便找到合适的止痛治疗方案。

(4) 帮助患者解除止痛药物耐药性和成瘾性的顾虑。

二、美沙酮替代疗法

美沙酮,也称美散痛。医用品为无臭、味苦、能溶于水的白色结晶粉末,常规剂型为胶囊,口服使用。它属阿片受体激动剂,为高效阿片类镇痛剂。其镇痛作用是吗啡的 1.2 万倍,且作用快,一般用药后 10 分钟起效,但维持时间仅 50～120 分钟。因此,美沙酮在临床上用作镇痛麻醉剂,止痛效果强于吗啡,但毒性、不良反应和成瘾性却比吗啡小。

由于美沙酮与吗啡和海洛因等毒品一样,是阿片受体激动剂,而其毒性相对较弱,因此它常被用作毒品替代物而用于戒毒治疗。替代疗法指的是在同一受体部位替代,以控制症状,但无明显的不良反应。如果能掌握好用药剂量,逐步递减,脱毒过程能平稳完成。因替代药物也属麻醉品,如美沙酮等,后期撤药较困难,难免形成"以瘾代瘾"。

美沙酮替代递减法,20 世纪 70 年代初在中国香港地区获得满意的效果,而被世界卫生组织(WHO)认为是亚洲地区较好的戒毒模式。1993 年,我国卫生部颁布《阿片类成瘾用戒毒疗法的指导原则》中首选美沙酮进行戒毒治疗。但依据俄罗斯《科学信息》报道,运用美沙酮戒毒产生的依赖性比毒品产生的依赖性更难以根除。

(一) 美沙酮替代递减法的特点

1. 半衰期长 平均为 15 小时,口服后能在 24～32 小时中有效地控制戒断症状,因此使用者可在 1 天内正常生活和工作。

2. 给药方便 可以口服,从而避免了以注射方式滥用而造成的感染性疾病。

3. 不良反应少 其控制戒断症状的剂量与中毒剂量相差 3～5 倍,在脱毒治疗中既可有效地控制戒断症状,又不致出现中毒反应。

(二) 美沙酮替代递减法的使用原则

用药个体化,逐日递减,先快后慢,只减不加,停药坚决。

国内多采用 2～3 周的脱毒治疗方法,开始用药时要找到合适的剂量,以能控制戒断症状为准。初始剂量的选择应参考成瘾者滥用毒品的纯度、用量、途径,以及戒断症状的轻重程度和身体状况综合考虑。

当美沙酮剂量减至 10 mg 左右时,患者可出现失眠、焦虑、不安、骨关节痛、胃肠不适等各种症状,如继续递减则比较困难。此时有两种处理方法:一是按制订的递减方案硬性执行,绝不停顿。无论有怎样的戒断症状,只对症处理。患者可能会埋怨、纠缠,但最终能完成脱毒治疗计划。二是让戒毒者自己提出每日递减的剂量。事先约定,只许往下减,绝不临时加服美沙酮。这种做法调动了戒毒者的责任感和积极性,即使出现某些戒断症状也能用针灸、按摩等方法对症处理。

美沙酮治疗中也会出现类似于吗啡的不良反应,如便秘、出汗、镇静、性欲抑制、妇女有时出现下肢水肿。除便秘持续存在外,其他不良反应可逐渐适应而变得轻微。

（三）美沙酮使用的注意事项

1. 对特殊人群 对老年人、体弱者和有严重肝、肾功能损伤、甲状腺功能低下、阿狄森病、前列腺肥大、尿道狭窄者、急性喘息发作者、慢性阻塞性肺病患者,应用美沙酮时要慎重并减少用量。

2. 有颅脑损伤和颅内压升高患者 要慎用美沙酮,因为美沙酮有抑制呼吸和升高脊髓液压力的作用,可加重病情。而且美沙酮引起的不良反应可掩盖颅脑损伤患者的临床过程。

3. 对工作能力的影响 由于美沙酮可能损害精神或身体对完成某些危险性工作的能力,因此服用本品时不宜驾驶汽车或操作机器。

4. 对孕产妇的影响 美沙酮对胎儿呼吸有抑制作用,故孕妇临产前禁用。

国内外大量研究和临床实践表明,美沙酮治疗海洛因成瘾,疗效肯定,能有效地控制和减轻戒断症状,且递减和停药容易,患者合作,可接受性好。如合理使用,不良反应极少且轻,脱毒率高。

（上海交通大学护理学院 张 莹）

第二节 专科护理技术

一、导管护理

（一）外周插入中央导管（PICC）的护理

PICC 是经外周静脉穿刺置入,头端送达上腔静脉的下 1/3,靠近上腔静脉与右心房入口处的导管。

1. 目的 利用 PICC 导管可以将药物输注在血流量大、流速快的中心静脉中,避免患者因长期输液或输注高渗性、有刺激性药物对血管的损害,减轻因反复穿刺给患者带来的痛苦,同时显著提高患者的生活质量。留置时间:国内 PICC 在体内留置时间最长为 1 年。

2. 用物准备 聚维酮碘（碘伏）及酒精棉签,10 cm×12 cm 无菌透明贴膜和脱敏胶带,测量尺,10 ml、20 ml 注射器,5 号半注射针头,肝素帽、无菌手套,稀释肝素液（1 万单位尿激酶＋2 ml 0.9％NaCl＝每 ml 含 5 000 单位尿激酶）、生理盐水,污物杯和锐器盒。

3. 置管输液 常规消毒肝素帽,将静脉输液针头插入肝素帽内完成输液。输液前先推注 10 ml 生理盐水确认导管通畅。

4. 正压封管 普通肝素帽:用 20 ml 生理盐水（NS）脉冲式冲洗导管,当注射器内还剩 10 ml 左右 NS 时,将注射器的针头慢慢退出,只留针头的斜面在肝素帽中,继续推注 NS,使整个肝素帽内都充满 NS,最后以边推注 NS 边退针的方法（正压）,拔出注射器的针头。禁止用静脉点滴或普通静脉推注的方式冲管和封管。每次使用的注射器必须＞10 ml(小规格注射器会产生较大的压强,容易致导管破裂)。治疗间歇期,每周 1 次冲洗导管。禁止使用暴力冲管。

5. 更换肝素帽　用 NS 预冲。轻柔的拆除原有固定 PICC 导管和肝素帽的脱敏胶带,取下原有肝素帽。用聚维酮碘或酒精棉球消毒导管接口的外壁,清除导管外壁残留血迹,连接新的肝素帽。

6. 更换敷料　洗手,小心拆除原有的脱敏胶带和透明贴膜。注意避免牵动导管,由下而上拆除原有贴膜,以防止将导管带出体外。检查穿刺点周围皮肤有无发红、肿胀、渗出物。观察外露导管的长度,注意导管有无滑出或回缩。再次洗手,打开无菌换药包,戴无菌手套。用石油醚清除皮肤表面的胶带痕迹,然后先用酒精棉球由内向外螺旋擦拭清洁消毒穿刺点周围的皮肤,消毒范围达到直径 10 cm 以上,消毒 3 次,再用聚维酮碘重复上述步骤,待干 2分钟。注意清除导管和接头部位胶带痕迹。将体外导管呈"S"形放置,并用无菌脱敏胶带固定在连接器的翼形部分或圆盘上,贴膜下的第 1 条胶带必须无菌。贴透明贴膜时要做到无张力粘贴,防止患者因活动而发生贴膜翘起、脱落。注意穿刺点应正对透明贴膜中央,避免造成机械性张力性损伤。轻捏透明贴膜下导管接头突出部位,使透明贴膜与接头、皮肤充分粘合。用指腹轻按整片透明贴膜,使皮肤与贴膜充分接触,避免水汽积聚。脱敏胶带以蝶形交叉方式固定连接器或圆盘。最后用一条脱敏胶带横向粘覆加强固定。每次更换敷料后记录体外导管的刻度和观察发现的异常情况。更换时间:24 小时后做第 1 次敷料更换,此后每周1 次更换敷料,同时更换肝素帽。若发现穿刺点有渗血、敷料有潮湿或松动时需立即更换。

7. 停止输液治疗后可拔管　拔除时按常规消毒穿刺点,拔管时,先回抽血 2ml,以抽出导管内或导管末端可能存在的血栓,防止拔管后栓塞。用无菌镊子缓慢拔出导管,立即用无菌纱布覆盖,按压止血。透明敷料膜固定封闭。拔出的导管,用无菌剪刀剪下前端送细菌培养。

8. 并发症和导管堵塞的护理

(1) 局部渗漏,皮肤肿胀、发红:发生上述问题可用类肝素(喜疗妥)涂抹,同时抬高患肢。在 PICC 护理过程中,应重视护理常识宣教,保证患者采取正确体位、正确封管、正确换药、局部固定是预防并发症的有效措施。

(2) 导管堵塞的处理:发现导管堵塞即去掉正压密闭输液接头,用 10 ml 注射器尝试回抽。若抽回凝块,则用 20 ml 生理盐水冲洗导管,更换正压密闭输液接头。若不能回抽,可用三通开关连接 PICC 管,旁路接 10 ml 注射器,直路接内含尿激酶稀释液的 10 ml 针筒(尿激酶浓度为 5 000 U/ml)。先关直路开关,由旁路抽吸,再关旁路开关,由直路注入尿激酶溶液,再关总开关,保留 30 分钟。30 分钟后,试抽回血,如果无效,以同样的方法注入尿激酶溶液,1 小时后再同样处理。若还是无效,类推 2 小时,直至导管再通。导管通畅后,再回抽 5 ml血,以确保弃去 PICC 管内所有尿激酶药物和血凝块。取下刚才回抽血液的注射器,换上装有 20ml 生理盐水的注射器,接上正压密闭输液接头冲洗导管。

9. 健康宣教

(1) 置管的上肢勿负重(举重、提重物等)。避免游泳、水上作业等水中运动,尤其第一个24 小时别沾水。

(2) 淋浴时局部先用保鲜膜包好,勿弄湿敷料,如弄湿应及时更换。

（3）使用 PICC 输液时，应经常观察输液速度，若发现流速明显降低时应及时与护士联系，得到妥善处理。学会自我观察穿刺点情况，如有红肿热痛及时就诊。

（4）穿刺后第 2 天应换药，每周更换敷料和肝素帽 1 次，并用 20 ml 以上生理盐水做脉冲式冲管一次。夏天出汗，贴膜完整性受损需立即换药。

（5）导管维护和使用须由医护人员完成。

（6）教会患者及家属改良术肢衣袖，以免穿脱上衣时将导管拔出，尤其是在睡眠时保护好导管，防止意外情况的发生。

（二）深静脉置管的护理

1. 目的　保持管路通畅，防止感染，预防并发症。

2. 用物准备　治疗盘，治疗巾。一套无菌弯盘（内置若干酒精棉球、PVP-I 棉球，2 把无菌镊）。1 付 5 ml 稀肝素注射器，透明敷贴、创可贴，纸胶，污物杯。

3. 操作步骤

（1）患者取仰卧位（如颈内静脉则头偏向对侧）充分暴露穿刺点。

（2）5 ml 稀肝素注射器抽回血，见回血后针尖退至肝素帽处，以稀肝素脉冲式封管，保持正压下夹管（近心端）后拔针，并用创可贴交叉覆盖肝素帽。

（3）评估皮肤，确认刻度。

（4）撕去旧敷贴（向心方向），再次确认刻度。

（5）酒精棉球消毒皮肤（避开针眼、导管），聚维酮碘棉球消毒（依次为针眼－导管－皮肤，范围＞10 cm×10 cm）。

（6）准备纸胶和透明敷贴，在胶布上写上更换日期并签名。

（7）待干，再次确认刻度。

（8）贴敷贴（注意固定导管），交叉固定一条纸胶，横贴一条胶布（写上日期和姓名的胶布）。

（9）记录：刻度，穿刺点及周围皮肤情况，导管留置时间。

4. 注意事项

（1）敷贴（6×7 透明敷贴）每周更换 2 次，肝素帽每周更换 1 次。

（2）中央导管插入（CVC）留置时间：普通型 2～4 周，抗感染型 4～8 周。

（3）其他注意事项：同 PICC。

（三）浅静脉留置针置管与护理

1. 选择合适型号的留置针　根据病情、患者静脉的条件、治疗的需要选择合适型号的留置针。如：休克患者、大出血患者、脱水患者等需要短时间内快速补液者，宜选择直径粗的留置针（18～20 G）。对需长期输液患者、年老体弱、婴幼儿及对输液速度无要求的患者，尽量选择直径细的留置针（22～24 G），以减少对静脉的损伤。

2. 进针角度　在穿刺时提倡留置针直刺入血管，最大限度减少留置针在皮下的长度。故进针的角度要求在 30～45°。目的是保证留置针在血管的足够长度及减少对局部组织的刺激。

3. 留置时间　留置针在静脉内保留的时间为 3～5 天，超过 5 天即予拔除，以减少局部静脉炎的发生概率。

4. 封管　输液结束正压封管，并使用输液敷贴将肝素帽包裹，用胶布妥善固定留置针尾部。

5. 敷料更换　在留置的过程中敷贴如无污染无须每天更换。但在输液前后及上门访视时观察局部敷贴是否清洁、干燥,如有污染或浸湿应随时更换,但需注意,敷贴上的时间仍应写留置当天的时间而不是更换的时间,以免延误拔管的时间。其他同 PICC 护理。

二、造口护理

(一)气管造口护理

1. 更换气管套管

(1)目的:保持呼吸道通畅及预防气管造口周围皮肤感染。

(2)用物准备:一次性换药盒(内置镊子 1 把,生理盐水棉球、干棉球若干,纱布一块),过氧化氢(双氧水),气管造口管颈部系带 1 条,气管内套管 1 个。

(3)更换套管操作程序:①自身准备后将所需用物带至患者身边,提醒患者尽量保持颈部伸展姿势;②解开颈部系带,取下气管套管;③持镊以生理盐水棉球由内向外消毒造瘘口;④更换气管内套管,用 Y 型纱布垫于气管套管与皮肤之间,同时观察造口周围皮肤情况(有无渗血、出血现象);⑤换上干净系带,打活结固定于颈部侧面,松紧度以可伸入一指为宜。

2. 造口护理操作程序

(1)洗手:将所需用物带至患者身边,左手拇指与食指固定外观颈板,右手将内套管逆时针方向旋转 90°,轻轻拔出内套管,置于换药盒盖上(内套管应与患者使用的套管尺寸一致)。

(2)用过氧化氢清除套管上的分泌物,生理盐水棉球擦洗套管,再用干棉球擦拭干净。

(3)以生理盐水棉球由内向外消毒气管切口及周围皮肤,并擦干。

(4)Y 型纱布垫于气管套管与皮肤之间,干净系带活结固定于颈部侧面。

(二)结肠造口护理

1. 结肠灌洗

(1)目的:清除肠内粪便、排气,避免肠道阻塞;定时灌洗,训练肠道规律的蠕动;养成定期排便的习惯,有效控制粪便的排出。

(2)用物准备:盛水袋、导管、调节器、锥形灌洗头、一次性手套、液状石蜡油、小方纱布各一,盛水袋内灌洗液可用清水或生理盐水,温度控制在 39～41℃。

(3)灌洗流程:①盛水袋、导管、调节器、锥形灌洗头连接妥当,灌洗液装入盛水袋,置于输液架上,高度从液平面至造口处在 45～60 cm 之间;②能自行操作的患者可在盥洗室自行灌洗,需家属帮助者视体力选择侧卧、半坐卧或坐位;③将盛污物的容器及便盆置于易取处,解开患者衣服,露出造口处。

2. 造口异常的处理　指造口处肠颜色、肠管的回缩和脱垂、狭窄,造口周围皮肤炎症或破损。

(1)造口处肠脱出处理:戴上手套,将脱出的肠管顺肠道走向回纳到腹腔。

(2)皮肤出现红损的护理:先清洁及吹干造口处皮肤,在损伤皮肤上撒一层造口护肤粉,并清除多余的粉,粘上猪油膏底板的造口袋。较严重的皮肤损伤暂停使用造口袋,局部涂以红汞,每天 2 次用理疗灯照射局部。

3. 造口的健康教育

（1）居家休养期的饮食指导：饮食要定时，细嚼慢咽，少吃油腻食物。引起稀便的食物要控制摄入，如：青豆、花菜、菠菜、极辣的食品、啤酒等；可引起便秘，甚至堵塞造口的食物，如：粽子、芹菜、苹果皮、葡萄等要适当限制。汽水、洋葱、啤酒等会增加气体排出，要尽量少吃。

（2）重建定时排便习惯的指导：患者按原来的排便习惯时间，饮温开水，促进肠蠕动，然后坐厕半小时左右，每天坚持意想排便。对易造成腹泻或便秘的食物适当控制，必要时指导患者进行造口灌洗，以尽早重建定时排便的习惯。

（3）日常生活指导：待体力恢复后，可恢复以前的工作，但要避免举重等增加腹内压的工作，以及剧烈的运动、粗暴的接触性运动。选择对造口无直接压迫的正常衣着，避免穿紧身衣裤。待伤口完全愈合后，可以沐浴，先将造口袋除去，沐浴后再戴袋。外出旅游有益身心健康，注意将造口用具随身携带，以便随时更换。

三、伤口换药

1. 目的　观察伤口，去除坏死组织，清洁创面，引流通畅，促进组织生长。

2. 原则　无菌原则，清除失活坏死组织，保持、促进肉芽生长，促进伤口愈合。

3. 常用的伤口清洗液　常用的清洗液有生理盐水、氯己定（洗必泰）、过氧化氢（双氧水）、碘剂、苯扎溴铵（新洁尔灭）溶液和依沙吖啶（雷佛奴尔）。

（1）生理盐水：是最常见的伤口清洗液。它不含任何防腐剂，无毒，符合人体生理性，是安全的伤口清洁溶液。生理盐水清洁伤口后可以降低伤口表面的细菌数目或代谢物质，不损害活力组织，但不具杀菌效果。

（2）氯己定：为表面活性剂，具有相当强的广谱抑菌、杀菌作用，是较好的杀菌消毒药。即使在有血清、血液等存在时仍有效。使用浓度：1∶2 000水溶液。

（3）过氧化氢：为强氧化剂，利用氧化作用分解腐肉组织，泡沫效应有助于机械性清创，具有消毒、防腐、除臭和清洁作用。用于清洁创面、溃疡、耳内流脓。除用于有恶臭不洁的创面外，尤其适用于厌氧菌感染及破伤风、气性坏疽的创面。使用浓度：3％溶液冲洗或湿敷，根据创面情况可每天多次使用。还可在换药时用以去痂皮和黏附在伤口上的敷料（可减轻疼痛）。要注意不可用于冲洗肉芽组织，以免引起出血及形成皮下气肿的危险，不适合用于有深洞的伤口。

（4）吡咯烷酮碘：杀菌作用是由于逐渐分解出游离碘而产生的。其中80％～90％的结合碘可解聚成游离碘，直接使病原体内的蛋白质变性、沉淀，病原体死亡，达到高效消毒的目的。吡咯烷酮碘杀菌力强、毒性低，能杀死病毒、细菌、芽孢、真菌及原虫。适用于完整皮肤消毒、小的清洁伤口皮肤黏膜消毒。要注意外用可引起皮肤过敏反应；对皮肤黏膜有刺激性；长期使用或用于大面积伤口可引起碘中毒。

（5）苯扎溴铵溶液：为阳离子表面活性剂类广谱杀菌剂。用于皮肤、黏膜和小面积伤口的消毒。使用浓度：皮肤消毒用0.1％溶液，创面黏膜用0.1％～0.05％溶液。注意在局部消毒时勿与碘酊、高锰酸钾、过氧化氢、磺胺粉等同时使用。

（6）依沙吖啶：为外用杀菌防腐剂，对革兰阳性菌及少数革兰阴性菌有较强的杀灭作用，对球菌尤其是链球菌的杀菌作用强。用于各种创伤、渗出、糜烂的感染性皮肤病及伤口冲洗。其刺激性小，一般治疗对组织无损害。皮肤黏膜感染创口洗涤常用浓度0.1％～0.2％。

肾功能障碍及血尿患者不宜用本品冲洗腔道。不能用生理盐水溶解本品。本品与碱类及磺液混合易析出沉淀,并有发生过敏反应的报道。

4. 清洗液的选择　生理盐水是最佳选择。感染伤口可先使用过氧化氢,再用生理盐水冲洗干净,要避免过氧化氢遗留在伤口中。苯扎溴铵、氯已定、乙醇、碘酊不宜用于伤口清洗。

5. 换药前准备

(1) 评估伤口:创面的部位大小和深浅,引流物有无及是否拔除或更换,是否需要扩创或冲洗,是否需要拆线或缝合,配置伤面涂用的抗生素溶液等。对患者的精神状态、全身状况及换药过程中可能发生的情况,均应详细了解、充分准备。

(2) 无菌准备:要求在半小时内未进行清扫,操作者戴好口罩帽子。观察伤口情况(揭开纱布要顺着伤口方向揭,以避免伤口再裂开),评估需要的器械和敷料的数量、种类,然后洗手,准备换药的物品。一般需两个无菌弯盘、两把镊子,以及消毒棉球等,夹拿器械时,镊子要头朝下,按顺序先夹镊子,放弯盘中间,夹纱布盖在上面。

6. 操作　用手掀去外敷料,粘在创面上的敷料用无菌水湿敷后去除。无菌水清洗伤口,以减少伤口的细菌,避免日后伤口感染。早期彻底清创并封闭伤口是伤口处理的基本原则。伤口清洗:用涡流式水流冲洗法。20～50 ml注射器抽取所需的冲洗液,以每秒1 ml的速度从伤口中心环形向外冲洗,形成"涡流",同法再抽取生理盐水反复冲洗3～4次,直至伤口洁净。应注意此法不适用瘘的冲洗。冲洗时压力不可过大。最方便取得无菌水包括煮沸过的冷开水、瓶装矿泉水以及食盐水,冲洗时必须达到足够的量,才有效果。如果身边一时无法取得无菌水,也可使用大量自来水冲洗,以稀释细菌。敷料覆盖:盖纱布光面朝下,盖8层纱布以上。粘胶布要顺皮纹方向且垂直纱布粘贴。在开始几天,伤口的生长主要是肉芽组织的生长,它需要比较湿润的环境,所以开始几天敷料可以多用几层,保持创面的相对湿润。到了后期,伤口的生长主要是角质层,此时创面需要相对干燥的环境,所以敷料就应该在起到隔离作用的前提下尽可能薄。敷料除了保护创口不受外界污染的作用外,还具有一定的引流作用,所以换药时应保证敷料与创口紧密贴附,尤其是在创口较周围低凹的时候。最后洗手。

7. 换药频率　原则上敷料湿透即应换药。一般伤口:首次24小时内,以后每2～3天/次。

8. 常见伤口的处理

(1) 清洁伤口周围,用聚维酮碘消毒;对于清洁、新生肉芽创面,还可加用凡士林油纱覆盖,以减轻换药时患者的痛苦,并减少组织液渗出、丢失。

(2) 血供丰富、感染机会小的伤口可先用生理盐水简单湿润,无菌敷料包扎即可。

(3) 对于有皮肤缺损的伤口,缺损区用盐水反复冲洗,周围可用聚维酮碘常规消毒,消毒后,用盐水纱布或凡士林纱布覆盖,盐水纱布有利于保持创面的新鲜、干燥,凡士林纱布有利于创面的肉芽生长。

(4) 感染或污染伤口原则是引流排脓,必要时拆开缝线、扩大伤口、彻底引流,伤口内用过氧化氢和生理盐水反复冲洗,有坏死组织的应给予清创,也可以用抗生素纱布填塞伤口内,伤口的周围最好用碘酊2次酒精3次脱碘消毒。感染伤口的换药要做到每天一换。另外,对化脓的切口换药时,要仔细擦掉切口处的脓苔,脓苔除去后要看到有轻微的血丝渗出,这样才有助于伤口的早日愈合。

（5）压疮、化脓性骨髓炎等感染伤口：聚维酮碘消毒创口周围，而创口以过氧化氢、生理盐水冲洗，庆大霉素敷料覆盖。

9. 注意事项

（1）无菌一期伤口换药一般在第 24 小时和 72 小时时。应常规观察局部肿胀渗出情况；开放伤口在术后争取 24、48、72 小时连续 3 天换药。

（2）注意爱护肉芽的生长。肉芽组织本身有抗感染的能力，如果没有明显渗出，则不要用抗生素或其他药水换药，只用聚维酮碘消毒创缘皮肤，用湿盐水纱布覆盖即可。

（上海交通大学护理学院　　杨云衣）

第十三章　常用康复护理技术

第一节　康复护理环境与日常生活活动训练

一、康复护理环境

1. 康复病区设施　病房的大小要考虑到轮椅活动的空间,不设门槛,地面防滑;病床应低于普通床,并使用活动床栏,防止患者坠床。浴室应有洗澡凳,墙上安置扶手,淋浴旁安装单手拧毛巾器;便器以坐式为宜,坐便器周围或坐便器上有扶手,以方便和保护患者。

2. 床与床头柜的放置　由于偏瘫患者的面部经常偏向健侧而忽视患侧,因此,要从早期开始注意强化对患侧的刺激。床的位置要尽可能使患者的患侧对向房门,有利于探视、查房,以及陪伴人员和护理操作在患者的患侧,床头柜、电视机等应安置在患侧,以引起患者重视,促使其将头转向患侧。此外,应鼓励患者转动头部,用眼扫视环境,以弥补视野缺损或单侧忽略。

3. 防止跌倒和坠床　病床通常应低于普通床,并使用活动床栏,防止患者坠床;同时,由于脑卒中患者的认知、感觉、交流、肌力、平衡与协调性的改变,常有跌倒和损伤的危险,尤其是在无帮助下上厕所时更易发生。因此,在护理中应注意:

(1) 提高患者活动能力,如平衡能力等;

(2) 注意环境因素,如灯光、地板的潮湿及光滑度等;

(3) 采用先进技术,如床头报警器等;

(4) 教育患者家属加强监护,教会患者如何爬起,教给家属如何判断骨折及帮助患者爬起也很重要。当患者跌倒时,往往会不知所措,又常因自救不当或等待他人帮助而长时间躺在地上造成进一步损伤。因此,防跌倒训练可以增加患者进行日常生活的信心及跌倒后减少损伤的可能性。

二、日常生活活动训练

日常生活活动对健康人来说是非常简单、极易完成的,而对伤病残者却成为一种难度很大的活动。它是反映人们在家庭、工作机构和社区中自己管理自己的最基本能力。当康复对象无力完成日常生活活动时,易引起其自尊心和自信心丧失,从而导致生活活动能力的进一步减退。这不仅会损害患者的个体形象,而且还会影响他与外人的交往,甚至影响到整个家庭和社会。以改善或恢复患者完成这些活动的能力为目的而进行的一些针对性训练称为日常生活活动训练(简称 ADL 训练)。

1. 进食训练　饮食是人体摄取营养的必要途径,营养是保证人体健康的重要条件。患者若进食不能自理将直接影响营养的摄入。因此对意识清楚、全身状况稳定、能产生吞咽反射、少量误咽能通过随意咳嗽咳出的患者要进行饮食动作训练,进食训练包括:进食时患者的正确体位、食物形态、用量及综合训练,这对促进患者的身体康复、提高生活活动能力具有很重要的意义。

经过基础训练后可开始摄食训练,可将饮食动作分解为数项最简单的连续性动作,即吞咽模式训练、从仰卧位转换为坐位、维持坐位的平衡、抓握餐具、使用餐具摄取食物、将食物送入口腔和咀嚼动作。当患者在床上能够保持30°～45°坐位时,就可以让患者自己进食;当可以保持90°坐位时,就应让其过渡到垂直位或在轮椅上进食。

(1) 摄食体位:因人因病情而异,一般选择坐位或半坐位。进食前应嘱患者放松精神,保持轻松、愉快的情绪,然后协助患者身体靠近餐桌坐直(坐不稳时可使用靠背架),患侧上肢放在餐桌上,帮助患者进食时保持对称直立的坐姿或头稍前屈45°左右,身体倾向健侧30°,这样可促使食物由健侧咽部进入食管,护理人员位于患者正面或健侧;或将头部轻转向瘫痪侧45°,使健侧咽部扩大便于食物进入。卧床患者采取躯干30°仰卧位,头部前屈,如有偏瘫则患侧肩部给予枕头垫起(保持肩部在正常高度),护理者位于患者健侧。

(2) 食物选择:选择食物的首要标准是易于口腔移送和吞咽,不易误咽。先选择密度均一、有适当的黏性、不易松散且通过口腔时容易变形、不在黏膜上残留的食物,如果冻、蛋羹等既容易在口腔内移动又不易出现误咽的胶冻样食物。根据患者吞咽障碍程度和阶段,按胶冻样、糊状、普食3个阶段从易到难选择。

(3) 饮食训练的方法

1) 进食训练:将食物及餐具放在便于取放的位置,必要时将碗、盘用吸盘固定或嵌入饭桌上;用健手握持叉子(匙),把叉子(匙)放进碗内,用叉子(匙)取适量食物放进口中,咀嚼、吞咽食物;帮助患者用健手把食物放在患手中,再由患手将食物放于口中,以训练健、患手功能的转换。开始训练时,健手托住患侧前臂近肘关节处,协助将食物送进口中。当患侧上肢恢复一定主动运动时,训练完全用患手进食,开始训练时使用叉或匙(尽量选用长粗柄、匙面小、边缘圆、不易粘上食物的硬塑匙),而后逐渐改用筷子(两根筷子顶端用一根小弹簧连接起来);丧失抓握能力、协调性差或关节活动受限者,应将食具加以改良,如筷子加弹簧、使用盘档、加长叉和勺的手柄或将其用活套固定于手上、使用前臂或手掌支架。

2) 饮水训练:杯中倒入适量的温水,放于适当的位置;可用患手持杯,健手轻托杯底,以协助稳定患手,端起后送至嘴边;缓慢倾斜茶杯,倒少许温水于口中,咽下;双手功能障碍者可用吸管饮水;震颤麻痹和共济失调患者则可在杯盖上开一小孔,插入吸管吸水,或使用挤压式柔软容器饮水。

(4) 护理要点

1) 培养良好的进食习惯,尽量定时定量摄食;能坐起时勿躺着,能在餐桌上勿在床边进食,严禁在水平仰卧位下进食。

2) 根据个体情况选用适当的餐具。碗碟中食物盛装不宜太满,特别是浓汤等流质,且温度适中,防止溢出、烫伤等意外。

3) 每次进食前用冰块刺激或诱发吞咽动作,确保有吞咽反射再开始进食。初期进食宜用糊状食物,不宜饮水或流质,以免呛咳。吞咽与空吞咽交替进行,以防误吸。

4) 眼盲的患者,进食前必须告诉他餐盘内的食物名称,将食物按序摆放在碗碟中;偏盲患者用餐时,食物靠健侧摆放。

　　5)有吞咽障碍的患者和年老体弱者,训练时护理人员应全程陪伴,并备吸引器在旁。

　　6)如发生咳嗽、误咽应及时拍背,促使患者咯出食物。误咽较多时,迅速将气管内食物吸出以防窒息。此时应停止喂食,让患者至少休息半小时以后再试,若屡次发生则患者可能需延后一段日期再试。

　　7)训练期间,保留鼻胃管留置或其他方式,以补充不足的水分及营养。

　　2.更衣训练　穿脱衣物是日常生活活动中不可缺少的动作。患者因功能障碍,造成衣物穿脱困难,只要患者能保持坐位平衡,有一定的协调性和准确性,就应该指导他们利用残存的功能进行穿脱衣物的训练,以尽快建立起独立生活的能力。

　　(1)穿脱衣训练

　　1)穿脱开襟上衣训练:穿衣时,患者取坐位,用健手找到衣领,将衣领朝前平铺在双膝患侧,袖子垂直于双腿之间。用健手将患肢套进衣袖并拉至肩峰→健侧上肢绕过头顶转到身后,将另一侧衣袖拉到健侧斜上方→穿入健侧上肢→整理并系好扣子(图13-1)。

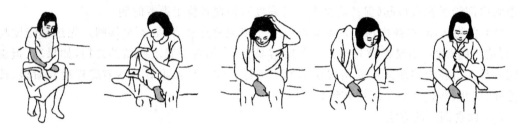

图13-1　穿开襟上衣

　　脱衣的过程正好相反,用健手解开扣子→健手脱患侧至肩下→拉健侧衣领至肩下→健手从后腰部向下拉衣摆→两侧自然下滑甩出健手→再脱出患手。

　　2)穿脱套头上衣训练:穿衣时,患者取坐位,用健手将衣服平铺在健侧大腿上,领子放于远端,患侧袖子垂直于双腿之间。用健手将患肢套进袖子并拉到肘部以上→穿健手侧袖子→健手将套头衫背面举过头顶,套过头部,健手拉平衣摆,整理好衣服(图13-2)。

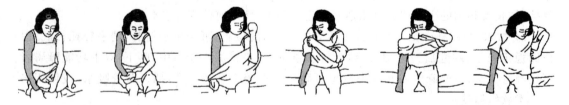

图13-2　穿套头上衣

　　脱衣时,先用健手将衣摆翻起,推至胸部以上→健手从肩部绕至后背拉住衣服→在背部从头脱出衣领→脱出健手→最后脱患手。

　　3)穿脱裤子训练:穿裤时,患者取坐位,健手置于腘窝处将患腿抬起放在健腿上(健踝提起用足尖着地或用矮凳支撑使健腿倾斜可以减少患腿下滑)。用健手穿患侧裤腿,拉至膝以上→放下患腿,全脚掌着地→穿健侧裤腿,拉至膝上→抬臀(拱桥)或站起向上拉至腰部→整理系带(图13-3)。

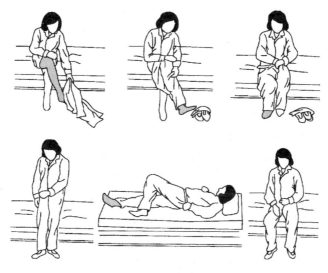

图 13-3 穿裤子

脱裤时,患者站立位,松开腰带,裤子自然下落→坐下抽出健腿→健足踩住裤身,抽出患腿→健足从地上挑起裤子→整理好待用。

平衡较好者取坐-站式,平衡有障碍者取坐-卧式训练穿脱衣裤。同时,将穿裤动作分解成"从足部到大腿、从大腿到腰部"分段完成。

4)穿脱袜和鞋的训练:穿袜子和鞋时,患者取坐位,双手交叉将患腿抬起置于健腿上→用健手拇指和示指张开袜口,上身前倾把袜子套在患足上,再穿鞋→放下患腿,全脚掌着地,身体重心转移至患侧→再将健腿放在患腿上→穿好健足的袜子或鞋。脱袜子和鞋,顺序相反。鞋口浅、袜帮较低者,用健足脚趾勾住鞋(袜)帮,利用健侧脚踝力量,将鞋(袜)褪下。

(2)护理要点

1)衣物应宽松、柔软、有弹性。尽量选择开胸式上衣,衣服上的纽扣换成尼龙搭扣或大按扣,或不解开衣服下部的扣子,按套头衫的方式穿脱;女性胸罩在前面开口,男性选用套头式领带;裤带选用松紧带;鞋带改成尼龙搭扣、带环的扣带,或改穿浅口船鞋,以使穿脱方便,穿着舒适。

2)偏瘫患者穿衣服时应先穿患肢,后穿健肢;脱衣服时先脱健肢,后脱患肢。

3)袜子和鞋应放在患者身边容易拿到的地方,固定位置摆放,并养成习惯性动作。必要时借助长柄取物器、鞋拨子等辅助设施。

3. 个人卫生训练 清洁是人的基本需要。全身皮肤和黏膜的清洁,对于体温的调节和并发症的预防有重要意义,个人卫生直接影响着人的精神状态和社会交往。当患者意识清醒时,即可用健手为自己洗脸。在床上能够保持60°坐位时就可鼓励患者自己刷牙、刮胡子、梳理头发。能在轮椅上取坐位时,上述动作尽量到洗手间完成。偏瘫患者可训练健手代替患手操作,继之训练患手操作、健手辅助,或只用患手操作。两手功能障碍者,可借助辅助器具尽快进行个人卫生训练,以提高自理生活的能力,增强患者的自信心。

(1)个人卫生训练方法

1)洗脸、洗手:毛巾一端固定在水池边,或用洗脸海绵或自己缝制的毛巾套;肥皂装在网兜里吊在水池边,或墙壁安装按压式洗手皂液,这样,无论患者单手还是双手操作都很方便。

患者坐在洗脸池前,用健手打开水龙头放水,调节水温。用健手洗脸、洗患手及前臂。

洗健手时,患手贴在水池边伸开放置,涂过香皂后,健手及前臂在患手或毛巾上搓洗。拧毛巾时,可将毛巾套在水龙头上或患侧前臂上,用健手将两端合拢,向一个方向拧干。

2) 刷牙、修剪指甲、梳头:打开牙膏盖时,用嘴打开盖子,也可借助身体将物体固定(如用膝夹住),用健手将盖旋开,刷牙的动作由健手或双手共同完成,必要时可用改良的长柄牙刷或电动牙刷代替;清洗义齿或指甲,可将带有吸盘的毛刷、指甲挫等,固定在水池边缘;剪指甲时,可将指甲剪固定在木板上,利用患手的粗大运动,即用手掌或肘按压指甲剪给健手剪指甲;选用手柄加长或成角的梳子梳头。

3) 排便、如厕动作:卧床患者床上使用便器时,患膝、髋锁定在屈曲位,自己双手交叉抬高臀部(桥式运动),就可进行便器的插进和拉出。抓握功能差者,可将卫生纸缠绕在手上使用。随着床上体位转移能力的增强和抓握功能的恢复,由他人协助逐步过渡到自己取放便器。

对于从轮椅转移到马桶排便的患者,马桶最好高于地面 50 cm,且厕座的两侧必须安装扶手。将轮椅靠近厕座,刹住车闸,双足离开踏脚板而后将其移开;借助轮椅扶手支撑解开裤带,躯干交替向左右倾斜抬起臀部,顺势把裤子退到大腿中部;以健手支撑轮椅椅面站起,然后握住厕座旁扶手,旋转身体坐在厕座上(双上肢均有力者,可一手接住椅面、另一手拉住马桶远侧的边缘,用两上肢支撑起髋后向马桶移动);调整身体坐姿,使两下肢位置摆放合适。

4) 洗澡:患者必须具有足够的体力,方可开始主动向盆浴转移。准备固定的木椅两把,一把放在浴盆一旁,另一把稍矮些的放在浴盆内,两把木椅与盆沿高度相同。矮木椅的脚底装上橡皮垫,用以保护浴盆并防止椅子滑动。

患者坐在紧靠浴盆的椅子上,脱去衣物→健手按在椅座上,健足踏在地板上,身躯移到椅子边尽可能向浴盆靠近→用双手托住患腿放入盆内→再用健手握住盆沿或墙壁上的把手,健腿撑起身体前倾,抬起臀部移至盆内椅子上→把健腿放入盆内;亦可用滑板(木板),下面拧两个橡皮柱固定在浴盆一端,患者将臀部移向盆内木板上,将健腿放入盆内;洗涤时,用健手持毛巾擦洗或将毛巾一端缝上布套,也可选用两端带环的洗澡巾,套于患臂上协助擦洗,还可借用长柄的海绵浴刷擦洗背部和身体的远端。拧干毛巾时,将其压在腿下或夹在患侧腋下,用健手拧干。洗毕后,出浴盆顺序与前面步骤相反。淋浴时,患者若坐在淋浴凳或椅子上,洗澡较容易进行。

(2) 护理要点

1) 患者自己调节水温时,先开冷水龙头再开热水龙头;关闭时动作相反。当患者失去痛觉和温度觉时,必须先测量水温。一般水温调节在 40~45℃。

2) 出入浴盆,对患者来说是最危险的行动之一,训练时应始终有人在旁保护。出入浴盆可以向患者最为方便的一侧进行,不必像其他转移活动那样总是向患者的健侧进行。

3) 患者出入浴室应穿防滑拖鞋,浴盆内的底部及淋浴处地面铺上防滑垫或塑胶垫。洗澡时间不宜过长,以免发生意外。

4) 下肢关节活动受限者,建议使用可调节坐便器;上肢活动受限、截瘫或手指感觉缺失者可使用安装在坐便器上的自动冲洗器和烘干器达到清洁的目的;如厕障碍者,建议夜间在床旁放置便器,以免除如厕不便。

5) 注意观察患者体温、脉搏、血压等全身情况,如有异常及时处理。

4. 注意事项

(1) 训练前做好各项准备,如帮助患者排空大小便,避免训练中排泄物污染训练器具;固定好各种导管,防止训练中脱落等。

(2)训练应从易到难、循序渐进、切忌急躁,可将日常生活活动的动作分解为若干个细小的动作,反复练习,并注意保护,以防发生意外。

(3)训练时要给予充足的时间和必要的指导。护理人员要有极大的耐性,对患者的每一个微小进步,都应给予恰当的肯定和赞扬,从而增强患者的信心。心理护理应贯穿训练全程。

(4)为患者选用适当的辅助用具,必要时对辅助用具及训练环境进行改制和调整,以达到最佳训练效果。

(5)训练中应仔细观察患者的实际活动能力,不断调整训练计划,使其最简单、最切实可行。训练后,要注意观察患者的精神状态和身体状况,如是否过度疲劳,有无身体不适,以便及时给予必要的处理。

第二节 社区常见疾病的康复护理

一、脑血管意外偏瘫患者康复护理

1. 概述 脑卒中又称中风(stroke)、脑血管意外(cerebral vascular accident,CVA)。是一组由不同病因引起的急性脑血管循环障碍(痉挛、闭塞或破裂)性疾病的总称;脑卒中以发病急骤、持续性(>24 小时)、局灶性神经功能缺损症候为临床特征。脑卒中不是一个独立的疾病诊断,而是包括了一组具有共同特征的临床综合征。

高血压、动脉硬化、心脏病、糖尿病、高血脂、栓子脱落(房颤等)和血液流变学异常是脑卒中的危险因素,但可预防。年龄、性别、家族史、地理环境与脑卒中发病有关,吸烟、过度饮酒等不良嗜好也与脑卒中发病有关。高血压、心脏病、糖尿病、过度饮酒是脑卒中复发的重要因素。治疗和预防上述疾病、纠正不良生活习惯,可以降低脑卒中的发病和复发。

脑卒中按其病理机制和过程分为两大类:一类为出血性脑卒中,包括脑出血和蛛网膜下隙出血,占总发病率的 20%;另一类为缺血性脑卒中,亦称脑梗死,包括短暂脑缺血发作、脑血栓形成和脑栓塞,占总发病率的 70%。

脑卒中是我国的常见病、多发病,其病死率、死亡率和致残率均很高。中国城乡发病率为 120~180/10 万,年病死率为 60~120/10 万,2000 年死因顺位城乡均为第二。近年来,尽管脑卒中的病死率随着早期诊治技术水平的提高而降低,但其致残率仍高达 70%~80%,复发率高。除给患者带来痛苦外,还给家庭与社会带来了沉重的负担。

对脑卒中患者进行康复治疗在预防和矫治患者的运动、感觉、言语和认知等各种功能障碍,改善或恢复日常生活活动和工作能力,改变患者的异常精神状态,使患者适应家庭和社会、最大限度回归社会等方面具有十分重要的意义。

2. 主要功能障碍 由于病变的性质、部位、病变的严重程度等的不同,患者可能单独发生某一种障碍或同时发生几种障碍。其中以运动和感觉功能障碍最为常见。

(1)运动障碍:是最常见的功能障碍之一,多表现为一侧肢体的瘫痪,即偏瘫。脑卒中偏瘫患者运动功能的恢复,一般经过弛缓期、痉挛期和恢复期 3 个阶段。

(2) 感觉障碍:偏瘫侧感觉常受损但很少缺失。据报道,约65%的脑卒中患者有不同程度和不同类型的感觉障碍。主要表现为痛觉、温度觉、触觉、本体觉和视觉的减退或丧失。44%的脑卒中患者有显著的本体感觉障碍,并可影响整体残疾水平。

(3) 共济障碍:是指四肢协调动作和行走时的身体平衡发生障碍,又称共济失调。脑卒中患者常见的共济障碍有大脑性共济障碍、小脑性共济障碍。肢体或躯干的共济失调在小脑损害的患者较常见。常因小脑、基底节、反射异常、本体感觉丧失或运动无力、反射异常、肌张力过高、视野缺损等所致。

(4) 言语障碍:脑卒中患者常发生言语障碍,包括失语症和构音障碍。失语症是由于大脑半球优势半球(通常为左半球)语言区损伤所致,表现为听、说、读、写的能力障碍。构音障碍是由于脑损害引起发音器官的肌力减退、协调不良或肌张力改变而导致语音形成的障碍。

(5) 认知障碍:主要包括意识障碍、智力障碍、失认症和失用症等高级神经功能障碍。

(6) 日常生活活动能力障碍:日常生活活动是指一个人为独立生活必须每天反复进行的、最基本的、一系列的身体的动作或活动,即衣、食、住、行、个人卫生等的基本动作和技巧。脑卒中患者,由于运动功能、感觉功能、认知功能等多种功能障碍并存,导致日常生活活动能力障碍严重。

(7) 继发性功能障碍

1) 心理障碍:常见的心理障碍有:①抑郁心理,主要表现为情绪低落、自感体力差、脑力迟钝、记忆力减退,以及失眠、自责和内疚、食欲差等。脑卒中抑郁心理障碍较多见,发生率为32%~46%;②焦躁心理,主要表现为烦恼、固执、多疑及嫉妒等;③情感障碍,主要表现为患者不能以正常方式表达自己的情感。在情绪激动或紧张时,可有哭泣或呆笑,伴有肌张力明显增高、动作不协调等。

2) 膀胱与直肠功能障碍:表现为尿失禁、尿潴留和大便潴留等。

3) 肩部功能障碍:多因半脱位、复杂性局域疼痛综合征和不恰当地活动患肩而造成局部损伤和炎症反应或痉挛导致肩痛。复杂性局域疼痛综合征在脑卒中发病后1~3个月很常见,表现为肩痛、手肿、皮温上升、关节畸形。一般认为与反射性交感神经营养不良有关,也有人认为与机械作用致静脉回流障碍有关。不恰当的牵拉患肩也可能使患肩的局部损伤。

4) 关节活动障碍:因运动丧失与制动导致关节活动度降低、挛缩和变形,以及相关组织弹性消失、肌肉废用性萎缩进而导致关节活动障碍。当挛缩进行性发展时,可出现水肿与疼痛,并进一步限制运动的增加。在上肢活动受限常见于肩部、肘、腕、指屈肌和前臂旋前肌的挛缩;在下肢则以跖屈肌挛缩为常见。

5) 面神经功能障碍:脑卒中后主要表现为核上性面瘫,有眼裂以下表情肌运动障碍、口角歪斜及鼻唇沟变浅等,可影响发音和饮食。

6) 疼痛:丘脑腹后外侧核受损的患者最初可表现为对侧偏身感觉丧失,数周或数月后感觉丧失将可能被一种严重的烧灼样疼痛所代替,称为丘脑综合征。疼痛可因刺激或触摸患侧肢体而加重。疼痛的后果常使患者功能降低、注意力难以集中,发生抑郁并影响康复疗效。

7) 骨质疏松:脑卒中后继发性骨质疏松是影响患者运动功能恢复和日常生活能力的一个重要因素。

8) 废用综合征:长期卧床,活动量明显不足,可引起压疮、肺感染、尿路感染、直立性低血压、心肺功能下降、异位骨化等废用综合征。

9）误用综合征:病后治疗或护理方法不当可引起关节肌肉损伤、骨折、肩髋疼痛、痉挛加重、异常痉挛模式和异常步态、尖足内翻等误用综合征。

10）吞咽功能障碍:吞咽困难是脑卒中后的常见并发症,卒中患者中29％～60.4％伴有吞咽功能障碍,是因延髓(Ⅸ、Ⅹ对脑神经)损害或急性半球损害所致。临床表现为进食呛咳、食物摄取困难、哽咽、喘鸣、食物通过受阻而鼻腔反流,体征为口臭、流涎、声嘶、吸入性肺炎、营养不良、脱水和面部表情肌的不对称等。部分患者可能需要通过鼻饲管进食。

11）深静脉血栓形成:主要症状包括小腿疼痛或触痛、肿胀和变色。约50％的患者可不出现典型的临床症状,但可通过超声静脉造影检查或其他一些非侵入技术进行诊断。

12）性功能障碍:性功能也是脑卒中患者生活质量的一部分。很多脑卒中患者,由于脑卒中造成的脑部损伤或是肢体功能障碍使他(她)们对性生活的要求、性冲动的产生较以前明显减少,生活质量明显下降。

3．康复评定　在对脑卒中进行康复治疗之前、治疗期间和治疗结束时都要进行必要的康复评定,即对脑卒中患者各种障碍的性质、部位、范围、程度做出准确的评定。脑卒中患者因脑实质神经细胞的损伤,而使患者的运动、感觉、言语和认知等功能不同程度的受损。因此,对脑卒中患者应进行全面的评定,包括运动功能评定、感觉功能评定、认知功能评定、言语功能评定、吞咽功能评定、心理评定、日常生活活动能力和社会参与方面的评定。以下主要介绍脑卒中运动功能的评定。

（1）偏瘫的典型痉挛模式(图 13-4)

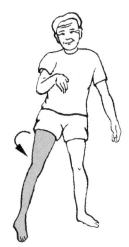

图 13-4　临床上脑卒中典型的偏瘫痉挛姿势

1）头部:头轻度旋转,面部朝向健侧,头歪向患侧。

2）上肢:肩胛后缩、下沉,肩关节内收、内旋;肘关节屈曲伴前臂旋前;腕关节及手指屈曲,拇指屈曲内收。

3）躯干:患侧躯干肌收缩使肩下垂、髋上提、身体侧屈。

4）下肢:骨盆上提、旋后,髋关节外展外旋,膝关节伸展,踝关节跖屈内翻呈尖足状,足趾屈曲。

（2）脑卒中偏瘫恢复过程:脑卒中引起的中枢性偏瘫,属于上运动神经元性的运动功能障碍。因此,它不仅仅是肌力的减退和消失,更重要的是由于失去高级中枢的控制,使运动功能恢复的质量发生了根本性变化,产生患侧肢体的肌群间协调紊乱、肌张力异常,从而导致运动障碍,出现异常运动模式。瑞典学者 Bruunstrom 认为脑卒中偏瘫恢复基本上可分为一个连续过程的几个过程,即软瘫期、痉挛期、联带运动、部分分离运动期、分离运动期和恢复期 6 个过程。

上述理论是脑卒中偏瘫的治疗与护理的基础,也是评价的依据。以下简要叙述脑卒中后运动恢复过程中各期的临床特点:

Ⅰ期(弛缓阶段):无任何运动引出。表现为随意运动消失,肌张力低下,腱反射减弱或消失。

Ⅱ期(痉挛阶段):出现共同运动和联合反应。表现为肌张力逐渐增高,开始出现痉挛,腱反射出现,无随意运动,但可出现基本的共同运动和联合反应。

Ⅲ期(联带运动阶段):出现随意的共同运动。表现为肌张力明显增高、痉挛加重,常见上肢呈典型屈肌模式,下肢呈典型抗重力肌模式,可随意引发共同运动。

Ⅳ期(部分分离运动阶段):共同运动模式被打破,开始出现分离运动。表现为痉挛开始减轻,共同运动模式减弱,开始出现分离运动。

Ⅴ期(分离运动阶段):此时肌张力逐渐恢复,有分离精细运动。表现为以分离运动为主,痉挛明显减轻,能完成较难的功能活动,但运动顺序和速度稍差。

Ⅵ期(正常运动状态):运动接近正常水平(主要指运动的速度、精细运动及协调性)。

(3)运动功能的评定:运动功能障碍主要表现为上运动神经元性瘫痪,主要临床表现为运动模式的改变而非肌力的改变。因此其评定重点首先在于运动模式和肌张力的评定,其次是对平衡与协调功能、临床步态、自动反射等进行评估。对于因瘫痪而运动丧失与制动导致关节活动度降低、挛缩与变形,相关组织弹性消失,肌肉废用性萎缩进而导致关节活动受限、运动障碍及恢复期患者可对其关节活动度、肌力进行评定。

目前临床应用最广泛的为 Brunnstrom 运动功能评定法(表 13-1)。

表 13-1 布朗偏瘫运动功能 6 级评定表

阶段	上肢	手	下肢	功能评级
1	无任何运动	无任何运动	无任何运动	Ⅰ
2	仅出现协(共)同运动模式	仅有极细微屈曲	仅有极少的随意运动	Ⅱ
3	可随意发起协(共)同运动	可作钩状抓握,但不能伸指	在坐和站位上,有髋、膝、踝协同性屈曲	Ⅲ
4	出现脱离协(共)同运动的活动:肩 0°,肘屈 90°,下前臂旋前旋后;肘伸直前臂可屈 90°;手背可触及腰骶部	能侧捏及松开拇指,手指有半随意的小范围伸展活动	坐位屈膝 90°以上,可使足后滑到椅子下方,在足跟不离地的情况下能使踝背屈	Ⅳ
5	出现相对独立的分离运动活动:肘伸直肩外展 90°;肘伸直肩前屈 30°～90°时前臂旋前和旋后;肘伸直前臂取中立位,上肢上举过头	可作球状和圆柱状抓握,手指同时伸展,但不能单独伸展	健腿站,病腿可先屈膝后伸髋,在伸膝下作踝背屈(重心落在健腿上)	Ⅴ
6	运动协调近于正常,手指指鼻无明显辨距不良,但速度比健侧慢(<5 秒)	所有抓握均能完成,但速度和准确性比健侧差	在站立位可使髋外展到超出抬起该侧骨盆所能达到的范围;坐位下伸直膝可内外旋下肢,能同时完成足的内外翻	Ⅵ

4. 康复治疗 神经生理学研究表明,神经系统损伤后,自然情况下有一定的恢复潜能,其主要依赖于脑的可塑性和功能重组。运动功能训练可增加感觉器的传入冲动,促进中枢神经系统可塑性发展,使丧失的功能重新恢复,这是一个再学习的过程,且需要多次重复才能获得。

康复治疗目的是通过以运动疗法为主的综合康复措施,达到预防并发症、减少后遗症、调整心理状态、发挥残余功能,最大限度地促进功能恢复,争取达到生活自理,回归家庭和社会。

(1)早期康复:发病后 2～4 周,相当于 Brunnstrom 分期Ⅰ～Ⅱ期,此期治疗一般在神经内科或康复科病房完成。目前国内外一些医院成立了紧密配合的"卒中急救单位"(又称卒中单元),致力于患者的救治,提高了生存率,保证了早期康复的介入,减少了功能障碍,缩短了住院时间。

此阶段康复治疗的原则是防治并发症(压疮、感染、深部静脉血栓、复杂局域疼痛综合征)、废用综合征(肌肉萎缩、关节挛缩、骨质疏松)和误用综合征(关节肌肉损伤、骨折、痉挛模式加重)。此期重要措施是保持正确的体位及体位变换和关节被动运动等。应尽快使患者从床上的被动运动过渡到主动运动,开始床上生活自理,为恢复期的功能训练创造条件。因此,一旦病情稳定就应进入床上运动训练,按照人体运动发育的规律,床上活动应从简到繁、由易到难的顺序进行。

1)良肢位的摆放:所谓良肢位的摆放,是指为防止或对抗痉挛姿势的出现,保护肩关节及早期诱发分离运动而设计的一种治疗体位。早期注意并保持床上的正确体位,有助于预防或减轻上述痉挛姿势的出现和加重。通常选用下列体位(图 13-5)。

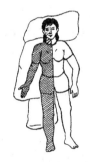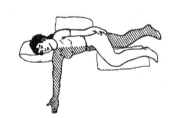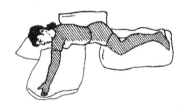

图 13-5 体位的选择

A. 患侧卧位:即患侧在下,健侧在上。头部用枕头,后背用垫子舒适地支撑,患侧上肢前伸,使肩部向前,确保肩胛骨的内缘平靠于胸壁。上臂前伸,以避免肩关节受压和后缩;肘关节伸展,前臂旋后,手指张开,掌心向上。手心不应放置任何东西,否则因受抓握反射的影响而引起手抓握掌中的物体。健侧上肢置于体上或稍后方,放在身前是错误的,因带动整个躯干向前而引起患侧肩胛骨后缩。患侧下肢在后,患髋关节微后伸,膝关节略屈曲,这是重要的体位。由于患侧卧位,增加了对患侧的知觉刺激输入,并使整个患侧被拉长,从而减少痉挛且健手能自由活动。

B. 健侧卧位:健侧在下,患侧在上,头部枕头不宜过高。患侧上肢下垫一个枕头,肩前屈 90°～130°,肘和腕伸展,前臂旋前,腕关节背伸。患侧骨盆旋前,髋、膝关节呈自然半屈曲位,置于枕上。患足与小腿尽量保持垂直位,注意足不能内翻。身后可放置枕头支撑,有利于身体放松。健侧下肢平放在床上,轻度伸髋,稍屈膝。

C. 仰卧位:头下置一枕头,但不宜过高,面部朝向患侧。患侧肩部垫一个比躯干略高的枕头,将伸展的上肢置于枕上,防止肩胛骨后缩。前臂旋后,手掌心向上,手指伸展、张开。在患侧臀部及大腿下垫枕,以防止患侧骨盆后缩。枕头外缘卷起可防止髋关节外展、外旋,枕头右下角支撑膝关节呈轻度屈曲位。足底不应放置任何东西,防止增加不必要的抗重力肌模式的反射活动。应尽可能少用仰卧位,因为这种体位受颈紧张性反射和迷路反射的影响,异常反射活动最强。而且,这种体位下,骶尾部、足跟和外踝等处发生压疮危险性增加。

2) 肢体被动运动:主要是为了预防关节活动受限,另外可能有促进肢体血液循环和增强感觉输入的作用。先从健侧开始,然后参照健侧关节活动范围来活动患侧。一般按从肢体近端到远端的顺序进行,动作要轻柔缓慢。重点进行肩关节外旋、外展和屈曲,肘关节伸展,腕和手指伸展,髋关节外展和屈曲,膝关节屈曲,足背屈和外翻。在急性期每天做 2 次,以后每天做 3 次。患者意识清醒后尽早开始做自助被动运动。

3) 体位变换:主要是预防压疮和肺部感染。另外,由于仰卧位强化伸肌优势,健侧卧位强化患侧屈肌优势,患侧卧位强化患侧伸肌优势,不断变换体位可使肢体的伸屈肌张力达到平衡,预防痉挛模式出现。一般 1～2 小时变换体位一次。体位变换包括被动、主动向健侧和患侧翻身,主动、被动向健侧和患侧横向移动。

4) 上肢自助被动运动:即利用健侧上肢带动患侧上肢的被动运动,双手十指交叉,患侧拇指置于健侧拇指之上,伸肘向左右摇摆。

5) 翻身训练:是最基本的躯干功能训练之一,它要求患者从仰卧位向两侧翻身。

6) 桥式运动:患者取仰卧位,双上肢伸直放于两侧,帮助患者双腿屈曲,双足平踏于床,缓慢抬高臀部,由于完成此动作状如拱形桥,故名"桥式运动",其目的是训练腰背肌群和臀大肌(伸髋练习),提高骨盆的控制能力,为站立做准备。根据情况选择双侧桥式运动、单侧桥式运动和动态桥式运动,必要时在他人的帮助下稳定膝部、固定下肢,也可扣打刺激臀大肌收缩。

7) 言语及吞咽障碍治疗:有言语障碍者应进行评定和治疗。对于吞咽困难患者可进行冰刺激,面颊、舌及口唇被动运动,以帮助功能恢复。

8) 心理治疗:由于患者发病后时间较短,一般一时不能接受现实,所以常有否认、拒绝、恐惧、焦虑和抑郁等多种心理障碍。为了能使病员认清现实,使其能保证治疗,故必须对病员进行心理治疗。首先评定患者现在的心理障碍,再根据病员心理障碍进行心理治疗,必要时,可加用适当药物配合治疗,如抗抑郁的氟西汀(百忧解),抗焦虑的多塞平等药口服等。

9) 功能性电刺激和生物反馈疗法:对防止肌肉萎缩、维持关节活动度、促进正常运动模式形成有一定的帮助。此外,可采用神经促进技术的某些方法来诱发粗大运动和抑制异常运动。

10) 体位适应性训练:早期可利用站立床或可调整角度的病床,从小角度开始,逐渐增加,时间逐步延长,一方面可达到预防直立性低血压的目的,另一方面可通过患肢负重获得直立的感觉刺激,通过反射机制而诱发肌张力。

11) 传统疗法:应用推拿、针灸等方法可帮助促进运动、语言、认知的恢复。

(2) 中期康复:发病后第 2 个月至第 3 个月左右。相当于 Brunnstrom 分期Ⅱ～Ⅳ期。此期治疗一般在康复中心完成。在临床上,本期的肌痉挛在软瘫期就开始出现并逐步形成,通常痉挛发生缓慢,甚至一直停留在此期,但也有短期内就由软瘫发展为"硬瘫"的。此期治疗重点应放在抗痉挛处理上,康复治疗主要是抑制痉挛和异常运动模式,诱发分离运动,促进正常运动模式的形成;同时,也应注意改善和促进偏瘫肢体的运动功能,提高患者日常生活能力。

1) 抗痉挛训练:虽然肌痉挛是偏瘫恢复中不可避免的一个过程,但恰当的处理可把痉挛控制到最低程度。大部分的脑卒中患者表现为上肢以屈肌痉挛占优势,而下肢以抗重力肌痉挛占优势。

A. 抑制上肢痉挛:上肢以肩外展、外旋、肘伸展、前臂旋后、腕背伸、拇指外展、四指伸展的对抗上肢屈肌的共同运动模式。常用方法有:被动活动肩胛骨和肩胛带;Bobath式握手,上举上肢,使患侧肩胛向前,患肘伸直;肩关节上举、外展运动训练,肩关节伸展、肘关节屈伸,手臂触摸对侧肩部等训练;前臂旋前旋后训练;腕关节背伸、手指伸展。

B. 抑制下肢痉挛:下肢应以伸髋、屈膝、踝背屈的训练为主来对抗下肢的抗重力肌共同运动模式。常用方法有:髋膝屈曲训练,卧位时双手抱膝训练;在卧位时,下肢伸展时,患足不离床面进行屈膝训练;在俯卧位下,训练患侧屈膝或在立位伸髋的情况下进行屈膝训练;踝背屈训练,坐位屈髋、屈膝或立位伸髋、伸膝的情况下,进行踝背屈训练。

C. 抑制躯干肌的痉挛:如旋转躯干、摆髋和牵伸患侧躯干肌等训练。

2) 坐位训练:让患者尽早能坐起,可预防坠积性肺炎、直立性低血压,并能改善心肺功能。坐位训练应先从半坐位开始,如无头晕等不适症状,可逐渐加大角度、延长坐起时间,由床上坐位到床边坐位,然后坐到椅子上,同时进行坐位平衡能力训练,在平衡训练的同时,耐力也随之得以改善。

3) 站立训练:主要是掌握重心转移,患腿负重,体重平均分配。站立训练有如下几种。

A. 站起训练:应注意屈膝稍>90°,可逐渐降低座椅高度,以增加难度。当完成上述训练后可进入扶站、平衡杠内站立、徒手站立。

B. 站立平衡训练:静态站位平衡训练是在患者站起后,让患者松开双手,上肢垂于体侧,逐渐除去支撑,让患者保持站位。患者能独立保持静态站位后,让患者重心逐渐移向患侧,训练患腿的承重能力。同时让患者双手交叉的上肢(或仅用健侧上肢)伸向各个方向,并伴有随躯干(重心)相应的摆动,进行自动态站位平衡训练。

C. 患侧下肢支撑训练:当患侧下肢负重能力逐渐提高后,就可开始患侧单腿站立训练。患者站立位,身体重心移向患侧,健手可抓握固定扶手以起保护作用,健足下放置小凳。

D. 患侧下肢迈步训练:偏瘫患者迈步时,患者下肢因屈膝不够而致使摆动患足足趾会拖地。因此,屈膝是站立训练的主要内容。

4) 步行训练:步行能力是维持瘫痪者整体健康和生活自理的重要基础。步行训练前要加强患肢负重能力训练的同时加强髋、膝关节控制能力的训练。在患者达到自动态站位平衡后开始步行训练,先练习双腿交替前、后迈步和重心转移。近年来,采用减重训练装置提早进行步行训练,对改善脑卒中患者的步行能力和步态有较好的效果。

步行训练包括:①步行前准备运动,扶持立位下进行患腿前后摆动,以及踏步、屈膝、伸髋等练习;②从扶持步行训练或平衡杠内行走训练到拐杖步行,最后到徒手步行;③改善步态的训练,重点是纠正划圈步态,当出现患侧骨盆上提的划圈步态时,说明需加强踝背屈、伸髋屈膝的控制训练;④上下台阶的训练,以健足先上、患足先下为原则进行训练;⑤复杂步行训练,主要是增加训练难度,提高步行速度、稳定性和耐力,如跨越障碍、上下斜坡等,以及实际生活环境下的实用步行训练。

5)ADL训练:包括床椅转移、进食、穿衣、上厕所、洗澡、个人卫生等,尤其是手的基本动作训练,如伸腕、旋后、拇指与其他指对掌、手的抓握放松训练,以及进食训练、个人卫生、穿衣、洗漱和床椅之间的转移等日常生活活动的训练。

6)其他:根据患者不同的情况进行心理疏导,有言语障碍或认知障碍者应进行评估和治疗。针灸及推拿治疗可继续进行。继续应用功能性电刺激和生物反馈疗法进行治疗。

(3)后期康复:发病后第4个月至第6个月左右。相当于Brunnstrom分期Ⅴ～Ⅵ期。此期一些患者仍有痉挛与共同运动,所以部分治疗方法与前期相同。

此时大多数患者在社区或家中自行训练,当患者渡过痉挛期后,虽然随意运动逐渐恢复,但各种活动仍显僵硬、笨拙、迟缓,故此期的治疗目标是纠正错误运动模式和抑制共同运动模式;掌握实用性的运动和动作;熟练掌握ADL技能,争取达到生活自理和独立步行,以提高生活质量。脑卒中的恢复一般下肢较上肢好,肩比手恢复要好,拇指恢复最慢。

1)作业疗法:上肢功能训练除继续采用抑制共同运动和纠正错误运动模式外,重点要改善和促进手的精细与技巧性运动,提高运动速度,而作业训练对改善偏瘫患者的日常生活活动能力十分重要,通过作业训练可将基本功能训练与应用性动作相结合,如通过编织、绘画、陶瓷工艺、橡皮泥塑等训练可改善两手协调性。通过打字、搭积木、拧螺丝等训练手指的精细动作;通过拉锯、砂磨板作业等作业改善协调平衡能力;通过与家务劳动有关的作业训练来提高患者的综合能力,从而实现生活自理的目的。下肢功能训练重点进行改善步态、步态协调性和复杂性步态的训练,以提高实用性步行的能力。如有异常运动模式则仍需继续采用抗痉挛训练方法。

2)继续ADL训练:争取生活能自理,重点应训练修饰动作(刷牙、洗脸、梳头、化妆及剪指甲等),以及户外活动、上下楼梯和必要的家务等。

3)其他:根据患者的需要进行言语、心理治疗和认知功能的训练。

(4)后遗症期:经过前几期康复治疗,大多数患者6个月内神经功能已恢复至较高水平,少数患者可能停留在某一阶段很难再有进步,并程度不同地留下各种后遗症,如瘫痪、痉挛、挛缩畸形、姿势异常、长期卧床等,还有极少部分患者呈持续软瘫状态。如果通过技巧性学习、使用辅助器具、耐力训练等仍可使患者运动耐力和日常生活活动能力有一定的提高,即便是有些终身需要轮椅的患者也要继续训练提高能力和利用残余功能防止功能退化。这个时期的康复训练应将重点放在整体ADL水平的改善上,包括通过使用"代偿性技术"、维持性康复训练、环境改造和职业治疗尽可能使患者回归家庭、社会或工作岗位。

1)辅助器具的应用:可恰当地使用支具、手杖、步行器、轮椅等步行器具,但必须不妨碍患肢潜在功能的发挥,并争取逐步撤除;支具能支持体重、预防挛缩畸形、控制不随意运动,使患者步行接近正常运动模式,自助器则可帮助患者改善日常生活能力。

2)维持性康复训练:包括耐力训练和针对性的ADL训练。主要加强各项训练和改善步态的训练,要充分发挥健侧代偿作用,对最终不得不长期卧床者(如年老、体弱、病情严重),在家属的帮助下,也要进行经常性的床上或椅上(包括轮椅)活动,以预防并发症的发生,同时使患者在心理上得到康复。

3)其他:对家庭生活环境进行必要的改造,如去除门槛,改为无障碍通道;改为坐式便器;将床降至 40 cm 左右;增加必要的室内扶手等。对功能恢复较好、又在工作年龄的患者,应根据其具体情况进行就业指导和职业训练。

(5)并发症的治疗

1)膀胱与直肠功能障碍:根据情况进行膀胱与直肠功能训练。

2)肩部功能障碍:对肩关节半脱位、肩关节疼痛和肩手综合征引起的肩部功能障碍应首先对其进行评定,然后根据具体情况采用物理治疗、手法治疗或使用支具。

3)关节活动障碍:根据评定结果和不同原因采用关节松动术、牵伸、理疗、矫形器、肉毒毒素或手术治疗。

4)面神经功能障碍:可根据不同情况采用手法按摩、理疗、针灸、肉毒毒素或手术治疗。

5)骨质疏松:可采用运动、药物等方法治疗。

6)吞咽功能障碍:可采用间接治疗、直接训练法。

7)废用综合征、误用综合征:以预防为主。一旦发生,酌情采用不同方法处理。

5. 康复护理　　康复护理对脑卒中康复总目标的实现具有重要意义,但在不同时期的脑卒中患者的康复护理各有侧重,如早期除配合抢救治疗所需的护理和严密观察病情外,重点是做好急性期的预防性康复护理(如良肢位的摆放、体位变换、拍背与体位引流和被动关节运动);恢复期的重点是促进主动性康复护理,以功能训练为主;后遗症期则应注意维持相适应的康复护理指导等。

(1)康复护理目标:防治并发症,减少后遗症;调整患者心理状态;充分强化和发挥残余功能;使患者最大限度地恢复或重建功能,并学会使用辅助器具,争取达到生活自理,为回归家庭和社会打下较好的基础。

(2)康复护理措施

1)康复护理环境略:见第二节常用康复护理技术章节内容。

2)心理疏导与支持:脑卒中患者一方面因失语、肢体瘫痪、大小便失控、生活自理能力下降等而感到痛苦、焦虑、悲观或恐惧,他们除了有一般患者的心理变化外,还可产生严重的心理和情感障碍,尤其是对那些不能完全恢复而被迫接受后遗症(如偏瘫、失语)的事实时,患者常出现程度不同的抑郁,甚至有轻生念头。另一方面,由于患者大脑皮质功能紊乱,情绪不稳定,有轻微的刺激就会引起激动、哭泣、发脾气,或出现怨恨、态度生硬、拒绝合作等,也有部分恢复期患者对康复期望过高,急于求成,而现实需要较长的时间或事与愿违时,还会产生自卑或被遗弃感。这些心理变化和情感障碍必然会影响患者治疗的积极性,不能很好地配合治疗。因此,护理人员应予适当的心理安慰和支持,使患者能积极乐观地面对现实,鼓励患者主动训练,营造积极训练的氛围,并训练患者及其家属的自我护理技术和能力,争取最大限度地帮助患者生活自理,回归社会。

A. 建立有效沟通:护理人员应首先建立良好的护患关系,运用心理疏导,帮助患者从认识上进行重新调整。在与脑卒中患者谈话时,语速要慢,力求简练、通俗、易懂;对患者不能回答问题时,可用点头、摇头回答;患者听不懂时要耐心地指导;与患者谈话时要认真听,并及时点头反馈,以示鼓励,必要时可配合手势、实物或图片以促进理解。对失语者,应鼓励患者开口讲话,积极参与交流。

B. 认知行为干预:通过认知和行为来改变患者不良认知和功能失调性态度;对患者的需要给予理解和支持;鼓励患者通过各种方式倾诉内心痛苦体验,并给予安慰、激励、解释与积极暗示,以增强其心理应激能力。

C. 教会减压技巧:教会患者自我行为疗法,如转移注意力、想象、自我鼓励、放松训练等减压技巧,有助于减轻患者抑郁程度。此外,通过欣赏旋律优美、节奏舒适的轻音乐引起患者的注意和兴趣,达到心理上的自我调整。

D. 恰当的鼓励护理人员与医生、治疗师保持很好的沟通,一旦发现患者的功能确有进步时,应及时恰到好处的给予肯定和表扬,从而提高患者的信心。

3) 运动功能障碍的康复护理:除为患者提供良好的康复环境和心理护理外,护理人员应积极配合各种康复治疗[如物理治疗(PT)、职业疗法 or 作业治疗(OT)、言语治疗(ST)等]的开展,预防并发症和继发性损害的发生,帮助患者及其家属掌握脑卒中后肢体康复训练技术,以及实施自我健康管理的教育和指导工作。通常从康复护理的角度可将脑卒中肢体康复过程分为卧床期、坐位期、离床期、步行期和恢复期。肢体康复护理的目的主要是预防和抑制异常痉挛模式,提高偏瘫恢复质量,最终让患者能以正常或接近正常的运动模式活动。

A. 卧床期:即从发病到病情相对稳定,一般为发病后1~3天。目的是防止压疮、肢体变形、关节挛缩,促进心肺功能及预防并发症,但应尽可能缩短卧床期,及早指导患者进行床上主动活动。此期康复护理的主要内容包括保持抗痉挛体位、体位变换、被动关节活动训练、拍背、体位引流排痰和早期床上活动等。

a. 保持抗痉挛体位:抗痉挛体位,又称"良肢位",是指为了防止或对抗痉挛姿势、保护肩关节及早期诱发分离运动而设计的一种治疗性体位。脑卒中偏瘫的恢复过程中绝大多数会出现典型痉挛姿势,故从发病第1天起就应使患者保持抗痉挛体位。早期注意床上的正确体位,对防止痉挛姿势的出现和预防继发性损害(如足下垂、足内翻、肩关节脱位等)有重要意义。

b. 注意体位变换:应每2小时翻身1次,目的是预防压疮和肺部感染,并通过体位和肢体的伸屈肌张力的变化预防痉挛模式出现。在进行体位转换中要注意:从患者的肩胛处托起患肢,以免因用力牵拉患肢而造成肩关节软组织损伤和肩痛。此外,对于深昏迷、生命体征不稳定的重症脑卒中患者应禁止或谨慎翻身。蛛网膜下隙出血的患者要观察4周左右才能谨慎地开始康复训练。

c. 关节被动活动:为了保持患者的关节活动度完整,预防关节粘连和挛缩的产生,促进肢体血液循环和增强感觉输入的作用,维持关节活动是早期康复治疗不可缺少的措施。一般在脑卒中发病数日后即可开始,每日2~3次,每次每个关节活动3~5遍,直至主动运动恢复。关节活动度训练以不引起各关节疼痛为原则。关节被动活动时需注意:活动顺序,先健侧,再患侧,先肢体近端再远端(即由大关节到小关节),动作要轻柔缓慢;活动范围,幅度从小到大,循序渐进,缓慢进行,切记粗暴与急于求成;活动重点,以抗痉挛模式的活动为主。如肩外旋、外展、前臂旋后、腕背伸和指伸展以及下肢伸髋、屈膝和踝背屈等。

d. 拍背、体位引流排痰:详见慢阻肺的康复护理章节。

e. 早期床上活动:一旦患者神志清醒、生命体征稳定、体力有一定程度的恢复,就应早期指导患者进行床上主动活动(床上主动翻身及桥式运动)。桥式运动训练:患者仰卧位,嘱两腿屈曲,双足平放床上。护理人员站在患侧,一手放在患膝上,协助患者向前向下拉压膝关节,另一手放在患侧臀下,指示患者抬起臀部(伸髋),保持10秒钟,休息10秒钟,再做轮回。一天2次,每次10分钟。

B. 坐位期:通常患者的病情及生命体征稳定后应尽早进行坐位训练,其内容包括:康复基础训练、床边坐位、坐位平衡训练、床上转移训练和 ADL 训练等。正确的坐姿:患者双脚平放在地上,护理人员指导患者伸腰挺胸,头颈保持直立,使整个脊柱垂直于骨盆,上身的重心平分在两侧臀部,两上肢自然放在体侧或大腿上。当进行从坐到站和从站到坐的训练时,应紧密与日常护理工作结合,并加强安全保护。坐位训练中应注意:坐位训练时应逐步起坐,如无头晕等不适症状,可逐渐加大角度,依次取 30°、45°、60°、80°,直至能保持 90°坐位,避免半卧位,以免强化伸肌优势。坐位训练前、后要注意观察患者的心率、脉搏和血压等,以防直立性低血压。当前一次能坚持 30 分钟而无直立性低血压表现者可过渡到下一阶段的训练。坐位训练还应包括坐位平衡训练,即静态坐位平衡训练及动态坐位平衡训练。患侧的上肢应予保护(支撑物支持),以防止肩关节半脱位。此外,可同步指导患者进行日常生活能力的训练,帮助掌握日常生活技能,如进食、穿脱衣服、洗脸、刷牙、进行自主排泄等训练。

C. 离床期:一旦患者坐位能维持 30 分钟以上就可进入此期,又称起立期。通常在发病后第 5～15 天。离床期的康复训练包括:基础训练、站立训练(平行杠内站立训练、站立重心转移、单肢负重训练)、日常生活能力(ADL)训练及床一椅之间转移训练。站立时头要向前直视,躯干挺直,臀部前挺,以保持伸髋、膝微屈、足跟触地、双下肢同等负重。在配合进行站立训练时,要注意患者的站姿,以及患肢负重的情况,并应经常提醒其尽量使患侧也负重,抬头看前方,防止仅用健肢支撑站起的现象,并训练站立的平衡能力。站立训练时一方面要多鼓励患者,使患者保持积极的心态,另一方面应加强安全保护,控制节奏,避免过度用力或过度疲劳。在使用矫形支具时,要注意松紧适度,观察皮肤有无红肿、破溃等。接下来,应训练站立位的重心转移和单腿站立。

D. 步行期:一般在发病后的第 1～3 个月进行。在独立站立达 30 分钟并有移动能力时即可进入步行训练。恢复步行是大多数偏瘫患者的基本要求,也是脑卒中康复的重要目标之一。在步行前应先进行患腿前后摆动、踏步、屈膝、踝背屈练习。训练时,应给予必要的保护和协助。训练包括:平行杠内步行训练、扶拐步行训练、独立步行训练等,训练应逐渐增加难度,并经常提醒患者抬头看前方。

E. 恢复期:一般在发病后 3～6 个月,患者在独立行走 50 m 的基础上进行室外步行,即上下楼梯训练、斜坡行走训练等实用性步行训练,并配合继续肌力强化训练和 ADL 训练等。

根据运动康复治疗程序做好相应的肢体康复护理,从床上正确体位的摆放→早期床上活动→起坐训练→坐位训练→站立训练→步行训练→上下楼梯训练,其中以第 1～2 个阶段最为重要,且适合于任何患者。根据总的康复计划和患者的具体情况来制定详细的护理计划,结合日常生活活动所需进行训练,帮助患者尽可能达到日常生活自理。此外,在训练过程中可采用一些器具或自助具等,帮助患者在 ADL 训练中学习独立自立。

4)感觉障碍的康复护理:应告知患者及其家人,应避免烫伤、冻伤,严禁使用热水袋,并注意保暖;有深感觉障碍者行走需有人陪伴,避免在高低不平的路上行走,以免摔伤。

5)吞咽障碍的康复护理:患者发生吞咽障碍时,易出现烦躁、易怒和抑郁情绪,甚至有拒食等。同时,吞咽功能障碍可造成水和营养成分摄入不足,另外也易引起吸入性肺炎和窒息,从而严重影响患者的生活质量。医护人员应给予理解和安慰,配合治疗师进行间接吞咽训练和进食的训练,坚持每日训练至少 2 次。当患者神志清楚、认知正常、能交流、病情稳定,即可开始吞咽功能训练。吞咽功能的训练包括间接吞咽训练,即基础训练(针对吞咽活动有关器官的训练)和直接吞咽训练(进食的训练)。

A. 基础训练:舌肌训练,让患者舌做水平、后缩、侧方运动和舌背抬高运动,并用勺或压舌板给予阻力。或者用舌尖舔下唇后转为舔上唇,按压硬腭部等。如果不能做自主运动,可由医护人员用纱布轻轻持舌进行上下左右运动。咽部冷刺激与空吞咽:先要求患者自主屏住呼吸,关闭声带。用冰棉签轻轻刺激患者软腭、舌根及咽后壁,提高其敏感性,然后嘱患者做空吞咽动作,吞咽结束后紧接着自主咳嗽,这样可以清除咽部的滞留食物。运动训练方法:即咽收缩练习,这一方法目的在于改善咽闭合功能,提高咽的清理能力。增强口面部肌群(下颌运动、口唇运动、面部运动)运动训练:让患者空咀嚼、皱眉闭眼、鼓腮、吹气、微笑、张口、闭口运动等。呼吸训练(腹式呼吸训练)。用力法:即闭锁声门练习,患者双手压在桌子或墙壁上训练大声发"啊"音。咳嗽训练:患者充分吸气、憋气,最后咳嗽等一系列训练,主要是促进声门闭锁,咳嗽是为了排出咽喉周围残余的食物,以免误咽。吞咽的意识化(引导患者有意识地去想如何进行过去习以为常的摄食、咀嚼、吞咽等一系列动作,防止呛咳和误咽)。

B. 进食训练:随着间接训练带来功能改善后的一种综合性训练。以安全管理及口腔卫生为基础。每次进食训练前应评估患者吞咽功能情况。进食训练时应注意:进食的体位,开始训练时一般让患者取 45°仰卧位,偏瘫者肩部以枕垫起,能坐起者取坐位,头部稍前屈,身体也可向健侧倾斜 30°,有利于使食物由健侧咽部进入食管。此种体位也有利于食块向舌根运送,还可以减少向鼻腔逆流及误咽的危险。但是实际操作中应该因人而异,予以调整。食物的形态:应根据吞咽障碍的程度及阶段选择,原则是先易后难,先选择密度均匀、有适当的黏性、不易松散、通过咽及食管时容易变形和容易下咽的食物,如蒸蛋、面糊等,以后逐渐过渡到粥、果酱、蛋糕及普食,最后是水。此外,还要兼顾食物的色、香、味及温度等。禁忌刺激性食物。餐具的选用:宜选择薄而小的匙子为宜。从健侧喂食,尽量把食物放在舌根部,如患者能够自己进食则选用勺柄粗长适宜的勺子。一口量:即最适于吞咽的每次摄食入口量,正常人约为 20 ml。一口量的确定应从少到多,一般先以 3～5 ml 开始,然后酌情增加到 15～20 ml。观察:护理人员应注意进食速度不宜过快,切忌催促患者,注意患者是否有呛咳,并逐步改变经口摄取次数、饮食内容、摄食姿势等。

6) 言语障碍的康复护理:护理人员应协助治疗师进行言语障碍的训练,如言语构音训练、语词表达训练、语句表达训练、阅读理解训练和书写训练等。在言语康复过程中要注意:训练内容要激发患者的兴趣,采用患者熟悉的名称及术语。训练的量和难度要适度,循序渐进,每次从已学会的项目开始,以增强患者康复的信心。当患者稍有进步时应及时予以表扬,并鼓励其自己纠正错误。训练时要注意周围环境保持安静,避免他人围观,以保护患者的自尊心。训练时间 1 次以 30 分钟为宜,每日可进行多次。此外,还包括非言语交流方式的利用和训练,如手势语、利用画图、交流板或交流手册来促进日常生活所必需的交流。

7) 其他功能障碍的康复护理:认知功能障碍的康复、肠道护理和膀胱护理等。

8) 并发症的预防及护理:脑卒中后,一旦出现并发症,不仅给患者带来极大的痛苦,而且可延迟和干扰康复治疗,使康复训练停滞,并严重影响功能的恢复,甚至留下残疾。因此,在护理工作中对并发症的预防应予以足够的重视。除了长期卧床的患者应防止出现压疮、泌尿系感染、肺炎等并发症外,还应注意防止因并发肩痛、半脱位和复杂性局域疼痛综合征所致的肩部功能障碍。

A. 肩关节半脱位:表现为肱骨头从关节盂下滑,肩峰与肱骨头之间出现明显的凹陷。

肩关节半脱位是脑卒中常见的并发症,尤其是在软瘫期。在上肢重力的持续牵引下很容易造成肩关节半脱位,故应早期加以保护。预防及护理包括:卧位时,抗痉挛体位的摆放和注意患者的转移非常重要。此外,应鼓励患者用健手带动患臂进行上举活动,在护理人员的帮助下做被动地无痛性全关节活动。坐位时,软瘫期坐位时患侧上肢应给予支撑物支持,因上肢重力牵拉易使肩关节半脱位。在站位时,应避免患肢自然下垂,当肌张力低下或未恢复自主运动时,可用肩托或吊带将患肢托起(卧床时取下)。正确搬运,不要牵拉患手,尤其是在护理活动中要注意保护肩关节,如穿衣、翻身和体位转换等。

B. 肩痛:是偏瘫患者常见的并发症,多发生在1个月左右,通常表现为活动肩关节时出现疼痛,尤其是在上举时加重,常拒绝他人接触患肢,严重者可有自发性疼痛。通过适当的预防可减少肩痛的发生,尤其是要注意正确的姿势与体位,避免造成损伤。具体措施包括:确保肩关节活动范围,保持正确体位,避免易痉挛的体位;纠正肩胛骨的位置(如坐位时患肢放在支撑物上),不要牵拉患肩。伴有肩关节半脱位者,立位时应用肩部吊带将患肢托起。护士协助进行患肢被动关节活动时方法必须得当,避免错误手法引起疼痛。一旦在被动运动时出现明显疼痛应立即停止,避免组织损伤。

C. 复杂性局域疼痛综合征:是指脑卒中患者突然出现肩痛、手肿胀和疼痛、皮肤温度上升,并使手的运动功能障碍,如一旦进入后期,手部肌肉萎缩,甚至挛缩畸形。因此,护理人员要尽可能注意以下具体措施:保持正确的姿势,避免腕关节掌屈。坐位时,把患侧上肢放在小桌子上,并使腕部轻度背屈,有利于静脉和淋巴回流。尽量避免在患侧静脉输液。避免患者上肢,尤其是手的外伤、疼痛、过度牵拉或长时间悬垂。在做患侧上肢负重训练时,应注意训练强度和持续时间。如有不适或疼痛自诉,应立即改变患侧手的位置或停止这类训练,帮助和指导维持全关节正常活动范围,抬高患肢,保持正常的腕部体位,以防止关节挛缩,但禁止做上肢负重训练。必要时,根据医嘱使用患肢向心性加压缠绕弹性绷带或应用充气夹板,以及冰水浸泡法,即冰与水按2:1混合后放在容器内将患者的手浸泡3次,每次约3秒钟,两次浸泡之间有短暂间隔,但需注意医护人员的手要一同浸入,以确定浸泡的耐受时间,避免冻伤。

D. 废用综合征:脑卒中病后最常见的废用综合征,其症状为废用性肌萎缩、关节挛缩、直立性低血压。此外,因长期卧床而引起的压疮、肺部及尿路感染、心肺功能下降、骨质疏松等也较多见。因此,进行正确的康复护理和训练,尽早应用各种方法促进患侧肢体功能的恢复,利用健侧肢体带动患侧肢体进行自我康复训练,随着病情的改善,逐渐增大活动量,同时加强营养,可使上述废用综合征得到预防。

E. 误用综合征:脑卒中后因治疗方法或护理不当(如训练不当)而造成关节肌肉损伤、肩痛、痉挛加重、骨折、异常步态、足尖内翻等。它是由于缺乏正确的康复知识,采用不正确的训练方法或护理所造成的综合征。因此,要根据脑卒中运动恢复的特点,以纠正错误的运动模式为主导。预防误用综合征的关键是在脑卒中早期应进行正确体位和抗痉挛模式的相关护理和训练,以促进分离运动的恢复,而非盲目进行强行拖着患者行走的训练。

6. 健康教育

(1)出院前康复指导:出院前对患者进行回归家庭的自立生活指导。

1)健康教育:通过健康教育让患者及家属了解疾病过程,理解康复治疗及护理的重要性,明确康复的意义和目标,主动参与康复训练,并掌握各个阶段训练的动作要领及注意事项,建立良好的生活习惯,积极预防及控制脑卒中危险因素。此外,护理人员还应注意发挥患者家庭和社会支持系统的作用,给予患者充分的心理支持,以使其在心理上获得最大的适应。

2)提高 ADL 能力和动作协调水平:护理人员要指导患者进行上下楼梯、远距离步行等训练,使运动耐力不断提高,活动空间不断扩大,活动种类逐渐增多,生活质量得以提高,所有的活动都要在绝对安全的前提下进行。对不能适应原来生活环境的患者,可指导进行必要的环境改造,如尽量住平房或楼房底层,去除门槛,台阶改为坡道或两侧安装扶手,厕所改为坐式并加扶手,地面不宜太滑或太粗糙,所有用品要方便患者取放和使用等。老年人和移动能力较差者由于活动空间限制、家属照顾过多或患者的主动性差等原因,易出现功能和能力的退化,甚至造成卧床不起,但即使是不能恢复步行者,也至少应每日练习翻身和坐位,甚至是被动的坐位,这种最低限度的活动可明显地减少压疮、肺炎等合并症的发生,减少护理工作量。

3)预防脑卒中复发的宣教:告知患者定期到医院或社区康复机构接受再评价和指导,并力争恢复一定的工作。宣教内容包括:保持血压稳定(必须规范用抗高血压药,避免不规则用药和血压过大波动);控制血糖、血脂在正常范围;积极治疗心脏病。生活规律化,避免便秘;戒烟、戒酒。调整心理状态,切忌激动、发怒。合理膳食营养。合理安排活动,避免过度疲劳。密切观察病情变化,避免复发或加重。

(2)出院后健康教育:预防脑卒中的发生和复发。

1)居家环境的评估:社区护士在对脑卒中患者进行家庭访视时,要注意评估患者的居住环境,居室内是否有不利于患者活动的障碍物或可能导致患者受伤的隐患,如蹲式厕所不利于患者自己处理排泄物;门槛是会绊倒患者,是否方便轮椅的出入等问题。护理人员应指导家属进行必要的改造,以方便患者的活动,保障患者的安全。

2)行为干预:养成良好的生活习惯有助于降低卒中危险。主要包括戒烟、限酒、控制体重、适当运动、合理饮食、劳逸结合和心情舒畅,以及防治便秘等。

3)康复技术指导:教育患者及其家属正确对待疾病和残疾,对功能障碍残留者要坚持功能训练,防止发生废用或误用综合征;对后遗症期患者要认识此阶段康复的长期性和进行维持性训练的重要性;对高血压患者应告知患者及家属在恢复期坚持正确服用降压药物,定期复查血压,学会正确使用和保管血压计。对长期卧床的患者,要教会其家属正确的护理方法,以防止发生压疮、肌肉萎缩、感染等并发症的发生。此外,要按时服药、坚持训练、定期医院检查,以获得正确的治疗和训练指导。

4)居家护理:使患者及其家属了解预防再度发病的一些措施,掌握突发患者的家庭救护,如尽快清除患者口鼻中分泌物和呕吐物,昏迷患者头偏向一侧,避免呕吐物逆流引起窒息。

5)积极防治原发病:在社区人群中可对 35 岁以上人群每年一次定期体检,早期的健康干预可减少或推迟本病的发生。对已确诊为高血压的患者要给予规范化的抗高血压治疗,定期复查。对合并有心脏病、糖尿病、高血压心脏病的患者,列为监测防治的重点。对已确诊或拟诊为短暂性脑缺血发作者,应重点干预,定期随访治疗。

二、冠心病患者的康复护理

1. 概述 冠状动脉粥样硬化性心脏病(coronary atherosclerotic heart disease),简称冠心病,是最常见的心血管疾病之一,是由于血脂增高致使冠状动脉壁脂质沉积形成粥样硬化斑块,逐步发展为血管狭窄乃至闭塞的临床疾病。粥样斑块脱落可以造成突然血管闭塞和心肌梗死。目前我国年发病率为 120/10 万人口,年平均死亡率男性为 90.1/10 万,女性为 53.9/10 万。随着人民生活水平的提高,人们期望寿命延长和膳食结构改变,但我国冠心病发病率和死亡率正在继续升高。冠心病康复医疗是临床治疗的基本组成部分。

2. 冠心病康复定义 冠心病康复是指综合采用主动积极的身体、心理、行为和社会活动的训练与再训练,帮助患者缓解症状,改善心血管功能,在生理、心理、社会、职业和娱乐等方面达到理想状态,提高生活质量。同时强调积极干预冠心病危险因素,阻止或延缓疾病的发展过程,减轻残疾和减少再次发作的危险。冠心病康复涵盖心肌梗死、心绞痛、隐性冠心病、冠状动脉分流术(CABG)后和冠状动脉腔内成型术(PTCA)后等的康复。

3. 康复评定

(1)主要功能障碍:冠心病患者除了由于心肌供血不足直接导致的心脏功能障碍之外,还有一系列继发性躯体和心理障碍,包括以下几方面。

1)心血管功能障碍:冠心病患者往往减少体力活动,从而降低心血管系统适应性,导致循环功能降低。

2)呼吸功能障碍:长期心血管功能障碍可导致肺循环功能障碍,使肺血管和肺泡气体交换的效率降低、吸氧能力下降,诱发或加重缺氧症状。呼吸功能训练是需要引起重视的环节。

3)全身运动耐力减退:冠心病和缺乏运动均可导致机体吸氧能力减退、肌肉萎缩和氧化代谢能力降低,从而限制了全身运动耐力。

4)代谢功能障碍:主要是脂质代谢和糖代谢障碍,表现为血胆固醇和三酰甘油(甘油三酯)增高,高密度脂蛋白降低。脂肪和能量物质摄入过多而缺乏运动是基本原因。缺乏运动还可导致胰岛素抵抗,除了引起糖代谢障碍外,还可促使形成高胰岛素血症和血脂升高。

5)行为障碍:冠心病患者往往伴有不良生活习惯、心理障碍等,也是影响患者日常生活和治疗的重要因素。

(2)康复评估内容:通过对患者病史、体格检查和心电图、心功能分级、电生理、超声心动图、多普勒组织成像、心脏导管检查,以及放射性核素扫描测定心功能、运动负荷试验等有创或无创检查结果的分析来评估患者心血管的功能状况。在此基础上,进行日常生活活动能力、社会参与能力、行为类型的评估,对冠心病的康复治疗与护理同样具有重要的意义。康复评估将为制定运动处方、观察疗效、指导活动、判断预后等提供客观依据。

4. 康复治疗

(1)治疗分期:根据冠心病康复治疗的特征,国际上一般将康复治疗分为 3 期:Ⅰ期是指急性心肌梗死或急性冠状动脉综合征住院期康复。CABG 或 PTCA 术后早期康复也属于此列。发达国家此期已经缩短到 3～7 天。Ⅱ期是指患者出院开始,至病情稳定性完全建立为止,时间 5～6 周。由于急性阶段缩短,Ⅱ期的时间也趋向于逐渐缩短。Ⅲ期是指病情处于较长期稳定状态,或Ⅱ期过程结束的冠心病患者,包括陈旧性心肌梗死、稳定性心绞痛及隐性冠心病。PTCA 或 CABG 后的康复也属于此期。康复程序一般为 2～3 个月,自我锻炼应该持续终身。有人将终身维持的锻炼列为第Ⅳ期。

(2)适应证和禁忌证

1)适应证:Ⅰ期患者生命体征稳定,无明显心绞痛,安静心率<110 次/分,无心衰、严重心律失常和心源性休克,血压基本正常,体温正常。Ⅱ期与Ⅰ期相似,患者病情稳定,运动能力达到 3 代谢当量(METs)以上,家庭活动时无显著症状和体征。Ⅲ期临床病情稳定者,包括:陈旧性心肌梗死、稳定型劳力性心绞痛、隐性冠心病、冠状动脉分流术和腔内成型术后,心脏移植术后,安装起搏器后。过去被列为禁忌证的一些情况如病情稳定的心功能减退、室壁瘤等现正在被逐步列入适应证的范畴。

2)禁忌证:凡是康复训练过程中可诱发临床病情恶化的情况都列为禁忌证,包括原发病临床病情不稳定或合并新临床病症。稳定与不稳定是相对概念,与康复医疗人员的技术水平、训练监护条件、治疗方案理念都有关系。此外,患者不理解或不合作康复治疗者不宜进行康复治疗。

(3)康复方案

1)Ⅰ期康复

A. 康复治疗目标:通过适当的活动,减少绝对卧床休息所带来的不利影响,争取尽早生活自理和出院,从监护下的活动过渡到家中无人监护和安全的活动。当急性心肌梗死患者的生命体征稳定,无明显心绞痛,静息心率<110 次/分,无心衰、严重心律失常和心源性休克时即可开始渐进性体能活动。具体目标为低水平运动试验阴性,可以按正常节奏连续行走100～200 m,或上下 1～2 层楼而无症状和体征;运动能力达到 2～3 METs,能够适应家庭生活;患者理解冠心病的危险因素及注意事项,在心理上适应疾病的发作和处理生活中的相关问题。

B. 治疗方案与监护:以循序渐进地增加活动量为原则,生命体征一旦稳定,无合并症时即可开始。康复治疗的基本原则是根据患者的自我感觉,尽量进行可以耐受的活动。康复治疗采用团队合作模式,即由心脏科医师、康复科医师、康复治疗师(物理治疗、作业治疗、心理治疗等)、护士、营养师等共同工作。此期康复一般在心脏科进行。床上活动从床上的肢体活动开始,也包括呼吸训练,以循序渐进地增加活动量为原则。肢体活动一般从远端肢体的小关节活动开始,从不抗地心引力的活动开始,强调活动时呼吸自然、平稳,没有任何憋气和用力的现象,以后逐步开始抗阻活动。抗阻活动可以采用捏气球、皮球,或拉皮筋等,一般不需要专用器械。吃饭、洗脸、刷牙、穿衣等日常生活活动可以早期进行。具体可采用阶梯式训练方案(表 13-2)。活动时心率增加<10 次/分,次日训练可以进入下一个阶段。如运动中心率增加 20 次/分左右,则需要继续同一级别的运动。如心率增加超过 20 次/分或出现任何不良反应,则应退回到前一阶段运动,甚至暂时停止运动训练。为了保证活动的安全性,应在医学或心电监护下开始所有新的活动,徒手体操十分有效。

冠心病Ⅰ期康复参考方案见表 13-2。

表 13-2 冠心病 I 期康复参考方案

活动	步骤						
	1	2	3	4	5	6	7
冠心病知识宣教	+	+	+	+	+	+	+
腹式呼吸	10分	20分	30分	30分×2	—	—	—
腕踝动(不抗阻)	10次	20次	30次	30次×2	—	—	—
腕踝动(抗阻)	—	10次	20次	30次	30次×2	—	—
膝肘动(不抗阻)	—	—	10次	20次	30次	30次×2	—
膝肘动(抗阻)	—	—	—	10次	20次	30次	30次×2
自己进食	—	—	帮助	独立	独立	独立	独立
自己洗漱	—	—	帮助	帮助	独立	独立	独立
坐厕	—	—	帮助	帮助	独立	独立	独立
床上靠坐	5分	10分	20分	30分	30分×2	—	—
床上不靠坐	—	5分	10分	20分	30分	30分×2	—
床边坐(有依托)	—	—	5分	10分	20分	30分	30分×2
床边坐(无依托)	—	—	—	5分	10分	20分	30分
站(有依托)	—	—	5分	10分	20分	30分	
站(无依托)	—	—	—	5分	10分	20分	30分
床边行走	—	—	—	5分	10分	20分	30分
走廊行走	—	—	—	—	5分	10分	20分
下一层楼	—	—	—	—	—	1次	2次
上一层楼	—	—	—	—	—	—	1~2次

帮助:指在他人帮助下完成。独立:指患者独立完成。

2) II 期康复

A. 目标:逐渐恢复一般日常生活活动能力,包括轻度家务劳动、娱乐活动等。运动能力达到 $4\sim6$ METs,提高生活质量。对体力活动没有更高要求的患者可停留在此期。此期在康复中心病房或患者家庭病房完成。

B. 方案:室内外散步,医疗体操,气功(以静功为主),家庭卫生,厨房活动,园艺活动或在邻近区域购物,作业治疗。活动强度为 $40\%\sim50\%$ 最大心率(HRmax)。在进行较大强度活动时可采用远程心电图监护系统监测,或由有经验的康复治疗人员观察数次康复治疗过程,以确保安全性。无并发症的患者可在家属帮助下逐步过渡到无监护活动。可以参考 II 期康复程序(表 13-3)循序渐进,禁止过分用力,活动时不可有气喘和疲劳。所有上肢超过心脏平面的活动均为高强度运动,应该避免或减少。训练时要注意保持一定活动量。任何不适均应暂停运动,及时就诊。

表 13-3 冠心病 II 期康复参考方案

活动内容	第1周	第2周	第3周	第4周
门诊宣教	1次	1次	1次	1次
散步	15分钟	20分钟	30分钟	30分钟×2次
厨房工作	5分钟	10分钟	10分钟×2次	10分钟×3次
看书或电视	15分钟×2次	20分钟×2次	30分钟×2次	30分钟×3次
降压舒心操	保健按摩学习	保健按摩×1次	保健按摩×2次	保健按摩×2次
缓慢上下楼	1层×2次	2层×2次	3层×1次	3层×2次

3）Ⅲ期康复

A. 目标:巩固Ⅱ期康复成果,控制危险因素,改善或提高体力活动能力和心血管功能,恢复发病前的生活和工作。此期可以在康复中心完成,也可以在家中进行。

B. 方案:全面康复方案包括:有氧训练、循环抗阻训练、柔韧性训练、医疗体操、作业训练、放松性训练、行为治疗、心理治疗等。在整体方案中,有氧训练是最重要的核心。本段主要介绍有氧训练的基本方法。运动方式包括步行、登山、游泳、骑车、中国传统形式的拳操等。运动的靶强度一般为 $40\%\sim60\%VO_{2max}$ 或 METs,或 $60\%\sim80\%HR$ 储备,或 $70\%\sim85\%HR_{max}$。靶强度越高,产生心脏中心训练效应的可能性就越大。靶强度运动一般持续 10~60 分钟,视靶强度的大小而定。准备活动和结束活动的时间另外计算。国际上多数采用每周 3~5 天的频率。

C. 训练实施:每次训练都必须包括准备活动、训练活动和结束活动。

D. 合适运动量的主要标志:运动时稍出汗,轻度呼吸加快但不影响对话,早晨起床时感舒适,无持续的疲劳感和其他不适感。

5. 康复护理

（1）Ⅰ期康复护理

1）康复护理目标:保持现有的功能水平和防止"废用"的出现;解除焦虑和忧郁,增强信心;缩短住院天数,使患者能够适应家庭生活,并理解冠心病的危险因素和注意事项,在心理上适应疾病的发作和处理生活中的相关问题,为出院后的康复打好基础。

2）康复护理措施

A. 心理护理:早期的心理康复护理是急性心肌梗死早期康复的先导,是成功的保障。突然的心前区疼痛、胸闷等症状使患者产生濒死感及对死亡的恐惧感,而工作人员紧张的工作氛围,监护仪的提示警铃声,陌生的环境,让其感到压抑、紧张和焦虑,此时应将患者安置在静息、舒适的环境,同时安慰患者,减轻患者的焦虑抑郁程度,减少患者的不适感,促进心脏功能的恢复。

B. 合理饮食,排便通畅:心肌梗死患者在急性期进餐时宜采取半卧位,半卧位进餐能减轻心脏负荷并有助于心理及消化功能改善。鼓励患者适量摄入蔬菜、水果等含高纤维素的食物,早期活动可促进肠蠕动,增加食欲,利于排便,必要时遵医嘱适当给予缓泻剂,避免排便时过度用力而加重病情,甚至猝死。

C. 方案调整与监护:严格掌握急性心肌梗死康复的适应证和禁忌证。康复护理计划应遵循个体化原则,根据患者年龄、体质、心梗部位、面积、病后心理反应、有无基础疾病、并发症等制订和调整方案。此期主要是在床上活动,可早期进行呼吸训练和 ADL 能力训练,床上活动一般从肢体活动开始,从远端小关节开始,从不对抗地球引力活动开始,注意活动时呼吸自然和平稳,无任何憋气和用力现象。以后逐步开始抗阻力活动,可采用捏气球、皮球等,一般不用专用器械,徒手操作有很好的效果。

当患者出现如下症状应暂停运动或减少运动强度或将运动强度返回到前一阶段水平:心率增加到 120 次/分以上;收缩压上升 30 mmHg 以上或下降 20 mmHg 以下;心电图提示 ST 段上升>2 mm 或下降>1 mm,以及重度心律失常如频发室早;自觉胸痛、心悸、呼吸困难、面色苍白、疲劳、眩晕、出冷汗和步态蹒跚等。

D. 制定出院计划:当患者能顺利达到训练目标后,在出院前应制定一个完整的出院后康复计划,以实施Ⅱ期康复。此计划应包括在出院后的康复训练处方和训练注意事项,以及必要急救知识的宣教和咨询等。

（2）Ⅱ期康复护理

1）康复护理目标:防止心脏功能的退步,保持和进一步改善出院时的心脏功能水平;从日常生活自理逐步过渡到恢复正常的社会生活,包括家务劳动、娱乐活动等,提高生活质量;获得心理的恢复,克服忧郁、压抑和消沉的心态,使患者恢复治疗的信心;针对患者自己的危险因素改变原有的生活习惯,主动地改变患者自己的生活方式并介入所处的环境和社会。

2）康复护理措施

A. 康复活动监测:嘱患者康复活动注意循序渐进,禁止过度用力,活动时不可有气喘和疲劳,可制定合理的作业和日常活动的程序,但应减少不必要的动作和体力消耗。在Ⅰ期康复宣教的基础上,再次对患者和家属讲解可能发生的疾病恶化和运动造成严重反应的主要表现以及处理方式。

B. 指导运动训练:要鼓励患者终身运动,定期检查和修正运动处方,避免过度训练和竞技性运动,冠心病患者以低强度和中等强度运动训练较为安全。根据患者的年龄、性别、个性爱好、相应的临床表现、治疗目标等,在确保安全的前提下,因人而异地制订个体化康复运动方案。合适的运动量是在运动时稍出汗,轻度呼吸加快,但不影响说话,次日晨起感觉舒适,无持续的疲劳感和其他不适感。运动时如出现胸部不适、无力、气短、骨关节疼痛等应停止运动,并及时就医检查处理。坚持锻炼,持之以恒,才能使疗效逐渐积累,以恢复和提高自理能力。

C. 门诊随访:患者每周需要门诊随访一次,有任何不适均应暂停活动,及时就诊。

（3）Ⅲ期康复护理

1）康复护理目标:在安全的前提下,巩固Ⅱ期康复成果,以明显改善患者的临床表现,提高心血管功能和身体活动能力;静息或运动时心电图无变化或与以前心电图比较有改善;日常活动时不引起心绞痛发作;进一步改善患者的心理状态和控制危险因素的主动性;最大限度地恢复患者的生活与工作能力。

2）康复护理措施

A. 康复运动方案的选择:根据患者的年龄、性别、个性爱好、疾病诊断和病期、相应的临床表现、治疗目标、心理状态和需求等,在确保安全的前提下,因人而异,制订个体化的康复运动方案,循序渐进。根据患者兴趣选择训练项目,兴趣可以提高患者参与并坚持康复治疗的积极性和主动性,使康复活动更具系统性和长期性。

B. 定期检查和修正运动处方:注意周围环境因素对运动康复的影响,如寒冷和炎热气候要相对降低运动量和运动强度,避免过度训练和竞技性运动,只在感觉良好时运动。遇感冒或发热时,应在症状和体征消失2天以上再恢复运动。不宜在饱餐或空腹、饮浓茶及咖啡后2小时内锻炼,运动后也勿立即沐浴。如出现胸部不适、无力、气短、骨关节疼痛等应停止运动,及时就医。

6. 健康教育　心血管健康的四大基石为合理膳食、戒烟、限酒和适量运动。通过三级预防来达到预防冠心病发作和死亡的目标,只要没有禁忌证,心脏康复适用于所有心脏病患者。

（1）疾病知识指导:鼓励患者阅读相关报纸杂志并建立相关的网络和电话随访活动,通过讲座、问答或发放宣传资料的形式,向患者及家属介绍心脏正常的解剖与功能,冠心病的基本知识,做好自我防护知识指导,使之了解冠心病的危险因素与预防,如避免感染、便秘、失眠、饱餐、情绪激动等诱因,并能适时简单处理突发心脏事件。

(2)饮食指导:宜低热量、低动物脂肪、低胆固醇、低盐、适量蛋白、易消化清淡的食物;多食富含不饱和脂肪酸的食品,如鱼类;多食富含维生素 C 和粗纤维的新鲜蔬菜和水果;少食多餐,避免过饱,严禁暴饮暴食。

(3)心理干预:松弛患者的情绪,通过暗示、说服、解释、保证、教育等对患者施加良好的心理影响,教会患者处理应激的技巧和放松方法,纠正 A 型行为,保持心理平衡。合理安排作息,保持情绪稳定。

(4)运动指导:运动可改善冠心病(CHD)患者周围血管尤其是动脉的内皮功能,要鼓励患者终身运动。但在心脏康复的个体运动处方中,训练水平应根据患者的实际情况直接决定,实践证明低强度和中等强度运动训练比较适宜冠心病患者,且较安全。

(5)戒烟与限酒:吸烟对心血管的危害与吸烟指数(即吸烟支数/天×吸烟年限)的平方成正比。而酒精可兴奋大脑,增加交感张力,促使加压素的释放,引起高血压,并可促进血小板的聚集与血栓形成。而大量酗酒可增加热量和使胆固醇增高,故应劝患者戒烟、限酒,调整生活方式。

(6)用药指导:按医嘱服药治疗。对长期使用阿司匹林、他汀类药物者,建议在医生的指导下遵循用药法则,并在家中常备或随身携带硝酸甘油等急救药物,以便发病时自己或家人能及时取到并服用。此外,应经常注意药物有效期,硝酸甘油应放在深色密闭玻璃瓶内。

(7)定期随访:对冠心病患者,早期应注意控制病情的发展,积极参加康复治疗,并定期到医院检查。

三、慢性阻塞性肺疾病的康复护理

慢性阻塞性肺疾病(chronic obstructive pulmonary disease ,COPD)是指以气道阻塞、气流减少为特征的一组慢性肺疾病的总称,如慢性支气管炎、支气管哮喘、肺气肿。COPD 的发展过程是渐进性的,病理改变大多是不可逆的,临床上可分为气肿型和支气管型。当慢性支气管炎、肺气肿患者肺功能检查出现气流受限且不能完全可逆时,可诊断为 COPD。由于COPD 是一种不可逆性改变的疾病,最终会发展成慢性肺源性心脏病、呼吸衰竭、心力衰竭等并发症,从而严重影响患者的日常生活或职业、文化娱乐活动,大大降低患者的生活质量。

(1)COPD 患者的功能障碍:COPD 患者的残疾、残障和心理障碍主要表现在如下 3 个方面:

1)通气与换气功能障碍:由于肺功能衰竭、呼吸肌疲劳、膈肌功能障碍、气道阻力增加、呼吸道感染、气道分泌物增加、气体交换障碍等引起,临床上常表现为低氧血症、二氧化碳潴留等。

2)活动能力障碍:由于氧摄入减少、低强度运动时的乳酸性酸中毒、呼吸困难和心功能减退等引起,临床上突出表现为患者主动活动能力降低,从而出现活动的范围、种类、强度减少,甚或不活动,易进入活动后呼吸困难→因呼吸困难而减少活动→更容易产生活动后呼吸困难的恶性循环。

3)心理状态障碍:除了忧虑、焦虑、孤独外,COPD 患者因疾病的原因对生活、工作和自身疾病处于难以适应的状态。开始患者感到活动后气急,而后则产生对呼吸困难的恐惧。

（2）COPD 患者的康复评定

1）患者身体结构与功能评定

A. 基本信息：患者的基本信息包括患者的一般信息，如性别、年龄、职业、居住环境、个人嗜好、生活习惯等，疾病信息包括患者疾病的诊治经过等。

B. 肺结构与功能：肺结构的评定可通过胸部影像学检查，其中最主要是胸部高分辨 CT（HRCT），可了解到肺气肿的类型、程度；肺功能检查是了解肺通气功能的主要方法，可通过肺功能检查来分析通气功能障碍是阻塞性还是限制性的，COPD 主要为阻塞性通气功能障碍，在肺功能上表现为残气量增加、第 1 秒时间肺活量降低，目前依照第 1 秒用力呼气量比值（$FEV_1\%$）和第 1 秒用力呼气量占用力肺活量比值（$FEV_1/FVC\%$）来诊断和分级，$FEV_1/FVC<70\%$可考虑诊断 COPD。

C. 其他相关器官结构与功能：与 COPD 病情演变密切相关的器官有心、肝、肾、脑等，对这些器官结构和功能可应用心电图、心脏超声心动图、肝肾 B 超、肝肾功能检查、记忆、计算和认知能力检查来了解。

2）患者日常活动能力的评定：COPD 患者由于呼吸功能的减退，使日常活动能力明显受损，这主要体现在活动后呼吸困难（又称为劳力性呼吸困难），并因为呼吸困难而使患者活动范围、程度以及内容都会发生相应的改变。对 COPD 患者日常活动能力的评估方法有呼吸困难评分、日常活动能力评分。

A. 呼吸困难评分：大多数 COPD 患者都有不同程度的呼吸困难，而康复治疗可使患者的呼吸困难得到明显改善。所以通常需要在治疗前后对患者的呼吸困难进行评价。常用的呼吸困难评分方法有 Borg 评分法和美国胸科协会评分法，其中美国胸科协会的呼吸困难评分方法较简单，此法将呼吸困难分为以下 6 级：

0 级：存在有不同程度的阻塞性肺气肿，但无气短，活动能力正常，疾病对日常生活无明显影响。

1 级：一般活动时出现气短。

2 级：平地步行不气短，速度较快或登梯时同行的健康正常人不感到气短而自己感到气短。

3 级：慢步不到百步即感到气短。

4 级：讲话或穿衣等轻微活动时亦感到气短。

5 级：静息时出现气短，不能平卧。

B. 日常活动能力评分（ADL）：应用较方便的是 Barthel 指数。

3）运动试验（exercise test）：运动试验的目的是了解患者的运动能力，常用的方法有步行、踏车和踏板试验，踏车试验的内容有最大增量测试和亚极限耐力测试，步行试验有 6 分钟步行测试和 10 m 往返步行测试。

4）心理状态的评定：长期卧床、活动受限使大多数 COPD 患者都或多或少地存在心理方面的障碍，常见的有焦虑、抑郁等，对 COPD 患者心理状况的评定方法有 90 项症状自评量表（symptom checklist90，SCL-90）、抑郁自评量表（self-depression scale，SDS）和焦虑自评量表（self-rating anxiety scale，SAS）等。

5）其他：包括患者社会活动能力的评定、生活质量评定等。

（3）康复治疗及护理

1) 治疗原则及康复目标

A. 治疗原则：改善心肺功能和预防并发症；以呼吸和运动训练为主，发掘呼吸功能潜力；改善和维持体力，提高运动和活动的耐力；提高机体免疫力和调适心理状态；强调自然放松、量力而行、持之以恒。

B. 康复目标：改善气道功能和体力活动能力障碍，预防并发症；消除疾病遗留的功能障碍，发掘呼吸功能潜力，提高生活质量，降低住院率；稳定或逆转肺部疾病引起的病理生理和精神病理学的变化，尽可能恢复至最佳功能状态。

2) 治疗及护理措施：COPD 患者虽然都是康复的对象，但肺功能中等或较重度的损害、在正规治疗下病情稳定、没有严重合并症和并发症的 COPD 康复治疗的效果较理想。

A. 保持良好环境：保持室内空气清新，每天定时通风 2 次，每次 15～30 分钟，避免刺激性气体、烟尘等；保持室内温度在 18～28℃，相对湿度 50％～70％。睡眠时保持环境安静，心情放松。

B. 呼吸训练

a. 肌肉松弛训练：COPD 患者常因气促、气急而产生焦虑和恐惧，使辅助呼吸肌群处于紧张状态，组织耗氧量增加，进一步加重缺氧，产生恶性循环。这一训练通过放松紧张的辅助呼吸肌群，尤其是放松肩部和颈部的辅助呼吸肌，减少不协调呼吸，降低呼吸肌耗氧量，缓解呼吸困难症状，提高呼吸效率。

b. 腹式呼吸法：肺气肿的呼吸常采用比较浅快的胸式呼吸为主，为代偿低氧和高二氧化碳而动用辅助呼吸肌参与呼吸运动，但这对改善通气功能影响不大，相反增加了呼吸肌的耗氧量。腹式呼吸又称膈呼吸，主要靠腹肌和膈肌的收缩进行，腹式呼吸较胸式呼吸缓慢而深长，可增加潮气量，减少残气量，降低呼吸功耗，减轻呼吸困难症状。因此，腹式呼吸对于有 CO_2 储留的 COPD 患者是非常有益的。训练开始每日 2 次，每次 10～15 分钟，以后逐渐增加次数和时间，争取成为自然呼吸习惯。

具体方法如下：指导患者取立位、坐位或平卧位，初学时，以半卧位容易掌握。两膝半屈（或膝下垫小枕），使膈肌放松。两手分别放于前胸部和上腹部。用鼻缓慢吸气时，膈肌最大限度下降，腹肌松弛，腹部手感向上抬起；胸部手原位不动，抑制胸廓运动；呼气时，腹肌收缩（腹部手感下降）帮助膈肌松弛，膈肌随腹腔内压增加而上抬，增加呼气潮气量。同时可配合缩唇呼气法，每天进行锻炼，时间由短到长，逐渐习惯于平稳而缓慢的腹式呼吸。当腹式呼吸能无意识进行时，即开始边行走，边做腹式呼吸练习，此时步调要配合呼吸，吸气 2 步，呼气 4 步，直至能做到一边步行一边腹式呼吸为止。

c. 缩唇呼气法：又称吹笛样呼气法。由于 COPD 患者支气管受到慢性炎症的侵蚀，失去了对呼气状态胸腔内压力增加时的支撑力，而细支气管塌陷、变形，从而妨碍了气体的呼出。缩唇呼吸是提高支气管内压最简单的方法，其通过增加呼气时的阻力，防止支气管及小支气管被增高的胸内压过早压瘪，增加肺泡内气体排出，减少肺内残气量，从而可吸入更多的新鲜空气，缓解缺氧症状。

具体方法如下：指导患者呼气时腹部内陷，胸部前倾，尽量吸气后，将口唇缩小（呈吹口哨样），缓慢尽量将气呼出，以延长呼气时间。呼气流量以能使距口唇 15～20 cm 处的烛焰倾斜而不熄灭为度。以后可逐渐延长距离至 30 cm，并适当延长时间。吸气和呼气时间比为 1∶2 或 1∶3，尽量深吸慢呼，每分钟 7～8 次，每次 10～20 分钟，每天可多次训练。

d. 缓慢呼吸:缓慢呼吸有助于减少解剖死腔,提高肺泡通气量。因为当呼吸急促时,呼吸幅度必然较浅,潮气量变小,解剖死腔所占的比值增加,肺泡通气量下降,而缓慢呼吸可纠正这一现象,但过度缓慢呼吸可增加呼吸做功,反而增加氧耗,因此每分钟频率控制在 10 次左右为宜。

e. 胸部扩张呼吸:医护人员用手掌在患者两侧下胸壁或胸背部加压,用力程度以患者能耐受为度,或在胸壁局部或腹部放置一定重量的沙袋让患者对抗,患者同时进行积极的吸气,对肺不张或肺膨胀不全者,充分吸气后应保持 3 秒钟,这将比普通呼吸更有利于扩张胸廓,尤其在术后。

f. 呼吸操训练:包括深呼吸与扩胸、弯腰、下蹲和四肢活动等相结合的各种体操运动,分别为卧、坐、立位体操,原则先从卧位体操开始锻炼,熟练掌握后,按顺序转移到坐位和立位体操。

C. 排痰训练:有效咳嗽和体位引流排痰是一种帮助过多的支气管分泌物由气道排出的技术,能在不加重支气管痉挛的前提下,增加分泌物清除效率。

a. 体位引流:是利用重力作用,将聚集在肺、支气管内的分泌物排出体外,又称重力引流。体位排痰法,即是利用体位引流的原理,促使痰从肺部及支气管排出,从而改善肺通气。在患者患有肺炎时采用体位排痰尤其重要。其目的是促进排痰、改善通气功能、促进肺膨胀、增加肺活量,预防有利于肺部炎症的控制。有明显呼吸困难和发绀者,近 1~2 周内曾有大咯血史,严重心血管疾病或年老体弱而不能耐受者均禁用。

b. 多饮水:每天饮水总量不少于 2 000 ml,少量多次,每次 30~50 ml。室内相对湿度维持在 60% 左右,可湿式清扫地面或室内放置加湿器。吸氧患者注意氧气的湿化和温化;痰液黏稠者,引流前 15 分钟先遵医嘱给予雾化吸入生理盐水。可加入 α 糜蛋白酶、$β_2$ 受体激动剂等药物,以降低痰液黏稠度,避免支气管痉挛。雾化吸入时,嘱患者深呼吸,可使雾化物更深更广地分布到肺底部。

c. 有效咳痰:临床上并非所有的咳嗽都可排除气道内分泌物,而无效的频繁咳嗽还易导致疲倦、胸痛、呼吸困难及支气管痉挛加重。所以咳嗽训练的目的就是让患者控制无效咳嗽,学会有效咳嗽,以促进气道分泌物的排出。一般建议患者多饮水,于雾化治疗后进行。具体方法和步骤:患者取坐位或立位,上身可略前倾,双臂交叉在胸前,利用胸腔内压和腹内压使膈肌上升,咳嗽时有较强的气流将痰液咳出。第 1 步先缓慢深吸气,以达到必要的吸气容量;第 2 步关闭声门,屏气几秒钟,以增强气道中的压力;第 3 步通过腹内压的增加来挤压胸腔,进一步增加胸内压;第 4 步张开声门连咳 3 声,咳嗽时收缩腹肌、腹壁内缩,或用自己的手按压在上腹部,帮助咳嗽。呼气时产生高速气流,易将痰从气道咳出。停止咳嗽,缩唇尽力将余气尽量呼出。再缓慢深吸气,重复以上动作,连做 2~3 次,静息和正常呼吸几分钟后再重复开始。

d. 胸背部叩击:指导患者配合有效咳嗽,以提高引流效果。具体方法为:操作者五指并拢,掌心窝成杯状,依靠腕部的力量在引流部位胸背部双手轮流叩击拍打 30~45 秒,叩击的力量视患者的耐受度而定。为避免患者不适,可在叩击部位垫上毛巾,患者放松,自由呼吸。叩击时应有节律地叩击背部,叩击顺序应沿支气管走行方向,自下而上由边缘到中央。胸部叩击时应注意:饭后 1 小时内,不宜拍背,以免引起呕吐;拍背时患者应侧卧位、去枕,有利于痰液引流;近期出现以下情况:严重的心脏病,如心肌梗死,近期脊柱损伤或脊柱不稳,近期肋骨骨折、咯血,应禁止拍打与震颤。

e. 勤翻身:呼吸道分泌物多滞留在肺部低垂部位及疼痛部位,经常变换体位不仅加快分泌物流动,促进痰液排出,而且可以防止肺泡萎缩和肺不张。一般每1~2小时翻身一次。若痰量过多,每10~20分钟翻身一次,也可起到体位引流的作用。翻身动作应缓慢,逐步翻到所需体位。翻身时应配合叩击背部、深呼吸而达到有效排痰。

f. 辅助咳嗽技术:对于膈肌无力、不能进行有效咳嗽者,护理人员可协助完成。护理人员面对患者,双手压迫于患者肋骨下角,嘱其深吸气,并尽量屏住呼吸,当其准备咳嗽时,护理人员的手向上向里用力推,帮助患者快速呼气,引起咳嗽。

D. 运动疗法:慢性肺部疾病的患者在缓解期主要采用有氧训练和医疗体操,包括上、下肢训练及呼吸肌训练,训练方案应结合患者个体情况、兴趣和环境,并且简单易行又不昂贵,如呼吸操、太极拳、散步、游泳、爬山、上下楼梯、踏车等。训练强度则因人而异,以自感劳累为运动强度指标,一般每周训练3~4次,每次持续运动20~30分钟。全身运动锻炼可增强四肢肌力和耐力,减少了代谢和通气的需要,有助于缓解呼吸困难和提高机体免疫力。

E. 氧疗:COPD患者如动脉血氧分压(PaO_2)持续低于50 mmHg或氧饱和度(SaO_2)＜90%可通过气管导管、鼻塞导管或面罩每天给氧,但长期高浓度吸氧可能会导致患者氧中毒。如果低氧血症严重时可出现高碳酸血症和吸收性肺不张等,特别严重时可出现CO_2麻醉。家庭氧疗一般是经鼻导管吸入氧气,COPD患者每天进行持续低流量家庭氧疗(流量1~2 L/min,吸氧分段或持续时间2~10 h/d)。长期氧疗的目的是使患者在静息状态下达到$PaO_2 \geqslant 60$ mmHg和(或)使SaO_2升至90%以上,以维持重要器官的功能,保证周围组织的供氧,延缓肺心病的发生,明显改善生活质量。

F. 心理护理:由于COPD病程较长,患者因缺氧造成的呼吸困难又极大地限制其活动范围和强度,而使部分患者丧失工作能力,甚至生活自理能力,此时患者容易产生自卑、沮丧、忧郁、焦虑等情绪。指导患者学会放松肌肉、减压和控制惊恐,有助于减轻呼吸困难及焦虑,鼓励家庭、朋友和社会给予患者心理的支持则能使他们从容面对现实,增强战胜疾病的信心。

(4)健康教育

1)坚持全身运动:COPD康复是一项长期、艰苦的工作,锻炼应量力而行,其难度、强度和量都应循序渐进。运动时和运动后均不该出现明显气短、气促或剧烈咳嗽,如果出现与平常不同的变化,例如疲劳、乏力、头晕等,应暂停训练,并及时就诊。

2)指导正确呼吸和排痰:使患者掌握正确的呼吸方式,注意保护呼吸道清洁卫生和保持居住环境空气的清新和通畅。鼓励患者每天饮水约2 000 ml,要注意少量多次饮用。指导患者家属掌握叩击排痰技巧。

3)对家庭用氧提供指导:护理人员要主动向患者和家属提供有关家庭氧疗的咨询和帮助:提供吸氧装置,一般采用氧气瓶或制氧机,而氧气枕给氧时间短,达不到长期氧疗的目的。指导患者如何使用设备及调节,并告知经常检查导管是否通畅,定期更换保持清洁。COPD患者应酌情采用低流量持续鼻导管吸氧,切忌长时间、高流量吸氧。防止患者吸入的氧气过冷或过于干燥,以免刺激气道收缩和痉挛,加剧呼衰和心衰,故可用电加温湿化瓶或将吸氧管放在暖水袋上。教会患者及其家属观察口唇、甲床、鼻尖、颊部皮肤黏膜及肢端的颜色,告知不随意调节氧流量,以及进行安全用氧的教育。在氧气使用过程中应防止火灾及爆炸,在吸氧过程中禁止吸烟,运送装置时防震动。

4)积极防治呼吸道感染:COPD 患者发生呼吸道感染,往往易并发呼吸衰竭和心力衰竭。因此,COPD 患者在冬季要注意保暖,可采用耐寒训练、食醋熏蒸、增强体质等方法来预防感冒,如已有呼吸道感染者应尽早用药治疗。

5)劝导戒烟及改善环境:应劝导患者戒烟。戒烟有助于减少呼吸道黏液的分泌,降低感染的危险性,减轻支气管壁的炎症,使支气管扩张剂发挥更有效的作用。此外,应经常开窗通风,避免吸入煤烟、油烟、油漆、清洁剂等各种刺激性气体。

6)合理膳食指导:COPD 患者应摄入充足的热量、蛋白质及富含维生素的食物,以增加免疫力和减少感染的机会。注意膳食安排、食品的调配,鼓励患者多食新鲜蔬菜水果、豆制品等营养丰富易消化的食物,禁食辛辣、生冷油腻及红薯等产气食物。同时,鼓励患者养成良好的饮食习惯,如少食多餐,一次进食小块食物,避免过快过急,进食前后充分休息等。

7)用药指导:详细做好用药指导,当患者同时服用几种药物时,应嘱后服祛痰剂,且服后不宜马上饮水,以免冲淡药物降低疗效。对使用气雾剂的患者,应再次让患者演示正确使用喷雾剂的方法及喷雾量,确保患者在家中正确的使用。

8)定期随访复查:COPD 患者可能并发自发性气胸、肺部感染、呼吸衰竭、慢性肺源性心脏病和消化性溃疡等疾病,因此嘱咐患者应定期门诊随访。

四、糖尿病的康复护理

糖尿病(diabetes mellitus)是一种由遗传基因和环境因子相互作用而造成的全身性代谢性障碍的综合征,它主要是由于体内胰岛素的相对或绝对不足而致糖、脂肪和蛋白质代谢的紊乱。分为 4 个亚型:包括 1 型糖尿病、2 型糖尿病、其他特异型及妊娠糖尿病。造成糖尿病患者致死、致残的重要原因是糖尿病的慢性并发症,糖尿病已经成为严重危害人类健康的常见疾病。

(1)康复评定

1)诊断标准:目前我国应用 1999 年 WHO 推荐的糖尿病诊断标准(表 13-4)。

表 13-4 糖尿病的诊断标准

	空腹血糖(mmol/L)	随机血糖(mmol/L)	口服葡萄糖耐量试验(OGTT) 2 h 血糖(mmol/L)
糖尿病	≥7.0	≥11.1	≥11.1
空腹血糖受损	≥6.1~<7.0		
糖耐量减退			≥7.8~<11.1
正常	<6.1		<7.8

2)糖化血红蛋白 A_1(GHbA$_1$):GHbA$_1$ 测定可反映采血前 4~12 周血糖的总水平,以补空腹血糖只反映瞬时血糖值之不足,成为糖尿病控制的重要监测指标之一。

(2)康复治疗及护理:糖尿病的综合治疗包括 5 个方面:饮食疗法、运动疗法、药物治疗、糖尿病教育和血糖监测。其中起直接作用的是饮食疗法、运动疗法和药物治疗三方面,而糖尿病教育和血糖监测是保证前 3 种治疗正确发挥作用的必要手段。康复目标是缓解高血糖、高血脂等代谢紊乱所引起的各种病症,控制血糖、血脂等高危因素,尽可能避免各种慢性并发症的发生,或阻止其进一步发展,改善糖尿病患者生活质量。

1) 饮食疗法:是糖尿病治疗中最基本的治疗方法,目的是获得并维持理想的血糖水平,减少心血管危险因素,提供均衡营养的膳食,维持合理体重。护理人员在治疗前要向患者介绍饮食疗法的目的、意义以及具体惜施,以取得患者的配合。具体包括以下几方面。

A. 控制每日总热量:是糖尿病患者饮食护理的首要措施,对每日总热量的限制以维持理想体重为原则,肥胖者应严格限制总热量,而消瘦者可适当放宽,还应考虑儿童正常生长发育的需要,妊娠与哺乳者也必须保证充足的营养,老年人比成年人热量摄入要低。可按患者年龄、性别、身高计算标准体重,标准体重(kg)=身高(cm)-105。根据标准体重和活动情况计算每日所需的总热量。成年人静息状态下每日每千克理想体重给予热量 25~30 Kcal(105~126 KJ),轻体力劳动者 30~35 Kcal(126~146 KJ),重体力劳动者 40 Kcal(167 KJ)以上。

B. 三大营养物质的适当比例和摄入量

a. 碳水化合物:糖尿病患者的膳食中,碳水化合物应占总热量的 55%~60%,主要成分为复合碳水化合物,尤其是含高纤维的食物。

b. 蛋白质:成人糖尿病患者的蛋白质摄入量为每日每千克理想体重 1.0 g 左右,占总热量的 15%~20%。有微量白蛋白尿的患者每日摄入蛋白量应限制在 0.8~1 g/kg 体重;有显性蛋白尿的患者蛋白摄入应限制在 0.8g/kg 体重以下。

c. 脂肪:糖尿病患者由脂肪提供的热量不能超过饮食总热量的 30%,其中饱和脂肪酸的摄入量不要超过饮食总热量的 10%。

C. 食物的选择:纤维素是一种多糖化合物,增加摄入膳食纤维可改善高血糖症状,减少胰岛素和口服降糖药的应用剂量,主食应多食麦麸、南瓜、玉米、豆类食品,副食应多吃芹菜、卷心菜、黄瓜、西红柿等含糖少的蔬菜。

D. 饮酒与盐的摄入:应限制饮酒量,不超过 1~2 份标准量/日(1 份标准量为 285 ml 啤酒,或 375 ml 生啤,或 100 ml 红酒,或 30 ml 白酒,约含 10g 酒精)。食盐每日摄入量限制在每天 6g 以内,尤其是合并高血压的患者。

E. 食品的交换:食品的交换是指在热量相等的情况下,患者可以按照食品的营养成分进行相互替换,可使用食品交换表,在保证营养素均衡摄入的同时,注意照顾到患者的生活质量。食品交换份是指能够产生 90 Kcal 热量的食物为一个食品"份"(1 Kcal=4.184 KJ),即每日总热量÷90 Kcal=需要的食品"份",如每日总热量为 1 800 Kcal÷90 Kcal=20 份,将膳食总热量换算成食品数量,患者每日对所需膳食总热量选择适合自己一天的食谱,按食品交换份表选择相同热量的同组食物,按照自己的口味和饮食习惯进行换算,此方法简单易行。

F. 饮食疗法的注意事项:计算饮食量要结合患者平日的饮食量、心理特点、平日活动量等个体差异,不能单纯应用理论计算。要充分尊重患者的个人饮食习惯、经济条件和市场条件。要注意患者进餐与血糖、尿糖变化的规律,如血糖和尿糖增高,饮食要适当减少,而当胰岛素用量较大时,两餐间或晚睡前应加餐,以防止低血糖反应的发生。

2) 运动疗法

A. 运动处方

a. 运动方式:适用于糖尿病患者的训练是低至中等强度的有氧运动。常采用有较多肌群参加的持续性周期性运动,如步行、慢跑、登楼、游泳、划船、有氧体操、球类等活动,也可利用活动平板、功率自行车等器械来进行。

b. 运动强度：运动量是运动方案的核心，运动量的大小取决于运动强度和时间，在制定和实施运动计划的过程中，必须遵循个体化的差异、肥胖程度、糖尿病的类型和并发症的不同，给患者制定能将风险降至最低的个体化运动处方。常采用运动中的心率作为评定运动强度大小的指标，靶心率的测定最好通过运动试验获得，常取运动试验中最高心率的70%～80%作为靶心率。临床上将能获得较好运动效果、并能确保安全的运动心率称为靶心率（target heart rate，THR）。如果无条件作运动试验，可根据年龄计算靶心率：THR＝170－年龄（岁）。运动中心率的监测通常可通过自测脉搏的方法来检测。一般采用停止运动后立即测10秒脉搏数，然后乘以6表示1分钟脉率，这与运动中的心率比较接近。

c. 运动时间：合理的运动时间包括两方面：一方面是指每次应持续的运动时间，另一方面是指一种较适宜运动的时间。通常每次运动时间可自10分钟开始，逐步延长至30～40分钟，达靶心率的累计时间以20～30分钟为佳。一种较适宜运动的时间应根据患者实际情况决定，并注意与饮食、药物等治疗相互协调配合。通常应避免空腹运动，而以餐后运动为宜。餐后运动应注意避开药物作用的高峰期，以免发生低血糖。一般以餐后1小时为宜。

d. 运动频率：一般认为每周运动3～4次是最适宜的。次数过少，运动间歇超过3～4天，则运动训练的效果及运动的蓄积效果将减少，已获得改善的胰岛素敏感性将消失，这样就难以达到运动的效果，故运动疗法实施必须每周3次以上。如果每次运动量较小，且身体条件较好，每次运动后又不觉疲劳的患者，可坚持每天运动一次。

B. 适应证和禁忌证：运动疗法适用于轻度和中度的2型糖尿病患者，尤其是肥胖的2型糖尿病患者为最佳适应证。1型糖尿病患者只有在病情稳定、血糖控制良好时，方能进行适当的运动。

糖尿病患者发生以下情况时禁忌运动：急性并发症，如酮症、酮症酸中毒及高渗状态；空腹血糖＞15.0 mmol/L或有严重的低血糖倾向，感染、心力衰竭或心律失常，严重糖尿病肾病，严重糖尿病视网膜病变，严重糖尿病足，新近发生的血栓。

C. 运动注意事项：制订运动方案前，应对患者进行全面的检查，详细地询问病史及体格检查，并进行血糖、血脂、血酮、肝肾功能、血压、心电图、运动负荷试验、胸片、关节和足的检查。

运动实施前后必须要有热身活动和放松运动，以避免心脑血管事件发生或肌肉关节的损伤；适当减少口服降糖药或胰岛素的剂量，以防发生低血糖；胰岛素的注射部位应避开运动肌群，以免加快该部位的胰岛素吸收，诱发低血糖，一般选择腹部为好；运动后适当补充糖类或在运动中随身携带饼干或糖果，预防低血糖的发生。

3）药物治疗：药物治疗分为口服药物及注射胰岛素治疗两种。口服降糖药物分为促胰岛素分泌药物（包括磺脲类及非磺脲类）、双胍类、α－糖苷酶抑制剂、噻唑烷二酮类药物五大类。胰岛素制剂分为超短效胰岛素、短效胰岛素、中效胰岛素、长效胰岛素、特慢胰岛素及预混胰岛素。患者如在饮食控制的情况下口服降糖药控制不佳，可联合胰岛素治疗；联合治疗控制不佳，可用胰岛素替代治疗。

4）心理护理：糖尿病是一种慢性疾病，病程较长，患者易出现各种心理障碍，如焦虑、失望或易于激动等，而不良的心理行为对病情的控制不利。因此，要重视糖尿病患者的心理干预，采取有效的心理疏导措施，减少对患者的各种不良刺激。通过有计划、有目的地与患者进行交谈,倾听他对病情的诉说,耐心讲解糖尿病的有关知识,采用音乐疗法、座谈会、观光旅游等形式,使患者正确认识疾病,消除不良的心理因素,保持情绪稳定。

5) 预防低血糖:低血糖是糖尿病治疗过程中常见的并发症。轻度低血糖时出现心慌、手抖、饥饿、出冷汗等表现,严重时可昏迷,甚至死亡。

预防低血糖需注意:注射胰岛素后 30 分钟内进食,药物治疗逐渐加量,谨慎进行调整。定时、定量进食。在体力活动前吃一些含碳水化合物食物。不要饮酒过多。如出现上述低血糖症状,监测血糖≤3.9 mmol/L,意识清醒的患者应尽快口服含糖饮料,如橙汁、糖水、可乐等,或吃一些糖果、点心,意识不清的患者应立即给予 50% 葡萄糖静脉推注。

6) 糖尿病足的防治:糖尿病足是中晚期糖尿病患者的常见并发症,也是糖尿病致残的主要原因之一。糖尿病足发病的基本因素是神经病变、血管病变和感染。对糖尿病除采取积极控制血糖、改善下肢循环、防治糖尿病并发症等综合治疗外,还应重点放在"高危足"的自我护理。糖尿病足的特点是下肢疼痛、皮肤溃疡、间歇性跛行和足部坏疽。早期常不被重视,如出现腿部皮肤发凉、足部疼痛和间歇性跛行,晚期则下肢发黑、继发感染、局部溃疡不愈合,严重者导致糖尿病性肢端坏疽,使患者成为残疾,此时不得不采取截肢手术。

糖尿病足治疗困难,但预防十分有效。需定期检查和识别患者是否有糖尿病足的危险因素,教育患者及其家属进行足的保护,穿着合适的鞋袜,去除和纠正容易引起溃疡的因素。具体防治措施如下:

A. 正确修剪趾甲,经常检查足部有无外伤与破损。

B. 对于神经性溃疡,要重视减轻足部压力,使用治疗性鞋袜,穿合体鞋(不穿高跟鞋),鞋袜要舒适透气。

C. 对于缺血性溃疡,要重视解决下肢缺血问题。轻度可予药物治疗,重度可行介入治疗或血管外科成形术。

D. 对合并感染的足溃疡,需及时去除感染和坏死组织。在细菌培养的基础上选择有效的足量的抗生素进行治疗。

E. 不用刀削足部鸡眼,不使用鸡眼膏等腐蚀性药物,以免发生皮肤溃疡。

F. 冬季注意足部保暖。平时可进行患肢伸直抬高运动、踝关节屈伸活动和足趾背屈和跖屈活动等,但禁忌长时间的行走或跑步。

(3) 健康教育:糖尿病的健康教育是康复护理的一个重要组成部分,应根据患者的具体情况制定糖尿病健康教育计划,通过采用举办专题讲座或看专题录像,发放宣传资料,召开病友联谊会,设立糖尿病患者护理专题门诊或电话随访等多种形式有针对性地开展健康教育,同时强调患者自身在防治糖尿病中所起的关键作用。健康教育的意义不仅是让患者改变不良的生活习惯,了解如何控制饮食及如何服药等,而且还有利于改善患者心理状况,确保糖尿病治疗的完整性、连续性和实效性。

1) 疾病知识宣教:使患者及家属了解糖尿病的基本知识和慢性并发症的危害,使其知道糖尿病是慢性疾病,需要终身治疗,让其以积极心态配合康复治疗的实施。同时,要宣传饮食控制和运动治疗的目的及重要性,使患者达到理想的体重,以延缓和减轻糖尿病慢性并发症的发生或发展。

2) 饮食指导:告知患者及其家属糖尿病饮食原则和基本方法,如各类食品的营养价值、热量计算方法、三餐热量分配比例和如何编制食谱等。根据病情指导患者灵活运用交换表格,选择适合食物,制订出自己的一日食谱。

3）运动训练指导:鼓励适量运动,从短时间、小运动量开始,循序渐进。方法有定量步行、定距离或定时间的走与慢跑结合、练太极拳和气功等,并告知患者运动实施的方式和运动中的注意事项。

4）自我监测指导:疾病的监测:教会患者如何自我观察和记录病情,包括每天饮食、精神状态、体力活动、胰岛素注射及血糖、尿糖、尿酮的检查结果等。血糖及尿糖检测:指导患者掌握有关检测的具体要求和方法。向患者推荐简单、方便、准确的血糖检测仪,教会其检测血糖、尿糖的方法,使其能进行自我监测。

5）用药指导:介绍口服降糖药和胰岛素的种类,胰岛素自我注射的方法,使用后可能出现的并发症和不良反应,以及应急处理等。

6）预防并发症:介绍如何进行皮肤护理及足部护理,如何处理各种应急情况,嘱咐随身携带急救卡,遇到感冒、发热等情况不要停止注射胰岛素,必要时应适当增加剂量,以防酮症酸中毒的发生。

7）个人行为干预:进行个人卫生指导,患者应注意保持全身和局部清洁,勤换衣裤;让其了解精神因素和不良生活习惯对患者的影响;向患者及其家属进行外出旅游的保健指导,并劝导患者禁烟。

五、关节挛缩的康复护理

临床上在伤残或疾病后,有相当部分患者可因运动、感觉功能障碍,长期卧床或行动受限等而导致关节挛缩。关节挛缩是康复医学中最常见、对患者功能恢复影响较大的并发症之一。关节挛缩变形后对功能影响极大,如肩关节挛缩固定则上臂就无法上举,手指间关节挛缩则手的抓握功能下降,下肢髋、踝关节挛缩变形将影响下肢的行走能力。因此,护理人员必须加强对患者的关节护理,对于防止关节挛缩和减轻患者的功能障碍有着重大意义。

1. 概述　挛缩(contracture)是指因关节周围的皮肤、肌肉、韧带等病变造成的关节活动受限。导致挛缩的常见原因有关节创伤、炎症、关节制动、痉挛、关节周围的软组织创伤及病变等。关节活动度的保持与关节内外的软组织的柔软和弹性有关,当创伤部位固定制动后,关节内外软组织可转化为致密结缔组织而局部变硬、弹性降低。观察发现,关节固定4天,在组织学上即可见挛缩现象;4周以上可致关节活动度下降或丧失,此时须经关节运动锻炼才能矫正;若2~3个月关节不活动,又未进行适当的处理,则韧带、肌腱等将会发生无法逆转的病变,难以自行恢复,必须经手术治疗才能解决。

2. 关节挛缩分类　关节挛缩可分为先天性挛缩和后天性挛缩,后天性挛缩又可分为以下几种。

（1）皮肤性挛缩:因烫伤、创伤、炎症等造成皮肤瘢痕而出现的挛缩。好发于手部,多见于烧伤患者。

（2）结缔组织性挛缩:因皮下组织、韧带肌腱等收缩而出现的挛缩,如掌腱膜挛缩。

（3）肌性挛缩:因关节长期固定、肌肉疾患、创伤等造成肌肉短缩、萎缩及瘢痕的挛缩。由于肌肉长期处于不活动状态,可使肌膜硬化、弹性降低,此时因肌膜的限制,整块肌肉的延展性丧失而造成肌性挛缩。

（4）神经性挛缩:临床以中枢神经系统疾患(如脑卒中)所致的痉挛性挛缩尤为多见。

1）反射性挛缩：为了减少疼痛,长时间地将肢体置于某一种强制体位造成的挛缩,如疼痛引起的保护性反应。

2）痉挛性挛缩：中枢神经系统疾患所致的痉挛性瘫痪,因肌张力亢进所致。多见于小儿大脑发育障碍或脑外伤和脑中风患者。

3）弛缓性麻痹性挛缩：因末梢神经疾患所致的弛缓性瘫痪造成的挛缩,多见于小儿麻痹症。

3. 关节挛缩评估　评估挛缩最常用的方法是被动关节活动度检查。检查中如发现关节活动范围减少、末端阻力大,应注意鉴别是挛缩还是痉挛,或者两者兼而有之。还可用神经干阻滞法进行鉴别,例如要鉴别是小腿三头肌痉挛还是挛缩可用 2％利多卡因 15～20 ml 行胫后神经阻滞,观察 0.5～1.5 小时,如果踝关节背屈的活动范围改善则为痉挛,反之则为挛缩。

4. 防治及护理　临床上预防挛缩比治疗挛缩显得更重要和更容易。虽然发生关节挛缩变形的病因不同,但对于关节挛缩的预防都应遵循早期预防的原则。关节一旦发生挛缩也应尽早进行康复治疗。在康复临床中,关节挛缩的防治和护理措施主要有以下 4 种。

(1) 保持关节的功能位：功能位是指关节能够进行基本功能活动,不易引起挛缩发生的体位。如足的功能位是与小腿呈 90°,在此位置上能完成站、走等动作。由于体位不正确而引起的关节挛缩变形有肩关节内收、内旋,肘关节屈曲,前臂旋前,腕关节屈曲,手指屈曲;下肢髋关节外旋,膝关节伸展,踝关节内翻,足下垂等。

1）上肢各关节的功能位：肩关节外展、前屈、内旋,肘关节屈曲 100°,前臂中立位;腕关节背伸 30°,掌指关节屈曲 45°～60°,拇指与小指呈轻度对掌位。

2）下肢各关节的功能位：以便于行走为目标,髋前屈 10°～15°,膝屈曲 5°～10°,踝关节、足底与胫骨呈 90°位。

保持关节功能位必须 24 小时连续进行,卧位时可用枕头、毛毯等物垫于相应部位,以保持关节固定。对有明显关节挛缩者可用石膏或塑料夹板矫形器固定在功能位,此外用足底垫板或踝托可预防足下垂。

(2) 经常变换体位：对于卧床等存在运动障碍的患者,为预防关节挛缩的发生、维持正确的体位,保持关节的功能位是很重要的。但无论什么体位,如果长时间不进行更换,都容易在该姿势下发生挛缩。因此,保持良好的体位必须和体位变换结合进行。对于无意识障碍患者发病当日即可进行体位变换,重度意识障碍者在生命指征平稳后进行;对保持特定体位有困难的患者,可以用被子、软枕等予以辅助;对自己无法变换体位的患者,护士要帮助患者变换体位;对有能力自己变换体位的患者,护士要鼓励他自己完成。体位变换一般每 2～3 小时进行 1 次。

(3) 关节活动度训练：关节活动度训练对于关节挛缩,既有预防作用,又有治疗作用。适当的运动,有利于促进血液循环,维持和增强肌肉的功能,保留运动感觉和保持关节的活动度,达到预防关节僵硬和挛缩的目的。所以,护理人员应鼓励患者尽早进行运动训练。进行关节活动度训练时,可根据患者的具体情况,分别进行被动运动、主动运动和抗阻运动等方式的训练;对已发生挛缩的关节应加入主动牵引、徒手牵引或持续牵引,也可通过滑轮进行重力牵引。

1）被动运动：是治疗痉挛最基本和最简单的方法,适用于各种原因引起的肢体功能障碍、瘫痪、关节功能障碍等情况,能起到放松痉挛肌肉、牵伸挛缩肌腱及关节囊,恢复或维持关节活动度的作用。

包括连续被动运动及间歇性被动运动两种。连续被动运动即应用下肢 CPM 仪防止关节挛缩,使用时要注意由慢到快,逐渐增加角度。间歇性被动运动有预防和治疗作用。用于预防时每天 2 次,每次活动 5 分钟,活动强度视病情而定。如已有明显的关节挛缩时必须使关节活动范围尽可能达到最大,但应以不引起严重疼痛为限;挛缩较轻者每次运动需 10 个反复,每次 20～30 分钟;严重者在被动运动前应先进行热疗,以增加牵引的效果,被动活动前进行关节松动可增加关节活动度,避免软组织冲击、压迫和撕裂。

2）主动运动:以下分别介绍徒手训练、自我训练、人工阻力训练和机械阻力训练。徒手训练适用于预防性训练或早期轻度功能障碍时的训练,如步行、关节体操、日常生活活动以及防止个别关节挛缩的关节活动度训练;自我训练的活动时间根据目的而定,首先要确立训练目标,然后示范规定动作,同时给予必要的保护和帮助;人工阻力训练,如保持-放松、保持-放松-拮抗,拮抗肌收缩由治疗师根据病情提供训练阻力的大小、方向和次数;机械阻力训练包括等长、等张、等速训练,其目的是增强肌肉收缩力和耐力。

3）牵引:此法适用于痉挛性挛缩,张力低下者忌用。

A. 手法牵拉:痉挛型挛缩患者某些肌群的张力明显增高,而拮抗肌的张力相对不足。反复、多次牵拉活动,能使痉挛肌肉放松,从而减轻关节的挛缩程度。牵拉患者痉挛肌时,动作要柔和,以防肌腱和关节韧带损伤。同时,要求患者合作,避免患者自己对抗性收缩。手法牵拉可分为快速牵伸手法及慢牵张手法。快速牵伸手法又称急拉法,即对肌肉进行快速而轻柔的牵张,可抑制拮抗肌群;缓慢牵张手法又称慢拉法,对痉挛肌有抑制作用。对轻度挛缩和肌痉挛者可采取持续的、缓慢的、小力量的牵拉。

B. 器械牵引法:将需牵引的肢体远端部位套入牵引架,挂上重物,进行直接牵引或通过滑轮间接牵引,适用于大关节的挛缩。牵引一般可持续 0.3～2 小时不等。此法简单而作用大,但需注意牵引力的大小,因为牵引力过小常无效,而过大则易造成骨关节损伤。通常每天牵引 2 次,每次 20～30 分钟。

辅助支具的应用:可采用夹板持续牵伸以减轻挛缩。

六、骨质疏松的康复护理

1. 概述　骨质疏松(osteoporosis ,OP)是以骨量低下、骨组织微结构破坏为特征,并导致骨脆性增加和可致骨折的全身性骨代谢疾病。近年对骨质疏松的概念有了新的认识,骨质疏松是以骨强度降低为特征的骨骼系统疾病,致使患者骨折的危险性增高。骨强度包括骨密度和骨质量。

骨质疏松症主要分为原发性和继发性骨质疏松症。原发性骨质疏松症包括绝经后骨质疏松症Ⅰ型和老年性骨质疏松症Ⅱ型,占骨质疏松发病总数的 85％～90％。继发性骨质疏松症主要由疾病等医学原因和不良嗜好所致,占骨质疏松症发病总数的 10％～15％。此外还有特发性骨质疏松症,包括青少年和成年特发性骨质疏松症,一般发生于青春发育期前,是一种全身骨代谢疾病,很轻微损伤即可引起骨干和骨骺的骨折或脊椎压缩骨折,进入青春期后病程发展逐渐停止,确切病因尚不清楚,本病临床上罕见,可能与基因缺陷和遗传因素有关。

骨质疏松临床诊断主要根据有无骨痛、身高变矮、骨折等临床表现并结合年龄、绝经否、病史、骨质疏松家族史、X线片和骨密度等进行诊断。

2. 主要功能障碍及临床表现

(1) 骨痛:原发性骨质疏松症常以骨痛为主要临床表现,骨痛的发生可在不同部位、有不同程度,最常见于腰背疼痛占 67%,腰背伴四肢酸痛占 9%,伴双下肢麻木感占 4%,伴四肢麻木,屈伸腰背时肋间神经痛、无力者占 10%。

(2) 驼背:表现为身高缩短、背曲加重。因骨量丢失、骨小梁萎缩,使椎体疏松及脆弱,负重或体重本身的压力使椎体受压变扁致胸椎后突畸形,驼背多发生于胸椎下段。

(3) 骨折:因骨质疏松骨脆性增加而致椎体压缩性骨折。股骨颈骨折和少数桡骨远端及肱骨近端骨折,常在扭转身体、肢体活动时致自发性、倒地性及轻伤性骨折。

(4) 负重能力下降:骨质疏松症患者的负重能力常降低(约 2/3),甚至不能负担自己的体重。

(5) 腰背部活动障碍:主要表现为腰椎屈、伸、侧屈、旋转和腰背肌肌力下降。

(6) 日常功能水平障碍:主要表现为坐、站、行走和个人护理等功能障碍。髋部骨折的患者中有 1/4 需要长期卧床,其日常功能活动受到严重影响。

3. 康复评定

(1) 生化指标检测:主要检测血清钙、磷。原发性骨质疏松血清钙、磷一般在正常范围。

(2) X线评定:常根据骨皮质厚度、骨小梁粗细数量、骨髓腔横径与骨皮质厚度比及骨髓腔与周围软组织之间的密度差来初步判断有无 OP、OP 骨折的类型、骨折程度及排除其他疾病。但 X线估计骨密度的误差可高达 30%～50%。

(3) 双能 X线吸收法(DXA):是目前诊断 OP 的金标准。能明确诊断轻、中、重度骨质疏松。双能 X线吸收法可以测量全身任意部位的骨密度和脂肪组织的百分比,测量的速度快、精度高、空间分辨率高和散射线少。

1995 年,WHO 规定的骨质疏松症诊断标准是用同性别的骨量峰值,减去所测得的骨量值(BMD)来衡量。我国骨质疏松症建议诊断标准:骨量减少 1 SD 为正常,1～2 SD 为骨量减少,2 SD 以上为骨质疏松症,2 SD 以上伴有一处或多处骨折,为重度骨质疏松症,3 SD 以上无骨折,也可诊断为严重骨质疏松症。

(4) 其他:骨痛、腰背痛评定:VAS 法(目测类比定级法)、腰椎活动度评定和日常功能评定等。

4. 预防、治疗及康复护理 骨质疏松是最常见的临床疾患之一,其可导致患者发生骨折,加重患者的残疾程度。预防发生很重要,在治疗及护理上,应着眼于防治骨质丢失和缓解有关的症状。

(1) 预防

1) 初级预防:近年的研究表明,在正常的生长发育过程中,能达到较高的峰值骨量的人,其以后发生骨质疏松的可能性较低。所谓峰值骨量是指正常生长过程中所达到的骨质含量的最高水平。受多种因素的影响,如遗传、营养、激素水平、运动等。骨质疏松初级预防的目的,实际上就是通过采取各种措施使峰值骨量达到尽可能高的水平,如加强营养、保持足够的钙与维生素 D 的摄入,适当地进行体育运动等等。

2) 二级预防:二级预防的目的在于尽可能地防止骨质的丢失和骨质疏松症的发生。在临床康复实践中,可能导致骨质丢失的原因包括由各种伤、病所致的肢体制动和长期卧床等。与此相对应的预防措施包括尽量缩短制动和卧床期限,使用各种治疗性运动方法,如急性期的等长肌肉收缩运动、负重训练、脊髓损伤患者下肢的功能性电刺激及运动等。同时,某些药物治疗也可起到防治骨质丢失的作用,如服用降钙素、钙制剂、二膦酸盐等。

总之,骨质疏松的预防包括两大要素:其一为对不良生活和行为的矫正,如戒烟酒、多活动等;其二为药物预防,包括补钙、适当使用雌激素、二膦酸盐等。

(2)骨质疏松的治疗与康复护理:骨质疏松病因复杂,往往需要根据病情采取补充钙和维生素 D、运动疗法、心理疗法和应用抗骨质疏松症药物等联合措施,才能有效地防治本病并促进其康复。

1)心理护理:骨质疏松对患者的心理和社交功能会产生不良影响。例如,其可使患者产生恐惧心理,害怕摔跤、骨折,易产生沮丧和愤怒情绪。因此,护理人员应关心患者,给予理解、安慰,鼓励其适当地进行运动,树立恢复健康的信心,积极配合治疗和护理。

2)饮食护理:指导患者注意合理膳食及营养,多食用含钙、磷高的食品,如鱼、虾、虾皮、海带、乳制品、骨头汤、鸡蛋、豆类、精杂粮、芝麻、瓜子、绿叶蔬菜等。不吸烟、不饮酒、少喝咖啡、浓茶及含碳酸饮料,尽可能将峰值骨量提高到最大值。

3)特殊物理因子治疗:一些物理因子具有较好的止痛效果。骨质疏松最常见的症状就是疼痛,如何缓解疼痛乃当务之急,非类固醇消炎镇痛药对绝大部分身患骨质疏松的老年人来说是不可能长期使用的,因此选择性地运用各种物理因子(如中频、低频电疗)对骨质疏松引起的急慢性疼痛应作为首选方法。此外,物理治疗还能减少组织粘连、改善肢体功能活动、改善局部血循环、促进骨折愈合、预防深静脉血栓形成、增加局部应力负荷、促进钙磷沉聚、防止肌肉萎缩、促进神经功能修复、防止继发性骨质疏松等。

A. 低频脉冲电磁场(PEMFS)疗法:1989 年,Bassett 预言脉冲电磁场将可能对骨质疏松症治疗产生影响。近几年众多的实验与临床研究结果都表明 PEMFS 治疗 OP 的良好前景,尤其是改善骨痛和骨密度。

B. 运动疗法:可以阻止骨量丢失、增加骨量、改善骨密度和骨强度、改善 OP 患者运动功能和 ADL 能力。运动项目包括走路、奔跑、有氧操、跳舞、骑车、球类运动、体操及负重和抗阻训练等。最佳的运动强度为最大耗氧量($\%VO_{2max}$)的 60% 左右,运动强度要参考对象的年龄、身体状况及运动经验等制定。运动频度每天 $20\sim30$ 分钟,每周 $3\sim5$ 次即可。运动时间和强度应随着 OP 患者能力的逐步增加而相应的增加。

可以运用选择性运动治疗的方法。选择性运动治疗是针对 OP 好发部位进行的治疗。如躯干伸肌过伸等长运动训练,可在俯卧位下进行躯干伸肌群及臀大肌与腰部伸肌群的肌力增强运动,每周 $2\sim3$ 次,每次 $10\sim20$ 分钟,主要防治脊柱骨质疏松;用握力器每天坚持握力训练 30 分钟以上,能防治桡骨远端、肱骨近端骨质疏松症;俯卧撑运动能防治股骨颈、肱骨近端、桡骨远端、脊柱骨质疏松等。

C. 矫形器、腰围技术:骨质疏松最常出现的问题是椎体压缩骨折、脊柱畸形。因此在治疗中佩戴适合的矫形器、腰围是缓解疼痛、矫正姿势、预防骨折发生、配合治疗顺利进行的重要措施之一。

4)药物:以抑制骨吸收、促进骨形成为原则。药物应用要求早用药、长期用药、联合用药。抑制骨吸收药物如钙制剂、雌激素、降钙素、二膦酸盐、活性维生素 D 衍生物等;增加骨形成药物如活性维生素 D 衍生物、氟化物(易导致成骨不全),同化性皮质类固醇(雄性激素及其衍生物),孕激素,甲状旁腺激素(PTH)片段,生长激素、骨生长因子(BGP、BMP)等。

5)疼痛的护理:骨质疏松往往伴有疼痛,可在医生的指导下应用镇痛药物,也可应用物理治疗(如湿热敷、电刺激镇痛疗法等)进行控制,对于骨变形和骨折患者可使用各种矫形器、支架等以缓解疼痛。

6)预防并发症:骨质疏松症最易发生的并发症是骨折,常因跌倒或用力不当而引起,应加强护理和预防。应让患者意识到合理的饮食和运动的重要性以及某些药物的疗效,教会其正确的活动方式;可教会患者使用一些日常生活活动辅助器具,如长柄取物器、穿鞋器、浴室防滑垫等;对有平衡障碍的患者,应进行平衡功能训练,在活动时最好有人监护,建议步行时使用手杖,可在墙上安装扶手以供抓握等。

5. 康复教育　对患者进行有关骨质疏松知识教育,同时要教会患者作静力性体位训练和步行锻炼。

(1) 静力性体位训练:对骨质疏松患者首先应教会他们在日常生活中保持正确的体位和姿势:坐、卧或立位时由于重力和持久负重双重原因,一旦不能有意识地保持正确的姿势,就会加重症状,使脊柱变形甚至导致骨折,因此对骨质疏松患者进行静力性体位训练,使其在日常生活和工作中保持正确的体位和姿势是十分必要的。方法:坐位或立位时应伸直腰背,收缩腹肌、臀肌,增加腹压,吸气时扩胸伸背,接着收颏和向前压肩,或坐直背靠椅;卧位时应平仰、低枕,尽量使背部伸直,坚持睡硬板床,对所有骨质疏松患者无论其有无骨折都应进行本项训练,使其习惯本训练所要求的姿势,以防骨折驼背的发生。

(2) 步行锻炼:以每天步行>5 000 步,<1 万步为宜(约 2～3 千米),适合老年骨质疏松患者。日本学者发现,步行能有效维持脊柱及四肢骨盐含量,每日步行少于 5 000 步,则骨量下降,多于 1 万步则骨量增加不明显,而两者之间的骨量明显增加,步行锻炼能防治下肢及脊柱的骨质疏松。

(3) 在骨质疏松的情况下,骨的力学强度明显减低,所以在扭身、持物、弯腰、下楼、坐汽车的抖动、站立倒地等情况下都可以引起骨折。治疗的初期应用双腋拐帮助行走,逐渐改为手杖,然后改为不用杖。老年人如不训练,神经、肌肉的应急能力差,稍行走不稳,易于跌倒引起骨折,所以应帮助老人及骨质疏松患者神经肌肉系统的训练,增加灵活性和应急能力。有文章报道,老年人长期坚持练习打太极拳,能改善平衡能力,对预防跌倒可能有效。如果注意照明好、地防滑、地面无杂物都可以减少跌倒的发生。

七、精神分裂症的康复护理

精神分裂症是慢性精神障碍中最常见一类疾病,是以思维、情感、行为之间的不协调,精神活动脱离现实环境,病前个性明显改变为特征,其病程特点为迁延难愈,症状缓解后易复发,有的呈缓慢进行性发展,有的残留某些症状,有的社会功能全面下降,严重者产生精神衰退。

(一)精神病残疾的主要表现

1. 生活自理能力的缺陷　包括进食、洗漱、穿衣、两便自理、个人卫生和居室卫生的自理能力等。

2. 家庭功能缺陷　包括参加家庭活动、父母职能和夫妻关系。

3. 社交能力缺陷　包括家庭以外的人际交往、对外界事物的兴趣和对未来的打算等。

4. 职业能力缺陷　包括工作能力和与同事合作等。

我国根据世界卫生组织提供的《社会功能缺陷筛选表》将精神残疾评定分为四级，一级为极重度精神残疾，二级为重度精神残疾，三级为中度精神残疾，四级为轻度精神残疾。

（二）精神分裂症的药物治疗

抗精神病药是治疗精神分裂症、控制症状发作、防止复发的重要方法，是对精神分裂症患者进行康复医疗的基础。对急性精神分裂症以兴奋躁动为主者，使用氯丙嗪或氟哌啶醇为好；对慢性精神分裂症以淡漠、退缩和忧郁为主者，便用三氟拉嗪、氯普噻吨（泰尔登）或奋乃静为好。抗精神病药的应用强调"个体化"，对症状缓解者，需要药物维持治疗，即长时间用小剂量（治疗量的 $1/4\sim1/2$）药物巩固治疗，具体持续时间因人而异，目前尚无定论。

（三）精神分裂症的康复治疗及康复护理

精神分裂症的康复医疗应在药物治疗和心理治疗的基础上，针对患者存在的功能缺陷，进行相应的功能训练，逐步纠正其异常的精神活动，改善和恢复自理能力和社会功能，最终使患者能够重返社会。

1. 自理能力训练　是精神障碍患者基本的功能训练，配合有关的药物和心理治疗，可以明显减轻患者残疾的训练。训练内容包括洗漱、修饰、进食与服药、穿衣、起床与睡眠、两便自理、个人卫生与居室卫生的料理等。

2. 职业技能的训练　是恢复或提高精神障碍患者职业技能，为恢复工作、重返社会创造条件的重要康复内容。训练内容包括简单的作业训练（一般的工疗活动）、工艺制作活动和职业性劳动训练。这些训练具体安排应根据病情特点，注意个体化与集体训练相结合，通过技能训练活动，可减少患者各种精神症状的干扰，逐步纠正或改善其异常行为，促使患者增加与周围环境的接触，同时，可以提高其劳动技能，为回归社会打下良好的基础。

3. 社会角色技能的训练　精神障碍患者由于存在社会功能缺陷，难以充当其原有的社会角色，因此在回归社会生活之前，必须进行社会角色技能的训练。这种训练的基本方式是阐明一个与现实生活接近的背景，设置一些在社交中需要解决的问题，将受训患者安排一个角色，由治疗人员指导患者进行角色表演。通过训练，使患者明确与他人接触的目的，可能会出现什么问题及如何去应付，从中学到解决一个问题的不同方法。

4. 社区康复　是精神障碍患者从住院康复到完全回归社会过程中的重要环节。精神障碍患者的社区康复必须有专门的组织机构、有关人员组成的专业队伍和各阶层力量共同组成的支持网。目前，家庭病床是一种有效的形式，通过家庭随访，以及患者本人及其家庭的参与，可使患者继续得到精神卫生康复服务。社区过渡性设施的建立与完善是提高精神障碍患者远期疗效，降低复发率，更好地为患者提供康复服务的重要工作任务。社区精神障碍患者的康复需要全社会的共同努力和参与。

（上海交通大学医学院　　杨佩君）

第十四章　常见病预防保健及家用医疗器具使用的指导

社区居民在日常生活中,需要了解一些常见病的防治知识,以提高自护能力。而对于为了治病或健康监测的需要而购置的适合家庭使用的仪器和设施,居民也希望社区护士给予恰当的指导。社区护士在家庭访视前,应先掌握有关的知识,并且用通俗易懂的语言,指导社区居民,满足他们的需求。

第一节　常用器具、制剂的使用

一、电子血压计

1. 血压计的分类及各自的特点　家用血压计有传统的台式水银血压计和电子血压计。电子血压计有臂式和腕式两种。水银血压计需要经过专门训练才能正确掌握使用方法,而电子血压计操作简单,可以随时在家测量。在电子血压计中,腕式血压计测量结果的准确性会受到较多因素的影响,误差相对较大,故在此只介绍电子臂式血压计的使用。

2. 电子臂式血压计的正确使用　电子血压计出厂时一般设定的充气上限为 21.3 kPa (160 mmHg)。如果测量对象的收缩压超过该水平,则应先调整上限至大于该患者收缩压水平 4.0 kPa(30 mmHg)。操作步骤为:①将臂带打开,折成套状。将臂带套在左臂上,臂带的底部应高于肘部 1～2 cm,绿色的标记应位于手臂内侧的动脉上,空气管应在中指(手掌方向)的延长线上。②绑袖带时松紧度以能插入 1～2 指为度,太紧或太松都会影响到所测的数值。③不论取坐位或卧位均以心脏高度为基准,将袖带放在与心脏同一水平高度上,否则会带来显著误差。④测量时应裸露手臂,如果穿有较厚的上衣时,测量时不要卷起袖管,而应将上衣脱去。⑤测量时间可放在早晨起身如厕之后。⑥为保证血压计测量的准确性,最好每年一次送有关部门检测。

二、家用血糖仪

1. 家血糖仪的分类及各自特点　血糖仪按工作原理分为 2 种:光电型和电极型。前者价格较便宜,但使用寿命较短,其误差范围也较大;后者电极型的测试原理更科学,电极可内藏,可以避免污染,误差范围小。血糖仪从采血方式上又可分成 2 种:一种是抹血式家用血糖仪;另一种是吸血式。抹血的家用血糖仪一般采血量较大,如果采血偏多,会影响测试结果;

血量不足,操作就会失败,浪费试纸,血糖仪多为光电式的。吸血式的血糖仪,试纸能控制血样计量,不会因为血量的问题出现结果偏差,且操作方便,用试纸点一下血滴即可。

2. 家用血糖仪的选购　选购准确度较高,采血针使用较便利,血量需要较少、读数显示快、显示屏大而清晰、电池更换方便的血糖仪。还要注意选购的试纸要与血糖仪相匹配,不要因为节省费用而购买不同类型的试纸,影响测试结果的准确性。

3. 血糖仪的正确使用　用物包括家用血糖仪一台,采血笔一支,采血针,血糖试纸(放于试纸筒内),棉签和75%酒精。操作步骤:①检查血糖仪功能是否正常,试纸是否过期,试纸代码是否与血糖仪相符。每盒试纸都有编码,需在测量前根据试纸的编号调整仪器。②采血针安装在采血笔内,根据皮肤厚薄调好采血针的深度。③用温水或中性肥皂洗净双手,下垂准备采血的手指数分钟,以增加外周血运。④用75%的酒精消毒指腹,待干。⑤打开血糖仪开关,取一条试纸拿在手上;手指不可触及试纸测试区,取出试纸后随手将盖筒盖紧。将试纸条插入血糖仪试纸槽,端口完全推入(用滴血的血糖仪)。⑥采血笔紧挨指腹,按动弹簧开关,针刺指腹。注意在手指两侧取血为好,因其血管丰富而神经末梢分布较少,不仅不痛且出血充分,不会因为出血量不足而影响结果。针刺后不要过分挤压指腹,以免组织液挤出与血标本相混而使血糖测试值偏低。用吸血的血糖仪,就将血吸到试纸专用区域后等待结果;用滴血的血糖仪,就将一滴饱满的血滴抹在试纸测试区域后将试纸插入机内等待结果。不要追加滴血,否则会导致测试结果不准确。⑦用棉棒按压手指10秒钟至不出血为止。⑧监测值出现后记录,关机。检测完毕将采血针戴上帽后妥善处理。要注意试纸的保存,试纸必须保存在原装的试纸筒内,放在阴凉、干燥处,以免受潮后影响测试的结果或测试不出结果。

三、家用氧气瓶

1. 家用氧气瓶的结构　由氧气钢瓶、压力表、高压阀开关、微调开关、橡皮连接管、减压阀螺套、湿化瓶、吸氧管或吸氧鼻塞等组成。

2. 家用氧气瓶的正确使用　检查氧流量:供氧器出厂时贮氧压力应为 $12\sim14.7\,MPa$。氧气的加温、湿化:在吸氧前给加湿器中加入 $50\,℃$ 的复方硼砂液(即漱口液)水或纯水而不能用凉开水,量为瓶容积的 $1/3\sim1/2$。用氧装置的消毒和有效使用:湿化瓶每周2次用500 mg/L 的有效氯溶液浸泡30分钟消毒,消毒后用清水冲净。湿化液每3天更换一次,及时添加;定期清洗消毒湿化瓶内的通气管,防止前端小孔堵塞,使湿化液进入吸氧管,造成误吸,引起呛咳。用氧前先调整好氧流量,一般在 $1L/min\sim3L/min$,然后再使用。为节约费用,鼻塞管可在每天使用结束后用注射器注入清水经反复冲洗后,浸入盛有沸水的容器中,加盖后用微波炉中火档加温消毒 $3\sim5$ 分钟,晾干后备用。

注意氧气的安全使用。家用氧气瓶使用时必须注意安全问题,要防火、防油、防震、防热。氧气是易燃易爆品,要置于阴凉处。不得靠近热源、电源,室内不能点明火。氧疗时室内不可吸烟、点蚊香。禁止用沾染油类的手和工具操作气瓶,吸氧管、氧气表及螺旋口上不可涂油,以防引起爆炸。氧气瓶在搬运或移动过程中不能强烈碰撞。氧气瓶里的氧气不能全部用尽。当发现氧气表压力接近 $0.5\,MPa$ 时,说明剩余氧气已不多,应立即更换氧气瓶,以防外界空气和杂质进入瓶内,再次充气时易引起爆炸。

四、管喂饮食

1. 管喂饮食的对象　由于脑血管疾病、外伤等各种原因造成吞咽困难,或不能自口腔进食而长期卧床,需要用管喂的方法维持营养和生命的患者。但食管静脉曲张、食管梗阻、食管和胃贲门手术的患者不宜用管喂饮食。

2. 插管的途径 鼻胃管法、口胃管法、胃肠管或肠管法、胃造瘘管法和空肠造瘘法。家庭中使用最多的是鼻胃管法。

3. 用物准备 如以鼻饲为例。鼻饲包(内置治疗巾、胃管、镊子、止血钳、压舌板、纱布、弯盘、10 ml 注射器、治疗碗)、50 ml 注射器、手电筒、液体石蜡、听诊器、棉签、胶布、别针、棉线、水及水杯、管喂饮食、试纸、面巾纸。

4. 操作步骤

(1) 按照医嘱核对患者姓名,对清醒患者要解释鼻饲的目的、简要的插管步骤、会出现的不适,以及如何配合等。护士应洗手、戴口罩。

(2) 帮助患者取坐位或半坐位或平卧位,头偏向一侧,取下义齿和眼镜。

(3) 颌下铺治疗巾,并将弯盘和面巾纸放旁边,检查鼻腔有无阻塞,选择并清洁鼻孔。

(4) 测量插管深度,一般 45～55 cm 相当于鼻尖到耳垂再到剑突的长度。对昏迷患者,因吞咽和咳嗽反射消失,不能合作,在插管前应将患者的头后仰,当胃管插至 15 cm 时,用左手将患者头部托起,使其下颌靠近胸骨柄,以增大咽喉部通道的弧度,便于管端沿后壁缓缓下行至预定长度。

(5) 检查胃管的位置,有 3 种检查方法:①用针筒抽出胃内容物,用试纸检查是否呈酸性。②用注射器快速注入 10～20 ml 空气,同时在胃区用听诊器检查有无气过水声。③置管子末端于水中,看有无气泡逸出。如胃管在胃内就不应有气泡。

(6) 确定在胃内后,夹闭胃管,用胶布将系在胃管上的丝线分别固定于鼻翼及额部。

(7) 灌食:先注入少量温开水,以确定胃管通畅并在胃内,然后缓慢注入鼻饲饮食。注意前后加液时不能把空气注入胃内。

(8) 将导管末端反折,用纱布包裹管口,用小线系紧,别针固定于床旁。

(9) 整理、清洗用物。协助患者擦净口、鼻。

(10) 记录鼻饲时间、量、患者反应等。

(11) 长期鼻饲的患者,每周更换胃管一次。每天雾化吸入,减少胃管对黏膜的刺激。做好每天的口腔护理。

5. 灌注时注意事项

(1) 合理安排餐次,根据患者情况,每日可安排 5～6 次,每次灌注量以 250～350 ml 为宜。

(2) 温度适宜,一般掌握与体温温度相似,约 37～38℃,灌注前将一次用量在微波炉或热水中加温。

(3) 灌注速度不宜过快,开始灌注量要少,逐渐加量,待患者无不适时增加至所需数量。一次灌注时间 10～15 分钟。

(4) 灌饲后用适量温开水冲洗管子(或补充菜水)以清洁管道,并防残留液造成阻塞。如果灌注果汁应等灌完匀浆液后 1 小时再灌,以防止牛奶凝固。

(5) 保证卫生,灌注前检查匀浆液是否变质,保证安全卫生。24 小时未用完的部分应弃去。

6. 匀浆的制作 管喂的食物内容物应和正常人饮食一样,要营养平衡,且能够通过管道的液体食物,通常称作"匀浆膳"。这种匀浆膳应是由多种食物混合配制的。食物内容包括:主食(米或面食),蛋白质(牛奶、豆浆、鸡蛋、鱼肉类),蔬菜水果,植物油,无机盐等。自制匀浆膳步骤如下:

(1) 将各种食物单独加工制成熟食,牛奶煮沸,鸡蛋煮熟去壳,肉末蒸熟,蔬菜炒熟或煮熟,烂饭或烂面等均备齐。

(2) 将上述食物冷却后,把一种或多种食物的一部分,用少量牛奶混匀放入捣碎机内搅拌,然后将全部牛奶或豆浆等液体再加入到搅拌好的匀浆液中再次搅拌。

(3) 将搅拌好的匀浆膳装入容器内,经微波炉高火消毒约 10 分钟。

(4) 将装入盛器已消毒过的匀浆膳冷却后密封,冰箱保存,时间不宜超过 24 小时,灌注时将使用的匀浆膳预先加温。

7. 营养需求是否符合患者的判断　患者的体重、面色、皮肤的光泽度、血色素、血清蛋白含量。

五、家庭常用消毒剂

消毒剂用于杀灭病原微生物,切断疾病的传播途径,达到控制疾病的目的。家庭中消毒剂的选择原则是无毒、杀灭病原微生物的效果良好,使用方便且价格低廉。总的注意事项:外用消毒液不能口服。放置在安全的地方,避免被儿童误服。皮肤或家具等各种物品在消毒前均应先洗涤,充分去除有机物,保持物品干燥,以免降低消毒剂的浓度,影响效果。消毒时如物体表面存在有机物,应延长消毒时间。

下面介绍乙醇、聚维酮碘(碘伏)和二氧化氯的使用方法。

1. 乙醇

(1) 性能和特点:乙醇是一种有机化合物。它的分子具有很大的渗透能力,能穿过细菌表面的膜,渗入细菌的内部,使蛋白质凝固,达到杀菌目的。但她对肝炎病毒及芽孢无效。乙醇的最佳消毒浓度在 70%～75% 之间,是一种无毒的中效消毒剂。

(2) 适用范围:皮肤消毒和体温表的消毒。

(3) 注意事项:乙醇是易燃易挥发性液体,使用后及时加盖密闭,存放在阴凉处,有效消毒浓度不能低于 70%。对皮肤的刺激性较强,不宜用于黏膜的消毒。避免接触火源。

2. 聚维酮碘

(1) 性能和特点:聚维酮碘是一种以表面活性剂为载体生成的碘络合物。它能够破坏细菌包膜的通透性屏障,使细菌失活。用于杀灭细菌和病毒等。聚维酮碘是一种中效消毒剂。

(2) 适用范围:0.5%～1.0% 的有效碘溶液二次涂抹,用于注射部位的皮肤消毒;0.5%有效碘溶液用于体温表消毒,浸泡时间在 15 分钟以上;餐食具消毒用 0.05% 溶液浸泡 5 分钟。

(3) 注意事项:稀释后的稳定性差,宜现配先用;避光、阴凉处密闭保存;用非金属容器盛装,碘过敏者慎用;皮肤消毒后可能留有色素,可用水冲洗。

3. 二氧化氯

(1) 性能和特点:属氧化消毒剂,有氧化作用,能破坏细胞壁和细胞内的各种成分,干扰细胞代谢,并能和病毒的核酸发生氧化作用而破坏病毒。在水中具有很强的消毒作用。方便临床使用的是含氯消毒片和泡腾消毒片。它是高效、广谱、安全、价廉的消毒剂。

（2）适用范围：0.05％浓度用于家用餐具、茶具、刀具及砧板消毒。浸泡、擦拭 5～10 分钟即可；同样浓度用于冰箱、洗衣机的消毒防霉，喷洒、浸泡 5～10 分钟。0.2％浓度用于卫生间的消毒除味，喷淋、擦洗 10～30 分钟；0.05％浓度用于水果、蔬菜的保鲜，浸泡 5～10 分钟后用净水冲洗。

（3）注意事项：配置使用时，须先加水，后放消毒片，切勿顺序颠倒；易吸潮，于低温、避光、干燥处保存。消毒剂应现配现用。配置消毒液后应于 24 小时内用完。不慎接触眼睛立即用清水冲洗。高浓度本品具有漂白性，避免接触衣物和皮肤。

附：饮水器的消毒方法

饮水机消毒分为以下几个步骤：

（1）拔去电源插头，取下水桶，打开饮水机后面的排水管，排净余水，因为排污管里的剩余水是导致饮水机二次污染的关键。然后，再打开所有饮水开关放水。

（2）把饮水器移入浴缸或冲淋房，用带有一定压力的自来水对准饮水机内胆直接冲洗数分钟并当即放水。因为饮水机内胆由于直接与空气接触，很容易积聚细菌。

（3）0.05％浓度的二氧化氯 2 000 ml 装满整个饮水机内胆，并放置 10～15 分钟。

（4）打开饮水机的所有开关，包括排水管和饮水开关，排净消毒液。

（5）用 7～8 L 的清水连续冲洗饮水机整个腔体，然后打开所有开关排净冲洗液体。最后用 1 000 ml 饮用水过洗饮水器内胆，并排去。

（6）最后用酒精棉球擦洗开关处的后壁。

（7）饮水器应每 3 个月清洗消毒一次。

第二节　社区常见疾病的预防与保健

进入 21 世纪以来，心脑血管疾病、恶性肿瘤、糖尿病等慢性疾病对人民群众健康威胁的加剧，越来越成为卫生保健系统关注的问题。针对常见和慢性疾病对人民群众健康造成的重大威胁，加强保健，做好三级预防工作，更是基层医务人员义不容辞的职责。

一、原发性高血压

高血压病是以动脉血压增高为主的临床综合征，是中老年人常见疾病之一。多数高血压患者无临床症状，往往不及时就医。而高血压的危险性在于如患者的血压未得到有效控制，最终导致脑血管意外、高血压心脏病、心力衰竭以及肾衰竭等后遗症的发生，严重威胁生命。

1. 饮食

（1）控制热能和体重：肥胖是高血压病的危险因素之一，而肥胖的主要原因是热量过甚造成的。体内多余的热量会转化为脂肪储存于皮下及身体各组织中，从而导致肥胖。因此，控制热能摄入，保持理想体重是防治高血压的重要措施之一。蛋白质的来源可吃鱼、豆类及豆制品，少吃禽肉。因豆类食品中的谷固醇可抑制小肠吸收胆固醇。如果高血压已经影响肾功能,则应减少豆类蛋白,适当增加动物蛋白的摄入。海鱼不论对何种高血压患者,都是首选食物。

(2) 限制钠盐的摄入:轻度高血压者限制钠盐的摄入在每天 5 g 及以下,避免食用腌制的食物如咸肉、罐头及加工食品。对血压较高或合并心衰者摄盐量以每日 1～2 g 为宜。多吃蔬菜、水果以补充维生素和电解质。

(3) 控制膳食脂肪:食物脂肪的热能比应控制在 25% 左右,而且脂肪的质量比其数量更具重要意义。动物性脂肪含饱和脂肪酸高,可升高胆固醇,易导致血栓形成,使高血压脑卒中的发病率增加;而植物性油脂含不饱和脂肪酸较高,能促使血清胆固醇下降,能延长血小板凝集时间,抑制血栓形成,降低血压,预防脑卒中。故食用油宜多选吃植物油,其他食物也宜选用低饱和脂肪酸、低胆固醇食物,如蔬菜、水果、全谷食物、鱼、去皮禽、瘦肉及低脂乳等。40 岁以上的中老年人,应限制内脏、蛋黄、肥肉等高胆固醇食物。每日进食含胆固醇的食物在 300 mg 以下。若血脂持续过高还应限制高糖食物。

(4) 保证膳食中钾、钙的摄入充足:富含钾、钙的食物进入人体可以对抗钠盐所引起的升压和血管损伤作用。含钾高的食品如豆类、菌菇类、茶叶、紫菜、白菜,以及香蕉、枣、桃、橘子等;含钙高的食品如乳类、豆类、虾皮、芝麻、白菜等。

(5) 多吃富含维生素 C 的食物:蔬菜、水果富含维生素 C。维生素 C 具有保护动脉血管内皮细胞免遭体内有害物质损害的作用。

(6) 多喝绿茶:茶叶内含茶多酚,且绿茶中的含量比红茶高,它可防止维生素 C 氧化,有助于维生素 C 在体内的利用,并可排除有害的铬离子。此外,茶叶还含钾、钙、镁、锌、氟等微量元素。因此每天用 4～6 g 茶叶(相当于 2～3 杯袋泡茶)冲泡,长期服用,对人体有益。

2. 生活习惯　戒烟,限酒(白酒少于 50 ml,葡萄酒少于 250 ml,啤酒少于 680 ml)。减肥:体重指数在 25(BMI)以上时,必须减肥。应规律的有氧运动,减轻生活和工作中的压力。

3. 服药　高血压应用药物治疗时应遵循的原则:①从小剂量开始;②尽可能使用长效药物;③坚持长期服药;④合理联合用药,小剂量服可减少不良反应;⑤考虑已存在的靶器官损害,实施个体化治疗。

(1) 血管紧张素转换酶抑制剂(ACEI)类药物＋利尿剂,ACEI 药物(即药名末尾有"普利"的抗高血压药物),卡托普利、依那普利等与利尿剂合用,可以优势互补。"普利"是主角,利尿剂是配角,具有 1＋1＞2 的疗效,并且不良反应互相抵消,配方中利尿剂一般选用的是氢氯噻嗪(双氢克尿塞),这种药物效果好、价格低,小剂量 12.5～25 mg 就能起很好作用。例如,卡托普利每次 2.5 mg,每日 3 次,合用氢氯噻嗪 6.25～12.5 mg,每天 1 次。

(2) 钙通道拮抗制＋利尿剂:钙通道拮抗剂(CCB 即药名末尾有"地平"的降压药),如氨氯地平、尼群地平等与利尿剂氢氯噻嗪配方,相得益彰。

(3) 血管紧张素Ⅱ受体抑制剂＋利尿剂:血管紧张素Ⅱ受体抑制剂(ARB,即药物名称后"沙坦"的药),如氯沙坦、缬沙坦、依贝沙坦,此类配伍较(1)的疗效要差些。

(4) β受体阻滞剂＋利尿剂:β受体阻滞剂,即药名的末尾是"洛尔"的药物如美托洛尔。

(5) 老年期高血压的服药:老年人收缩期高血压一般收缩压高于 21.3 kPa(160 mmHg),而舒张压低于 12.7 kPa(95 mmHg)。由于年龄的增加,导致大动脉为主的动脉系统逐渐发生变化,为维持心、脑、肾等重要器官的血液灌注,老年人收缩压常有升高倾向。应适度、缓慢安全降压,且能维持心、脑、肾等重要器官的血液灌注。部分收缩期高血压患者夜间血压极易下降,故这些患者不宜临睡前服用降压药。

收缩期血压的降压治疗,可选用钙拮抗剂、ACEI 或利尿降压药。钙拮抗剂如硝苯地平、尼群地平、尼莫地平等有良好的降压效应,且不良反应少,对老年患者更易达到较高的血药浓度,可恢复受损的肾功能,明显降低脑卒中的发生率。卡托普利等 ACEI 降压疗效确切,易耐受,能改善与四肢的供血,逆转或消退左心室肥厚。

此外,也可用钙拮抗剂与 ACEI 联用,对肥胖不伴糖尿病、肾病及无代谢性疾病的患者也可选用小剂量利尿药如氢氯噻嗪等。

上述治疗高血压药物均为处方药,应根据医生的医嘱使用。

二、冠状动脉粥样硬化性心脏病

冠状动脉粥样硬化后,血管管腔狭窄或阻塞,使供给的心肌缺血、缺氧称之为冠状动脉粥样硬化性心脏病。其中心绞痛是由于心肌暂时缺血缺氧的临床症状,其典型表现是胸骨后的压榨感、闷胀感,也可有烧灼感,伴有明显的焦虑,偶伴有濒死的恐惧感。疼痛持续时间为数分钟,休息与含服硝酸甘油可缓解。

由于部分患者的临床症状轻微或不明显,可仅表现为气短、虚弱、上腹部不适而被忽略,但心电图检查显示心肌明显的缺血缺氧。应对这类无症状性的心肌缺血缺氧提高警惕,因为可能发生严重后果。

当出现心绞痛症状时,无论典型与否,均应高度重视。首先让患者立即休息,硝酸甘油1片舌下含化。如效果不佳,即应送医院治疗。

如果冠状动脉阻塞严重、持续时间长,依靠其供血的那部分心肌进一步损伤,形成坏死,演变为心肌梗死。心肌梗死症状与心绞痛相似,但程度更严重。休息与含服硝酸甘油不能缓解。

一旦发现患者有疑似心肌梗死的症状,要在做好院前处理(同心绞痛)的基础上,立刻与附近有条件的大医院取得联系,勿错过融栓等早期治疗的时机。

1. 饮食　对血脂高的患者要控制进食的总热量,少吃饱和脂肪酸类与富含胆固醇类的食物,多吃富含纤维素类食物,适当增加蛋白质的补充,适当多吃鱼肉、鱼油。

2. 生活习惯　戒烟,限酒,控制体重。减轻生活和工作中的压力。控制血压与血清胆固醇水平,控制血糖。在心功能稳定的情况下,保持适量的运动。

3. 服药　用于冠心病治疗的主要药物包括:硝酸酯类药物、抗凝药物、β 受体阻断药、钙离子拮抗剂、他汀类药物、血管紧张素转换酶抑制剂/血管紧张素受体拮抗剂。

(1) 硝酸酯类药物:通过扩张静脉、外周动脉及冠状动脉,降低心肌氧耗量,增加心脏侧支循环血流,缓解心绞痛,并降低血小板的黏附等作用。本类代表药物有:硝酸甘油、硝酸异山梨酯、单硝酸异山梨酯、长效硝酸甘油制剂等。该类药物与 β 受体阻断药联合用药的效果优于单用硝酸酯类药物。对稳定型心绞痛患者首选选择性 β 受体阻断药如美托洛尔、比索洛尔。长期使用硝酸酯类药物会导致患者的耐药性发生,而正确的方法可采用偏心给药方法,即不连续用药或服药期间保持一段较长的间隔时间。

(2) 抗凝药物:包括抗血小板药物和抗凝药物。抗血小板药物可抑制血小板的聚集,避免血栓形成。主要药物有阿司匹林肠溶片、阿昔单抗、氯吡格雷、前列腺素 E_1 等。

(3) β 受体阻断药:能减慢心率、降低血压、降低心肌收缩力,从而降低氧耗,减少心肌缺血的发作,提高患者的运动耐量,抑制交感神经的过度兴奋,减少因交感兴奋引发的严重心律失常。常用药物有:美托洛尔、阿替洛尔、比索洛尔和兼有 α 受体阻断作用的卡维地洛、阿罗洛尔等。使用要掌握药物剂量个体化的原则,长期使用的患者不可骤然停药,以免发生交感神经亢进的停药反应,即表现为出汗、头痛、心悸、心绞痛、快速型心肌梗死等严重症状。

(4)钙离子拮抗剂:可抑制冠状动脉血管痉挛和心肌收缩,扩张外周阻力血管及冠状动脉,降低心肌氧耗量和增加冠脉血流,部分拮抗剂还能减慢心率。常用药物有:维拉帕米、地尔硫䓬、硝苯地平和氨氯地平等。钙离子拮抗剂是治疗变异性心绞痛和冠状动脉痉挛为主的心绞痛的首选药物。长效钙拮抗剂能减少心绞痛的发作,在稳定型心绞痛合并心力衰竭必须应用长效钙拮抗剂时,可选择氯胺地平或非洛地平。应注意钙离子拮抗剂维拉帕米、地尔硫䓬与 β 受体阻断药联合运用会加重传导阻滞和使心肌收缩力进一步减弱,心动过缓、左心功能不良、老年患者避免联合运用。

(5)他汀类药物:调节血脂,降低总胆固醇和低密度脂蛋白胆固醇,延缓动脉粥样硬化的程度。常用药物有辛伐他汀、普伐他汀、阿托伐他汀、氟伐他汀等。老年患者,尤其是体型瘦小、虚弱的老年女性,他汀类药治疗应慎重;合并慢性肾功能不全的糖尿病患者发生肌病的危险性较高,应严密监测。

(6)血管紧张素转换酶抑制剂/血管紧张素受体拮抗剂:对心血管有保护作用,有抗炎、促进血管扩张、抗血栓、抗凝集作用。常用药物有:①血管紧张素转换酶抑制剂(ACEI)类药:依那普利、贝那普利、雷米普利、福辛普利等;②血管紧张素受体拮抗剂(ARB)类药物:厄贝沙坦、拮沙坦、氯沙坦、替米沙坦、坎迪沙坦等。

上述治疗药物均为处方药,应根据医嘱使用。

三、糖尿病

糖尿病是因人体内胰岛素分泌的绝对或相对不足引起的代谢紊乱疾病。1 型糖尿病是因胰腺分泌的胰岛素减少;2 型糖尿病主要是机体对胰腺分泌的胰岛素不能有效利用。糖尿病对人体的危害主要表现在其急慢性并发症方面:急性并发症主要包括糖尿病酮症酸中毒、乳酸性酸中毒和高渗性非酮症昏迷;慢性并发症如冠心病、肾衰竭、神经受损、致盲以及血管神经的退化等,大多始于大、小血管的受损。

1 型糖尿病患者约占糖尿病的 5%。1 型糖尿病常发病于 30 岁以前,又称胰岛素依赖型糖尿病。1 型糖尿病患者需终身每天注射胰岛素。

2 型糖尿病患者占糖尿病总数近 95%,该型糖尿病又称非胰岛素依赖型糖尿病。起病多在 40 岁以上的肥胖人群。均衡饮食、适当减重以及经常运动可以减少这类糖尿病的发生并控制疾病。2 型糖尿病发病后如果饮食控制和运动不能奏效,则需要口服降糖药或者注射一段时间的胰岛素。

1. 饮食治疗　饮食控制对于糖尿病患者是最基本的治疗。

(1)首先了解患者的体重是否正常:目前常用体重指数来衡量。计算公式为人体体质指数(BMI)=体重(kg)/身高(m^2)。成年人的标准体质指数在 18.5～22.9(女性),18.5～23.9(男性)之间。超过上限而低于 25 为超重,超过 25 为肥胖。体重超出 BMI 正常范围者要减少热量的摄入,体重低于 BMI 的则要增加。

(2)升糖指数概念:糖尿病患者血糖难以控制除与含糖食品摄入过多有关外,还与摄入食物的升糖指数有关。升糖指数英文全称(glycemic index),简称 GI。GI 是衡量食物引起餐后血糖反应的一项有效指标,它是指含 50 g 碳水化合物的食物与相当量的葡萄糖或白面包在一定时间内(一般为 2 小时)体内血糖反应水平的百分比值,反映了食物与葡萄糖相比升高血糖的速度和能力,通常把葡萄糖的血糖生成指数定为 100。消化快并且导致酮基已糖很快释放的食物被称为高升糖指数食物;消化慢的食物被称为低升糖指数食物。长期高 GI 饮食可使机体对胰岛素需求增加,增加糖尿病发病风险,糖尿病患者的血糖更加不易控制,加速病情的进展。

(3) 饮食治疗原则:控制总热量和碳水化合物、蛋白质和脂肪三大营养素按正常比例摄入。体重在正常范围,休息阶段的患者每天每千克体重摄入热量 105～126 KJ(25～30 Kcal),轻体力劳动、中度体力劳动、重体力劳动患者依次每千克递增 20.9 KJ(5 Kcal)。相对应休息的患者每天吃主食 250～300 g;轻体力劳动者每天 350～400 g;重体力劳动者每天450～550 g。每日饮食总热量的 25%～30% 应来自脂肪和油,蛋白质占 15%,碳水化合物占总热量的 55%～65%。为防止血脂升高,应以植物油为主,保证必需脂肪酸需要量。肾功能正常者蛋白质的摄入以豆类加上低脂乳、鱼类为好,可防止血脂升高。当患者持续出现蛋白尿时,反映肾功能受到损害,就要以吃低脂乳、蛋类为宜,因为后者的生理效价高,非蛋白氮的生成少,对保护肾功能有利。糖类主要吃复合碳水化合物及富含可溶性膳食纤维的碳水化合物,如全麦食品。这样可降低食物的 GI。

(4) 饮食粗细搭配,注意进食顺序:首先应选择低 GI 的食物。严格控制纯糖食品、甜点等。此外,要合理搭配食物。高 GI 食物口感好,粗杂粮的 GI 值较低,但口感较差,两者可搭配混合吃,既可改善口感,又降低了 GI。进餐时先多吃些 GI 低的蔬菜,如绿叶蔬菜、豆类、茄瓜、番茄,再同时吃低 GI 的肉蛋类与细粮类米面制品。蔬菜类的 GI 多比较低,与米面等碳水化合物同吃血糖的升高速度就变慢。

(5) 控制食盐摄入量:糖尿病患者一旦出现高血压,易并发肾脏、视网膜病变和动脉硬化等症。为预防高血压,每日食盐用量最好控制在 5 g 以下。

(6) 根据血糖水平舍取水果摄入:水果含有丰富的维生素、无机盐和膳食纤维,但也含较多糖分,所以只有当空腹血糖水平控制在 7.8 mmol/L 以下,餐后 2 小时血糖控制在10 mmol/L 以下,糖化血红蛋白控制在 7.5% 以下,且血糖控制稳定的患者可吃水果。水果中的梨、猕猴桃、柚子的含糖量较低,可首选食用;番茄、黄瓜含糖量很低,可以适当多吃以代替水果。食用水果时间宜安排在两餐之间,且吃了水果,就要相应减少其他食物的摄入,保持每天摄入能量的总量恒定。

(7) 坚持少量多餐:病情稳定的轻型患者,至少每日 3 餐;注射胰岛素或口服降糖药患者每天进餐 5～6 次。保持每天进食总热量不变,定时、定量进食餐。

(8) 保证每天膳食纤维的摄入量:膳食纤维能有效改善糖代谢,帮助脂质代谢。不能被人体消化吸收的多糖类总称为粗纤维。人体的消化道不具有消化这些物质的酶,故粗纤维不能被吸收而产生能量。粗纤维按其理化性质可分为可溶性和非可溶性两类。可溶性膳食纤维有果胶、豆胶和藻胶等,在水果、豆类、紫菜、海带中的含量较高;非可溶性膳食纤维有纤维素、半纤维素和木质素等,存在于谷类、豆类的外皮及植物的茎叶部。膳食纤维在肠道内吸收并保存水分,且可形成网络状,使食物与消化酶不能充分接触,减慢了葡萄糖的吸收速率,从而降低餐后血糖,改善葡萄糖耐量,减少对降糖药的用量。同时能有效降低胆固醇,预防动脉硬化和便秘。每天摄入 400 g 蔬菜,50～100 g 水果,100 g 左右的粗粮可保证膳食纤维的摄入量,也包括了多种维生素。而过多的摄入膳食纤维也会影响到钙、铁等机体所需元素的吸收而影响健康。

(9)限制含脂肪丰富的食物摄入:如肥肉、禽类的皮和煎、炸食物。尽量少用烹调油,多用蒸、煮、炖、拌、汆等用油量少的烹调方法。对含胆固醇高的食物宜适当控制。动物内脏应少吃或不吃,鸡蛋每日限量 1 个。

(10)严格限制蔗糖及甜食:糖尿病患者不吃糖、糖果、蜂蜜和甜食及含糖饮料。这些高糖食物易被身体吸收而促使血糖升高,增加胰腺负担。

(11)禁烟限酒,最好不饮酒,尽量不吃零食。

2. 运动治疗　对糖尿病患者而言,运动疗法与饮食治疗和药物治疗同等重要。糖尿病患者的运动要在咨询医生的基础上进行。需要检查的项目包括血压、眼底、心电图、血糖、尿蛋白等。

(1)运动时间与适宜对象:锻炼时间安排在 2 餐之间,在进食后 1～2 小时为宜。不宜空腹,也不要在进食后立即进行运动。血糖和其他指标稳定的患者可以参加运动。

(2)运动注意事项:如果运动时间较长,宜在运动前和运动中适当进食,以防止运动过程中发生低血糖。出外锻炼时,身边带数块水果糖或甜饼干,在出现低血糖反应:心悸、出汗、饥饿感、手抖、头晕时,要马上吃些糖块或饼干。随身携带糖尿病保健卡,卡上应有本人的姓名、年龄、家庭住址和电话号码,以保证发生意外时别人能帮助处理。服装要宽松,特别是鞋袜,不能磨破脚。

(3)运动量与时间:每次运动时间最好持续 30 分钟,可采用循序渐进的方式,运动最好每天进行。气象预报提示有雾霾时,在室内的活动运动较安全。对长时间运动感到困难者,可分次进行。运动量以运动后微微出汗、略感疲劳、短暂休息后即可恢复为宜,负荷量过大的运动对人体不利。

(4)运动方式:有步行、慢跑、太极拳、游泳、体操、骑自行车、打乒乓等有氧运动项目。有氧运动是指人体在氧气充分供应的情况下进行的体育锻炼,即在运动过程中,人体吸入的氧气与需求相等,达到生理上的平衡状态。运动后不产生全身肌肉酸痛的无氧运动后现象。

(5)运动对健康的影响:增强心肺的耐力,坚持经久的锻炼,心率会逐步有所降低,增进血循环,肺活量加大;燃烧脂肪,降低血胆固醇;降低血压,尤其是轻度高血压患者;预防 2 型糖尿病和降低血糖水平。经常性负重运动对妇女可减少骨质疏松症的发生;有规律运动可缓解压力、愉快情绪、全面改善身体健康,并改善睡眠以及提高注意力;减少或避免便秘发生,对整个机体都带来益处。

3. 药物治疗　大部分 2 型糖尿病患者需用口服降糖药物治疗。口服降糖药按作用机制,主要分为胰岛素促泌剂、双胍类、α-糖苷酶抑制剂、胰岛素增敏剂和二肽基态酶抑制剂。1 型糖尿病与 2 型糖尿病口服药控制效果不佳或并发感染、应急等状态下要使用胰岛素。

(1)双胍类:适用于肥胖或超重的 2 型糖尿病患者。作用机制:增加胰岛素的敏感性,增加葡萄糖的利用,减少葡萄糖的吸收。用法:餐中服用。代表药:二甲双胍或格华止。不良反应:消化道反应。

2 型糖尿病使用本品治疗高血糖时无固定的剂量。在不超过最大推荐剂量,即 2 000 mg/d 的情况下,剂量根据作用和耐受必须个体化。二甲双胍通常随晚餐单次服药。为了减少胃肠道并发症的发生,也为了使用最小剂量的药物使患者的血糖得以控制,应从小剂量开始服用,逐渐增加剂量。

(2)胰岛素促泌剂:分为磺脲类和非磺脲类。磺脲类在餐前 30 分钟服用。非磺脲类:格列齐特(达美康)、格列吡嗪(美比哒、瑞怡宁)、格列喹酮。不良反应:低血糖。格列齐特(达美康):口服,仅用于成年人。每日 1 次,剂量为 1~4 片,30~120 mg。建议于早餐时服用。

注意事项:不宜用于肝、肾功能不全,经受较大外科手术、孕妇及对磺胺过敏的患者。禁用于伴有酮症酸中毒或糖尿病昏迷前期的糖尿病患者,以及昏迷、严重烧伤、感染、外伤、白细胞计数减少者。体弱、高热、恶心呕吐、甲状腺功能不正常者慎用。用磺脲类降血糖药物治疗容易发生低血糖。用药期间定期监测尿糖、尿酮体、尿蛋白和血糖、肝肾功能。出现皮肤过敏、肝损、骨髓抑制、低血糖应立即停药并予处理。

(3)α-糖苷酶抑制剂:作用机制为延缓碳水化合物的吸收,增加胰岛素敏感性。用法:与第一口饭同时服用。不良反应:消化道反应。代表药:阿卡波糖(拜唐平):剂量个体化,从小剂量开始使用。一般维持量为一次 50~100 mg,每日 3 次。

注意事项:伴有轻度肝、肾功能异常者慎用。服用阿卡波糖平期间严格按照糖尿病饮食是十分重要的。未经医生同意不要中断正常的服药,否则会引起血糖升高。同时接受胰岛素或其他糖尿病治疗的患者,如因服用阿卡波糖而产生低血糖,则必须服葡萄糖而不是蔗糖(家庭中用的普通食糖)来调节。孕妇及哺乳期禁用;肠炎、肠梗阻、肝肾功能不全、腹部手术史患者禁用。

(4)胰岛素增敏剂:噻唑烷二酮类。

作用机制:增加胰岛素敏感性,降低胰岛素抵抗,适用于胰岛有一定分泌功能的患者。用法:罗格列酮使用的初始剂量为每日 4 mg,单次或分 2 次服用:可空腹或进餐时服用。

注意事项:对本品过敏者、肝肾功能不全者、妊娠、哺乳期妇女以及 18 岁以下患者禁用。不宜用于 1 型糖尿病或糖尿病酮症酸中毒患者。本品与胰岛素或其他口服降糖药合用时,患者有发生低血糖的危险,必要时可减少合用药物的剂量。

(5)二肽基态酶抑制剂:二肽基肽酶 4 抑制剂。具有多方面降糖效应的新型口服降糖药。

作用机制:在人体内抑制能将胰高血糖素样多肽-1 灭活的 DPP-IV 活性,从而发挥胰高血糖素样多肽-1 刺激 β 细胞增殖与分化,减慢其凋亡,增加胰岛素敏感性、延缓胃肠道对食物的吸收速率等多方面效应。

(6)胰岛素:适应证:1 型糖尿病、糖尿病酮症酸中毒或高渗综合征、合并严重慢性并发症、妊娠、分娩;2 型糖尿病口服降糖药效果不佳、胰腺切除引起的糖尿病。

上述药物均为处方药,应根据医嘱使用。

胰岛素的保存与注射:储存最佳的温度为 2~8℃。注射前先选好部位,以上臂外侧、大腿前、外侧、臀部及腹壁(脐周旁开 1.5 cm)为宜。经酒精消毒后,右手持针,左手轻捏起皮肤,迅速将针以 45°~90°角度刺入皮下,慢慢推入药液,一般 3~5 秒完成。拔针后用消毒棉球压住注射部位 30 秒至 1 分钟,以防药液溢出。

4. 监测血糖 血糖控制稳定时每周自测 1~2 天,空腹及餐后 2 小时各做一次。还要做好饮食量、体重、血压及用药情况记录。每 2~3 个月去医院检查糖化血红蛋白。

四、病毒性肝炎

病毒性肝炎是由多种肝炎病毒引起的以肝脏病变为主的一组传染性疾病。各型肝炎的病原不同,但临床表现基本相似,即以疲乏、食欲减退、肝肿大、肝功能异常等为主要表现。其治疗原则为综合性治疗,即休息、营养为主,辅以适当的药物治疗。

1. 饮食

(1) 急性期饮食:以富含蛋白质(动植物蛋白质各 50%)及足够热量的清淡饮食,配以富含维生素的新鲜蔬菜和水果为原则,要注意糖类摄入不能过量,保证体重恒定。男性每日摄取热量应达到 1 800~2 000 Kcal,其中蛋白质 80~85 g,糖 300~350 g,脂肪 30~40 g,女性每日在 1 500~1 700 Kcal 以内。此外,体重指数(BMI)超过 25 以上者以及并发肝源性糖尿病患者,则应适当限制热量摄入。慎服葱、蒜、韭菜、生姜、辣椒等辛辣调味品,且只能在烹调过程中使用。

不可暴饮暴食,少食生冷、刺激性食品,戒烟戒酒。因为酒精能直接与间接损害肝细胞的生理功能,使肝细胞坏死,肝炎病情迅速恶化,肝炎治愈后的几年当中仍不宜饮酒。

肝炎患者的正常饮食即可提供足够的营养。盲目服补药只会加重肝脏负担。

(2) 肝硬化失代偿期饮食:这阶段患者的饮食每日蛋白量减至 30 g 左右,其他同急性期饮食。

(3) 肝性脑病饮食治疗:目的是控制蛋白质的摄入,减少体内氨的产生,减轻肝性脑病的症状。总的原则是"二高三低",即高碳水化合物、高维生素,低脂肪、低蛋白、低盐饮食。①热量充足,每日热能不少于 6 694.40 KJ(1 600 Kcal),能进食者给予高碳水化合物饮食,选用精细粮食和含纤维少的水果、葡萄糖、果汁等。减轻肝脏负担;②严格控制蛋白质摄入,特别是产氨多的肉类和蛋类、乳类等,完全昏迷者应禁用。病情好转后每日限 15~20 g,未昏迷者每 2~4 天增加 10~20 g,不超过 30 g。可选用产氨少的植物性蛋白质,如豆浆、豆腐等。病情好转且稳定时可选少量动物性蛋白质。③脂肪不宜过多,如能耐受不必限制过严。④补充维生素和无机盐,如维生素 C、维生素 B_2、维生素 K、钙、铁。⑤食物应细软烂,食管静脉曲张患者禁食坚硬带刺的鱼肉、鸡等食物,禁食粗糙和含粗纤维多的蔬菜(如芹菜、韭菜、黄豆芽等),禁止食用油炸食品。

2. 合理休息　肝炎患者的合理休息非常重要,而药物治疗主要是维生素类的辅助用药。肝炎急性期及慢性肝炎活动期,特别是在黄疸出现和转氨酶快速上升阶段,正处肝细胞大量肿胀坏死期,此时患者以静养为主,每天除饮食、洗漱、二便外均应卧床休息。平卧有助于使肝脏的血流增多。当肝功能正常,且自觉症状减轻后,起床活动可从静坐、室内少量活动、散步、做操等逐步进行,以增强体力。慢性非活动期患者,除餐后及夜间需卧床外,其余时间不强调卧床休息。可以承担部分轻松工作,适度运动,原则上以运动量增加不感到疲劳,每次活动以微微出汗为度。

五、慢性肾炎、肾病与慢性肾衰竭

慢性肾炎又称膜型肾小球肾炎,是泌尿系统常见的疾病,病程在 1 年以上,有的甚至达数十年。大部分患者起病隐匿,临床表现为蛋白尿、镜下血尿、高血压、水肿和肾功能损害。肾病又称肾病综合征,指由各种肾脏疾病所致的,以大量蛋白尿、低蛋白血症、水肿、高脂血症为临床表现的一组综合征。慢性肾衰竭指各种原发或继发性慢性肾脏病进行性进展引起的肾小球滤过率下降和肾功能损害,出现代谢产物潴留,以及水、电解质和酸碱平衡紊乱为主要表现的临床综合征。

1. 肾病饮食原则

(1) 优质低蛋白饮食:肾衰竭患者应限制蛋白饮食。饮食控制可以缓解尿毒症症状,延缓"健存"肾单位的破坏速度,有利于降低血磷和缓解酸中毒。但是,低蛋白饮食应个性化,并注意营养指标检测(如血清白蛋白、总蛋白),避免营养不良的发生。

在高热量饮食前提下,每天给予 0.6 g/kg 体重的蛋白质,大多数患者可以满足机体的基本需要,而不至于发生蛋白质营养不良。一般认为,当肾小球滤过率(GFR)降至 50 ml/min 以下时,便需进行蛋白质限制。每日蛋白质控制在 0.5 g/kg 体重(其中优质蛋白为 0.3 g/kg 体重);进入常规透析治疗阶段者(1 周 2 次以上)并达到透析治疗效果(血肌酐维持在 700~800 μmol/L),为每日蛋白质 1.0 g/kg 体重(其中优质蛋白为 0.6 g/kg 体重);对已开始透析治疗但非常规血透(1 周 2 次以上)或即使已常规血透但透析效果未达到(以血肌酐维持在 700~800 μmol/L 为宜),为每日蛋白质 0.5 g/kg 体重(其中优质蛋白为 0.3 g/kg 体重)。

蛋白摄入应以优质蛋白(富含必需氨基酸)为主,尽可能少食富含植物蛋白的食物。非肾衰竭患者不必限制豆制品,而进入慢性肾衰竭阶段肾病患者被列为限制摄入或不摄入。为限制植物蛋白的摄入,可部分采用麦淀粉(澄面)做主食,以代替大米、面粉。可减少植物蛋白含非必需氨基酸多、生物利用度低而导致的毒素产生增多。麦淀粉适用于除糖尿病肾病之外的慢性肾衰竭患者,非肾衰竭患者可以不用。

每天优质蛋白的摄入需根据患者的千克体重换算出肉、蛋、奶的具体数量,以便患者参考。具体换算关系如下:优质蛋白质含量:1 个鸡蛋清≈6 g 蛋白质,1 两(50 g)瘦肉≈10 g 蛋白质,100 g 牛奶≈3 g 蛋白质。

(2) 高热量饮食:慢性肾衰竭各期的患者应进高热量饮食,摄入足够的碳水化合物和脂肪(以单不饱和脂肪酸和多不饱和脂肪酸为好),以供给人体足够的热量,减少因蛋白质提供热量而分解,故高热量饮食可使低蛋白饮食的氮得到充分的利用,以减少体内蛋白质的消耗,降低毒素的产生。为了摄入足够的热量,可多食用植物油(如花生油、玉米油、食用调和油)和食糖。

主食热量:每 100 g 麦淀粉约提供 1464.40 KJ(350 Kcal)的热量。肾病患者每天的活动量按轻体力活动计算,每天每千克体重需要 146 KJ(35 Kcal)热量。每 100 g 麦淀粉或杂粮约提供 1464.40 KJ(350 Kcal)热量即每 10 千克体重所需热量。患者需要的每天主食热量根据总千克体重/10=若干个淀粉饼计算得出(每个麦淀粉饼为 100 g)。对于主食,除食用麦淀粉饼之外,也可配合食用馒头、米饭、玉米饼及其他粗粮。总体原则为:肾衰竭患者因自身饭量而定,在麦淀粉饼及其他主食的基础上搭配优质蛋白及蔬菜等,每次进餐达九分饱。肾病患者应进食易消化的食物。肾衰竭患者常有胃肠道症状如食欲缺乏、恶心、呕吐、胃痛、胃胀、反酸、腹胀等,故水饺、面条等面制品尽量少吃。麦淀粉饼含糖量高,不适用于糖尿病肾衰患者。提倡食用粗粮,也可食用馒头、米饭等。

(3) 低盐、低磷饮食:对于水肿患者的饮水和钠盐摄入由医生根据水肿程度、尿量、每天体重的变化、血清钠离子的含量、血压、心肺功能等具体制定。钠盐摄入是在血钠正常(135~145 mmol/L)或增高(>145 mmol/L)的情况下而定。进入肾功能不全期(肾小球滤过率

＜50 ml/min)的患者应进低磷饮食,除各种肉类外,水产品、动物内脏、芝麻、花生、核桃、蜂蜜、蛋黄、茶叶、各种干果等含磷也较高,应限制摄入。

(4) 低钾饮食:进入肾衰竭阶段,有高钾倾向或高钾患者应低钾饮食,防止高钾对神经、肌肉和对心脏造成不良影响,危及生命安全。

(5) 动态个性化饮食:饮食应根据患者的营养状况、体力、气色等结合病情严重程度动态调整,特别是优质蛋白的摄入。当肾衰竭患者营养状态良好、体力充沛、气色好时应适当控制严格(特别是血肌酐上升加快者,要求更应严格)。若经过一段时间饮食控制出现营养不良、体力下降明显、气色不佳,应及时调整饮食方案,适当增加优质蛋白和碳水化合物的摄入,此为动态饮食。防止出现严重营养不良或营养过剩,避免饮食不当影响病情。

个性化饮食,即患者可根据自身饮食喜好合理搭配肉、蛋、奶的种类和数量,不喜吃肉的患者可以按照每天进优质蛋白总量换算只吃蛋类或奶制品;不愿吃蛋类或奶制品的患者同理,可选择摄入其他类别的优质蛋白饮食。同样,对麦淀粉饼也可搭配其他主食共同应用。

2. 慢性肾衰竭患者饮食

(1) 各种慢性肾(病)炎肾功不全代偿期(50 ml/min＜GFR＜80 ml/min,血肌酐＜130 μmol/L)患者的饮食:①主食摄入:馒头、米饭等正常饮食摄入量;②钠盐摄入:无高血压、水肿者按正常口味或清淡饮食,水肿、高血压者＜3 g/d;③蛋白摄入:0.6 g/kg 体重(其中优质蛋白为 0.4 g/kg 体重)/d;④各种蔬菜;⑤避免进食辛辣、煎炸,以及某些水产品,如海鱼、海蟹、辣椒、蒜、生葱、香菜和狗肉。

(2) 肾病综合征蛋白转阴、无水肿、肾功能正常(GFR＞80 ml/min)患者的饮食:①主食摄入:馒头、米饭等正常饮食摄入量;②钠盐摄入:按正常口味或清淡饮食;③每日蛋白摄入:普通饮食,不必严格限制;④各种蔬菜;⑤避免进食食物同肾功能不全代偿期。

(3) 肾病综合征大量蛋白尿、水肿、肾功能正常(GFR＞80 ml/min)患者的饮食:①主食摄入:馒头、米饭等正常饮食摄入量;②钠盐摄入:无高血压、水肿者按正常口味或清淡饮食,水肿、高血压者＜3 g/d,低钠患者遵医嘱。③每日蛋白摄入:按 1.0 g/kg 体重(其中优质蛋白为 0.6 g/kg 体重)制定。④多食含钾丰富的蔬菜,但高血钾患者要少吃含钾量高的食物。⑤避免进食食物同上。

(4) 肾功能不全氮质血症期患者的饮食:①主食摄入:馒头、米饭等按九成饱摄入。②钠盐摄入:除水肿、高血压、尿少者限制每天＜3 g 外,正常或清淡即可。③每日蛋白质摄入:0.5 g/kg体重(其中优质蛋白为 0.3 g/kg 体重)。④高血钾患者饮食同大量蛋白尿而肾功能正常期患者。肾功能不全肾衰竭期和肾功能不全尿毒症期未透析患者的饮食同上,但未透析患者钠盐的摄入每天在 1～2 g。

3. 药物治疗　主要是控制高血压和防治引起肾损害的各种原因,尤其是预防和治疗各种感染,禁用肾毒性抗生素。抗高血压药物使用对肾功能有保护作用的药物如血管紧张素转换酶抑制剂(ACEI)和血管紧张素Ⅱ受体拮抗剂(ARB)。参见高血压的药物治疗。

六、痛风

痛风是因长期嘌呤代谢障碍所致的一组异质代谢性疾病,多见于中年以上肥胖的男性患者。在饮酒,尤其是啤酒、吃海鲜、感染、应激等因素下诱发痛风症发作。临床表现为反复发作的痛风性关节炎、关节畸形及功能障碍、痛风石、间质性肾炎。预防痛风的发作即是最好的治疗。

1. 饮食治疗

(1)未发作包括缓解期的饮食:做到平衡饮食,限制高嘌呤食物摄入(啤酒、海鲜、动物内脏),限量选用每百克食物含嘌呤低于 75 mg 的食物,自由选食含嘌呤量少的食物。碳水化合物中选择精制的米面类粮食,以减少嘌呤的摄入。坚持减肥,维持理想体重;瘦肉宽汤煮沸后弃汤,与鸡蛋、牛奶交替食用;限制脂肪摄入,防止过度饥饿;平时养成多饮水的习惯,少用食盐和酱油。

(2)急性期饮食

1)限制嘌呤:正常嘌呤摄取量为 600～1 000 mg/d,患者应长期控制嘌呤摄入。急性期应选用低嘌呤饮食,摄入在 150 mg/d 之内,故需选含嘌呤低的食物,禁用含嘌呤高食物,如动物内脏、沙丁鱼、凤尾鱼、鲭鱼、小虾、扁豆、黄豆、浓肉汤,及菌藻类等。

2)限制热量:痛风症与肥胖、糖尿病、高血压及高血脂症等关系密切。痛风症患者糖耐量减退者较多,高三酰甘油血症者发生率高。因痛风症患者多伴有肥胖、高血压和糖尿病等,故应降低体重、限制热量;热量根据病情而定,一般为 6 276.00～7 531.20 KJ(1 500～1 800 Kcal)。减肥应循序而进;减重过快促进脂肪分解,易诱发痛风症急性发作。

3)蛋白质和脂肪的摄入:适量供给,标准体重时蛋白质可按 0.8～1.0 g 供给,全天在 40～65 g,以植物蛋白为主。动物蛋白可选用牛奶、鸡蛋;因牛奶、鸡蛋无细胞结构,不含核蛋白,可在蛋白质供给量允许范围内选用。尽量不吃肉、禽、鱼类等,如一定要吃,则限量瘦肉、禽肉等,经煮沸弃汤后食用。脂肪可减少尿酸正常排泄,应适当限制,控制在 50 g/d 左右。

4)维生素和矿物质补充:供给充足 B 族维生素和维生素 C,多吃蔬菜、水果等成碱性食物。蔬菜>500 g/d,水果>100 g/d(吃含糖量较低的柚子、猕猴桃等);碱性食物在代谢时能提高尿酸盐溶解度,有利于尿酸排出;蔬菜和水果富含维生素 C,能促进组织内尿酸盐溶解。痛风症患者易患高血压和高脂血症等,应限制钠盐在每天 2～5 g。

5)水分摄入:多喝水,食用含水分多的水果和食品,液体量维持在 2 000 ml/d 以上,以保证尿量,促进尿酸的排出;肾功能不全时水分宜适量。

6)禁食刺激性食品:不吃强烈香料及调味品,如酒和辛辣调味品(调味品食品)。适量食用咖啡、茶叶和可可。

2. 运动治疗 痛风患者在病情缓解期可参加一些舒缓的有氧运动项目,如散步、广播操、温水游泳等,让关节得到适当的活动,愉快情绪,使体重有所控制。

3. 药物治疗 秋水仙碱是首选药物;非类固醇消炎药用以消炎镇痛;糖皮质激素在上述 2 药使用无效或禁忌时使用;发作间歇期和慢性期根据病情使用丙磺舒等药物促进尿酸排泄,别嘌呤醇抑制尿酸合成。

(1)秋水仙碱:是急性发作期的首选药物。作用机制:秋水仙碱能降低中性粒细胞的活性、黏附性及趋化性,抑制粒细胞向炎症区域的游走,从而发挥抗炎作用。另外,它干扰细胞间黏附分子及选择素的表达,从而阻碍 T 细胞活化及对内皮细胞的黏附,抑制炎症反应。用法:治疗急性痛风口服首剂 1 mg,以后 1～2 小时 0.5 mg,直至症状缓解或出现不良反应。用于治疗急性痛风性关节炎发作时 24 小时内不可超过 6 mg,并在症状缓解后 48 小时内不需服用,72 小时后每日 0.5～1 mg 服用,连服 7 天。预防痛风急性发作:每日或隔日 0.5～1mg。

注意事项:密切观察秋水仙碱的不良反应,该药有剧毒,常见的恶心、呕吐、腹泻、腹痛、胃肠反应是严重中毒的前驱症状,症状出现时立即停药,肾脏损害可见血尿、少尿、对骨髓有直接抑制作用,引起粒细胞缺乏、再生障碍性贫血。在使用秋水仙碱治疗急性痛风性关节炎时,应避免与别嘌呤醇同用,以免加重疼痛症状。

(2)丙磺舒:主要在痛风发作间期和慢性期使用,以控制高尿酸血症,适用于血尿酸增高但肾功能尚好、每天尿酸排出不多的患者;也用于噻嗪类利尿剂所致或有发生痛风危险的高尿酸血症的治疗。作用机制:竞争性抑制肾小管对有机酸转运,抑制肾小管对尿酸重吸收,增加尿酸排泄。用法:慢性痛风,口服每次 0.25 g,每日 2 次,1 周后可增至每次 0.5～1 g,每日 2 次。

注意事项:服药时可有胃肠道反应、皮疹、发热等。治疗初期可使痛风发作加重,是由于尿酸盐由关节移出所致。同服大量水,并加服碳酸氢钠,防止尿酸盐在泌尿道形成尿结石。肾功能低下,对磺胺类药过敏者慎用,不与利尿酸、氢氯噻嗪、保泰松、吲哚美辛及口服降糖药同服。

(3)别嘌呤醇:主要在痛风发作间期和慢性期使用控制高尿酸血症,适用于尿酸生成过多、对排尿酸药过敏或无效,以及不宜使用排尿酸药物(如有肾功能不全)患者。本药也可与排尿酸药合用,以加强疗效,特别适用于痛风石严重而肾功能尚好的患者。作用机制:通过抑制黄嘌呤氧化酶的活性(后者能使次黄嘌呤转为黄嘌呤,再使黄嘌呤转变成尿酸),使尿酸生成减少,血中及尿中的尿酸含量降低到溶解度以下的水平,防止尿酸结石的沉积,有助于痛风结节及尿酸结晶的重新溶解。用法:口服每次 0.1 g,每日 2～3 次;或每次 0.3 g,每日 1 次;为了减少急性痛风发作,开始用量每日 0.1 g,以后逐渐增加,每日最大剂量不超过 0.3 g。

注意事项:不良反应有皮疹、胃肠道反应、末梢神经炎症状,以及全身过敏性血管炎,能导致不可逆的肝脏中毒,一旦发现后者,要及时停药;肾功能不全者,宜减半量使用。

(4)非类固醇消炎药:常用药物有吲哚美辛(消炎痛)、塞来昔布等。可有效缓解急性痛风症状。

吲哚美辛的作用机制是抑制花生四烯酸代谢中的环氧化酶活性,以抑制前列腺素的合成从而达到消炎镇痛作用。用法:口服:开始时每次服 25 mg,每日 2～3 次,饭时或饭后立即服。若未见不良反应,可逐渐增至每日 125～150 mg。

注意事项:有胃肠道反应。活动性消化性溃疡者、伴肾功能不全者禁用。过敏体质及哮喘患者、高血压及妊娠期妇女不宜应用。对造血系统有抑制作用。

塞来昔布的作用机制:可通过抑制环氧化酶-2 阻止炎性前列腺素类物质的产生,达到抗炎、镇痛及退热作用。用法:口服每次 100 mg 或 200 mg,每日 2 次。

注意事项:胃肠道反应较少,但应注意其心血管系统的不良反应。

(5)糖皮质激素:治疗急性痛风有明显疗效,通常用于不能耐受非类固醇消炎药和秋水仙碱或肾功能不全者。为避免停药后症状"反跳",停药时可加用小剂量秋水仙碱或非类固醇消炎药。

上述药物均为处方药,应根据医嘱使用。

七、恶性肿瘤

恶性肿瘤是指机体在各种致瘤因素长期作用下,某一正常组织的细胞异常分化恶性增生的结果。恶性肿瘤可以破坏组织、器官的结构和功能,引起坏死出血合并感染,患者最终可能由于器官功能衰竭而死亡。恶性肿瘤是环境、遗传、营养、饮食、病毒感染等多因素相互作用引起。恶性肿瘤中的1/3可预防,1/3早期诊断可治愈(其中绝大部分的实体肿瘤通过手术治疗可达到根治目的),1/3可减轻痛苦,延长生命。因此,保持健康的生活方式,注意营养与经常锻炼,保持良好的心态以及定期体格检查对预防和及早发现、及时治疗是非常重要的。

1. 饮食

(1) 预防肿瘤的饮食:选择高纤维、低脂肪饮食,多吃新鲜的蔬菜、水果,不吃过多的糖,使体重保持在健康的范围内。

(2) 良好的饮食和生活习惯:避免吃过烫的饮料和食物,常饮绿茶,少饮酒,不喝浓咖啡,戒烟,雾霾天气减少户外活动。而快走运动、跳舞、游泳等有氧运动对提高免疫、消化系统功能均有一定帮助。因此,也能达到一定的防癌效果。

(3) 围术期及放、化疗后的饮食及食疗:手术及放、化疗前增加蛋白质、热量、铁元素和多种维生素的补充;手术及放疗后早期以清淡、易消化、均衡营养的食物为原则,随食欲的恢复,增加蛋白质及热能的补充;化疗患者在清淡饮食的基础上,鼓励其尽可能多进食。化、放疗对血液系统影响大,针对白细胞下降的饮食可选择大枣、黄精、虎杖、龟甲、鹿角胶、鸡血藤、太子参、黄芪、砂仁、陈皮、佛手、麦门冬、女贞子、菟丝子、黑木耳、瘦猪肉、熟牛肉等。方便普适的如黑木耳红枣粥。血小板下降的饮食疗法:带衣花生与大枣煎服,红枣粥。贫血的饮食可选用人参、大枣、甘蔗、南瓜、葡萄、桂圆肉、黑米等。

2. 定期体格检查　40周岁以上人群应每年进行体检,检查项目包括:血压、眼底、尿常规、血脂、肝肾功能、心电图、胸片、大便隐血、肛门指检、女性妇科检查、男性前列腺、睾丸检查、肿瘤指标检查。有不明原因的贫血、无痛性出血要及时去专科医院做检查;有肿瘤家属遗传史的个体更要定期做有关项目的检查。

3. 药物治疗

(1) 药物预防:长期服用阿司匹林或其他非类固醇消炎药可以显著降低结直肠癌的发病率;二甲双胍可预防乳腺癌的发生。

(2) 主要的抗肿瘤药物及其不良反应:按照抗肿瘤药物的传统分类和研究进展,将抗肿瘤药物分为四大类:细胞毒药物;影响激素平衡的药物;生物反应调节剂和新型分子靶向药物。细胞毒药物的代表药物有:氮芥、环磷酰胺、多柔比星、氨甲蝶呤、氟尿嘧啶、吉西他滨、博来霉素、拓扑替康、羟喜树碱、依托泊苷、长春碱、紫杉醇等。影响激素平衡的代表药物有:他莫昔芬、托瑞米芬、来曲唑、阿那曲唑、甲羟孕酮、甲地孕酮、氟他胺、戈舍瑞林、亮丙瑞林等。生物反应调节剂:干扰素、白细胞介素。新型分子靶向药伊马替尼、吉非替尼、索拉菲尼、厄洛替尼、利妥昔单抗、曲妥珠单抗和西妥昔单抗等。

(3) 各类抗肿瘤药物的主要不良反应:传统的细胞毒类药物因选择性低,可导致全身多脏器系统的损害,应予充分了解的不良反应有:①血液系统的不良反应:主要是骨髓抑制,这是化疗最常见的毒副作用,主要表现有白细胞数量下降、血小板减少和贫血。②消化系统的不良反应:恶心呕吐也是化疗药常见的毒性反应;其次有腹痛、腹泻、便秘、口腔黏膜炎及溃疡、食欲不振和肝毒性。③循环系统不良反应:心脏毒性。④呼吸系统不良反应:肺毒性。⑤泌尿系统不良反应:肾毒性、膀胱毒性。⑥神经系统不良反应:周围与中枢神经系统毒性。

⑦生殖系统不良反应:对睾丸和对卵巢⑧皮肤不良反应:皮疹、皮炎、指甲变形、脱发。⑨过敏反应。⑩其他:发热、免疫系统毒性等。

针对化疗药物的常见毒副反应,患者应增加饮水量,促进毒素的排泄。应少食多餐、积极休息、保持乐观情绪,避免到人多的公共场合,减少感染机会。

第三节　社区常见病管理中常用护理方法

一、血压监测

水银台式血压计的监测:水银柱式血压计测血压直观、准确、可信度较高,在临床上使用最为常用(臂式电子血压计使用方法见本章第一节)。

1. 使用水银柱式血压计的注意事项　首先检查血压计:汞柱有无裂隙,是否保持在"0"点,橡胶管和输气球有无漏气,玻璃管上端是否与大气相通。打开水银开关(水银柱在零点),关气门、打气、放气平稳。每次用完血压计,驱尽袖带内余气,将整个血压计的盒子向右倾斜45°,让水银全部倒流回水银表旁边的储存器里面,然后关上开关,以免水银泄漏后,影响准确性。

2. 正确的测量血压方法

(1)测量前让患者安静休息片刻,以消除紧张、劳累对血压的影响。

(2)被检查者手臂应与右心房同高(坐位:第4肋水平、卧位:腋中线水平)。

(3)袖带放置平展,袖带下缘要距肘窝2～3 cm,松紧度以插入两个手指为宜。

(4)加压时应将水银柱高出基础收缩压2.7～4.0 kPa(20～30 mmHg),放气速度为每秒4 mmHg,收缩压以听到的第1声为准,舒张压以声音消失或变音为准。

(5)一般连测2～3次,取其最低值作为本次血压的数据,也可取测量平均值。

二、常用注射法

1. 静脉输液　利用大气压和液体静压形成的输液系统内压高于人体静脉压的原理,将大量无菌溶液或药液直接输入静脉的技术。

(1)目的:补充水、电解质,预防和纠正体液紊乱;纠正血容量不足,维持血压及微循环的灌注量;输入药液达到解毒、控制感染、利尿和治疗疾病;供给营养物质,促进组织修复,增加体重,获得正氮平衡。

(2)注射部位:四肢浅静脉。常用肘部浅静脉以及腕部、手背、足背部浅静脉。

(3)操作步骤:物品准备:严格检查输注溶液的质量(三查);选择静脉、消毒、穿刺、妥善固定。

(4)穿刺要点:在社区接受输液治疗的以高龄、慢性病、癌症患者为多见,由于长期受到病痛折磨、化疗药物的刺激,再加上机体能量的大量消耗,使皮肤松弛、血流速度缓慢,血管虽暴露,但有弹性、脆性差,以及易滑动的特点。止血带扎在穿刺点上方5～6 cm处,常规消毒皮肤待干,嘱患者手背拢呈空心拳状,穿刺点左手握住患者五指,使手背皮肤绷紧,进针在 30°～40°,速度要快,见回血后平行进针少许,松止血带,松拳,固定。

整个输液过程应严格执行无菌技术。

三、压疮的预防和护理

压疮又称压迫性溃疡,是身体局部组织长期受压、血液循环障碍、组织营养缺乏,导致皮肤失去正常功能,从而引起组织缺血、坏死所致。压疮是临床上最常见的并发症之一,其高危人群为老年人,长期卧床的偏瘫、截瘫患者。年老体弱、瘫痪、大小便失禁、营养不良等均是压疮形成的主要个体因素。

1. 预防措施

(1) 床褥的整理要细心,尤其对估计易发生压疮的患者床铺更要格外注意,保持床褥的清洁干燥,并使患者卧位舒适。

(2) 皮肤的清洁:保持皮肤的清洁可使汗腺排泄通畅,避免细菌、微生物的繁殖,可涂少量润肤油保护皮肤,不提倡用滑石粉,避免皮肤因摩擦而造成损伤。

(3) 加强营养:对体质瘦弱的患者应给予营养丰富、易消化的高蛋白、高热量、高维生素饮食,增强身体抵抗力。

(4) 长期卧床患者的翻身:应特别注意枕骨粗隆、耳廓、肩胛部、肘部、骶尾部、髋部、膝关节内外侧、内外踝、足跟部等骨突受压部位,每 2 小时翻身 1 次,夜间可每 3 小时翻身 1 次,动作要轻柔。在皮肤未发生红斑时,定时采用 50% 酒精按摩骨骼凸出部位的皮肤,如骶尾部、髋部、枕部、肩胛部、肘部、足跟等,以促进局部血液循环,避免压疮的发生。对压疮的好发部位做到避免长期受压,有条件者可睡气垫床,以减轻压力。

2. 压疮护理 主要原则是定期翻身、减压,强调体位及翻身,经常更换体位,每 2～3 小时翻身 1 次。长期卧床的患者,最好使用压疮防治气垫床。压疮防治气垫床由双气囊构成,通过交替充气和排气,帮助患者缓慢翻身,从而避免局部长时间受压,起到有效改善受压部位血液循环,防止压疮发生或发展的目的。

保持床铺平整、清洁、干燥、无碎屑也是防治压疮的重要环节,同时也要保持患者的皮肤清洁和干燥。

补充营养、保持高蛋白饮食,防止机体分解大于合成,以促进伤口愈合,会收到比较理想的康复疗效。

压疮创面除换药外,应配合红外线照射。照射距离离患处约 30 cm,每天 1～2 次,每次30 分钟,也能取得显著效果。照射时应随时观察局部情况,以防烫伤。

(上海交通大学护理学院   杨云衣)

主要参考文献

[1] 谢惠民,李林.老年人合理用药与抗衰老药[M].北京:人民卫生出版社,2012

[2] [美]菲利普·哈根.个人健康指南:与你分享日常健康问题的答案[M].北京:世界图书出版社,2004

[3] 高音,田德增.改善糖尿病专家指导[M].北京:中国人口出版社,2011

[4] 朱继先.预防冠心病与预防冠心病加重[M].北京:人民军医出版社,2001

[5] 尤黎明,吴瑛.内科护理学[M].北京:人民卫生出版社,2012

[6] 李乐之,路潜.外科护理学[M].北京:人民卫生出版社,2012

[7] 蔡美琴.医学营养学[M].上海:上海科学技术出版社,2001

[8] 李小寒,尚少梅.基础护理学[M].北京:人民卫生出版社,2006

图书在版编目(CIP)数据

社区护理/施榕主编. —上海:复旦大学出版社,2016.2
ISBN 978-7-309-11192-7

Ⅰ. 社⋯ Ⅱ. 施⋯ Ⅲ. 社区-护理学 Ⅳ. R473.2

中国版本图书馆 CIP 数据核字(2015)第 002171 号

社区护理
施 榕 主编
责任编辑/肖 英

复旦大学出版社有限公司出版发行
上海市国权路 579 号 邮编:200433
网址:fupnet@ fudanpress.com   http://www.fudanpress.com
门市零售:86-21-65642857   团体订购:86-21-65118853
外埠邮购:86-21-65109143
上海市崇明县裕安印刷厂

开本 787×1092 1/16 印张 18.25 字数 422 千
2016 年 2 月第 1 版第 1 次印刷

ISBN 978-7-309-11192-7/R · 1426
定价:38.50 元

上海康恩贝医药有限公司

上海市浦东新区广丹路 222 弄 19 号

邮编：201318

电话：(021)54234218

传真：(021)54234166

网址：http://www.conbagroup.com